中国人民大学社会与人口学院"双一流"建设成果

身体、叙事与主体性

BODY, NARRATIVE,
SUBJECTIVITY

医学人类学论集

COLLECTIONS ON
MEDICAL ANTHROPOLOGY

主编　张有春　富晓星

社会科学文献出版社
SOCIAL SCIENCES ACADEMIC PRESS (CHINA)

序 言

张有春

新中国成立后依附于民族学研究沉寂了数十年后，人类学于 20 世纪 80 年代在中国重新起步。随着学科建制的恢复，各地的人类学科研教学机构在 90 年代陆续得以重建，大量的欧美人类学经典作品被译介进来，国内学者的一些极有分量的人类学经验性研究作品也陆续问世，推动了人类学在中国的复兴与整体发展。在此过程中，医学人类学在中国的发展可以说是异军突起。

进入 21 世纪，以参与艾滋病防治为契机，越来越多的人类学家介入公共健康与民族医学的研究领域，医学人类学发展迅速。在研究与健康及疾病相关的社会文化议题的过程中，中国人类学家展现出了巨大能量，发表了一批数量可观与质量优良的研究成果。在不到十年的时间里，中国医学人类学完成了一个历史性转型，从早期的学科介绍、国外著作翻译、基本理论方法的阐释迈向了教材编写、课程开设、人才培养与扎实的田野调查并重的时期，中国医学人类学已经穿越了其"成年礼"（参见景军，2012）。在国内设有人类学、民族学系所的高校与研究机构，几乎都有医学人类学家的身影，且他们多是这些研究机构的中坚力量。

2003 年建所伊始，中国人民大学人类学研究所就以医学人类学为重要的学术领域与学生培养方向，为中国医学人类学的发展做出了积极贡献。十几年来，本所培养出不少活跃在医学人类学领域的研究者，人类学所师生陆续发表了一批高质量的论文论著，成为从事医学人类学研究的重要机构之一。遗憾的是，一些有较高学术价值与现实意义的成果以学位论文的形式被搁置在图书馆，尘封了起来。

2019年初富晓星博士与我谈及此事，我们都觉得十分可惜，便有了一起组稿并结集出版的动议。之后，一向以行动力见长的晓星博士一直推动此事，并在年终与出版社敲定了相关事宜。12月25日上午，与社科文献出版社谢蕊芬编辑商讨完组稿、出版的一些细节问题返回学校不久，一则关于前一天凌晨北京一起恶意伤医事件 ① 的消息就给我们即将开始的组稿工作蒙上了一层阴影，而年底发生的持续至今的新冠肺炎疫情，则进一步将本书的出版置于一个惨烈而魔幻的生活世界中，使其倍加迷茫而漫长。但在全社会空前关注疾病与健康的历史当口，编辑出版这样一本医学人类学文集显然又是必要、适时的。

本书收集的七篇论文皆出自80、90后年轻学子之手。与前辈学人相比，他们无论在选题还是理论关怀上都有明显的不同。前辈学人多致力于探讨一个民族或群体的疾病认知与医疗实践，考察政治经济因素对不同社会阶层的疾病与健康的影响，以及艾滋病、毒品、养老等公共健康问题的社会文化应对，等等。其研究对象是相对陌生的"他者"或异文化，研究者与研究对象主客二分、泾渭分明。前辈学人所关注的是宏观的社会文化议题，其研究带有鲜明的社会关怀性质。相比较而言，年轻学子则多作微观叙事而少宏大主题。研究者从日常生活出发，关注身边人的疾病与身体体验。其中不少研究者本身属于研究对象群体，这使得研究者与研究对象处于主客交融、界限模糊的状态，从而生发出一些带有共情特质的文化理解。从生活体验出发还使得医学人类学从疾病与健康议题的社会文化研究转向了身体体验研究，研究对象的主体性与能动性得以凸显。这样的研究取向反映了年青一代学人独特的精神气质与性格禀赋，也与现代人类学的本体论转向相契合。

七篇论文有两篇与大学生的身体体验和实践有关，两篇与生育有关，

---

① 2019年12月24日凌晨5时55分，民航总医院急诊科女医生杨文被一位急诊留观的95岁老人孙某某的儿子砍伤，抢救无效去世。

一篇探讨围绕香烟所产生的话语与身体体验，一篇涉及医患纠纷处理中的叙事，另有一篇涉及精神疾病患者社区康复所面临的困境。

在我国，不仅一般公众对月经讳莫如深，人文社会学界对月经的关注更是寥寥无几。围绕月经形成的禁忌成功地扩展到人们的日常生活与学术领域，使得月经本身成为一个禁忌，甚至"月经"这个词本身就带有一种魔力，说出它都是一件犯忌的事，"例假"、"大姨妈"就是这种文化语境下的一种隐晦表达。然而即便如此，在与他人交流的过程中，直言"来例假"、"大姨妈来了"仍需要极大的勇气。这就像无论银角大王喊"孙行者"、"行者孙"还是"者行孙"，只要孙悟空敢应一声，都会被吸入魔葫芦中，置自身于尴尬的境地，可见语言之魔力及禁忌之传染性。在此意义上，对月经的经验研究就具有了打破语言与学术禁忌，使其回归日常生活的重要意义。杜婷婷的《经期女性的身体体验、管理与呈现——以北京某高校女生为对象》一文从生活世界出发，对于高校女大学生的月经认知，经期的身心体验与调理，对学校课程安排、考试制度的应对，以及她们在不同空间呈现身体的策略进行了深入细致的描述。我们将看到，针对再平常不过又忌讳到难以启齿的月经这样一个生理与社会事实，女大学生们是如何管理、应对的，月经又给她们带来了怎样的身体与心理体验。这一研究的现实意义在于，使被有意识遮蔽的月经体验显现出来，逐渐推动中学及高校在制定教育相关政策及学校规章制度时纳入性别意识，更多地给予女性人文关怀。

如果说杜婷婷的文章呈现的是一种再平常不过却又被有意被遮蔽的身体体验的话，马伶的研究探讨的则是一种特殊的身体实践——健身。作为健身群体尤其是女性健身群体的一分子，马伶对国内现有研究从消费主义与性别权力角度解读健身并不满意，两者都视身体为结构力量作用的场所，认为健身实践是结构力量内化于健身者之后的自我规训行为，而忽视了健身者的主体性与生活语境。《大学生群体的身体意象与健身策略》一文以北京大学生群体为研究对象，通过深入的参与观察与访谈，对大学生健身热的社会文化背景与成因、健身实践、健身的影响进行了定性研究与反思。研究发现，大学生的健身实践虽然受知识/话语、主流审美及性别规范的塑造与影响，但又不全然是被动的。健身者的身体并没有沦为结构性力量作用的舞台，而是保持着一定的创造性与生成性能力。大学生会根据身体体验适时调整健身方式，会反思自我与社会之间的关系，并对主流的身体审美标准提出质疑，进而建立自我认同。此外，大学生健身热还映射出该群体的生存境况，比如学业、婚恋及社会交往压力，对生活的迷茫，等等。他们希望借助健身发泄压力，纾解消极情绪，最终实现自我价值。而我从马伶自己的健身实践及表述中，则看到一位现代城市女性对自我形象的期许与有效管理。健身并不是或不一定为了取悦异性，而是一个人尊重自我、保持活力的表现之一。

李婉君坦言她的论文"写得很意外"，因为在面临学业及就业压力的情况下她意外怀孕了，只能无奈地选择以"坐月子"为题，完成了博士论文的写作。然而也正是这个意外，成就了李婉君对"坐月子"习俗与月子病的独特理解。为了备产，李婉君在生产前几个月阅读了有关孕产及照料新生儿的各种书籍，却发现各方产育权威在如何"坐月子"方面所持的观点不尽相同，甚至互相抵牾。而从生产后第一天开始，她则迫于压力将书本知识抛诸脑后，完全按照母亲的安排"坐月子"，尽管母亲夹杂道听途说的月子经验早已被她有理有据地一一反驳。"坐月子"的切身经历使李婉君产生了问题意识：在西方医学拥有绝对话语权的今天，为什么"坐月子"的民间习俗依然可以兴盛不衰？它究竟是如何传承的？在为读者呈现了三个不同年龄段妇女"坐月子"的叙事，从代际框架中还原并建构了月子的"罗生门"之后，李婉君进入了对"月子病"的辨析。

人们乐此不疲地实践"坐月子"习俗是为了避免"月子病"，然而李婉君通过访谈发现，很少有受访者无病无症地走出月子，而且她们对"月子病"的讲述也明显区别于其他病症。受访者更多的是从月子期发生的一个个事件切入，讲述各种情感故事与家庭纠葛。当一个女人说自己患有严重的"月子病"时，她随后讲述的一定是其在月子期间所发生的各种波澜起伏的家庭事件，是关于爱与恨的表述。而所谓的"月子病"只是聊天的副产品，常常说不清、道不明。"月子病的隐喻与其他疾病隐喻明显不同，其指向的是与自己有亲密关系的家庭成员。"通过对病痛叙事抽丝剥茧般的分析，李婉君深化了我们对"月子病"这样一种似乎是中国女人独有的病痛（illness）而非生理性疾病（disease）的认识。

"我的月子我做主"是李婉君在文章第二部分对年青一代女性主体诉求的概括。自己做主之后的月子又会是什么样的呢？谢文与杜婷婷在《哺乳、失序与主体性重构——基于北京母乳会的田野》一文中为我们提供了一种解答。

虽则拥有了更多的自主权与主体性，但是城市女性在产后却陷入了另一种困境。与传统农村女性以生儿育女、相夫教子为人生要务不同，城市女性有自己的人生理想与事业追求，而生育后却需要在很长时期内完全围绕婴儿展开生活，这对其主体性构成了严重的挑战。同时，由于缺乏对传统哺乳实践的耳濡目染和育儿相关知识及经验，她们又不得不求助于外部支持。此时，"母乳最优"的科学话语，"母爱无私"的道德话语，以及掌握传统"坐月子"知识的婆婆、母亲或月嫂乘虚而入，进入了她们的生活空间，掌控了其哺乳实践。这几种话语虽侧重不同，但它们的共同原则是：一切以婴儿为中心。在这种氛围下，女性的饮食喜好、生活习惯、工作节奏等不得不围绕婴儿的需求展开，母职需求压倒了职场需要，年轻妈妈们很快沦为哺乳的工具，陷入身心俱疲的混乱与失序状态，丧失了自主权与主体性。谢文与杜婷婷的文章为我们讲述了哺乳期城市女性在面临主体性丧失的危机的情况下，如何寻求获得专门机构的支持，以摆脱身心失序的混乱状态，重构自身主体性。

在我国，围绕生育有很多禁忌，备孕期不能喝酒、抽烟是其中之一。虽然烟酒在中国文化中常常不分家，但它们成为备孕期的禁忌却各有渊源。孕期夫妻忌酒的习俗历史悠久，或许与古代典籍有关环境影响优生的论述有关；而吸烟不利于生殖的话语则到 21 世纪才开始流行，与国家层面戒烟话语的建构有关。"通过强调吸烟对生殖系统的危害，国家权力以更隐晦的方式将规训的触角延伸到子宫"，在《疾病与体验——关于当代"烟"话语形构的研究》一文中，项颖倩对备孕期的戒烟禁忌做出了福柯式的权力话语分析。

项颖倩的文章认为，围绕"烟"主要有两种不同的话语：医学的戒烟话语与国家的控烟话语。目前医学认为吸烟成瘾是一种慢性成瘾性疾病，烟民属于病人范畴，医疗体系也开辟出专业的戒烟门诊为他们提供诊疗服务；国家层面，在国际社会的推动下国家签署《烟草控制框架公约》并成立了以诸多部委为成员单位的履约领导小组。声势浩大的宣传教育除了消耗了绝大部分控烟资源外，实施效果则微乎其微。戒烟门诊则偏居医院的一隅，门可罗雀。资源错配等因素在很大程度上造成了中国控烟力度加大而烟民数量不减反增的现象。

控烟不仅是医疗健康、国家制度、社会规范等宏观层面的话题，还与个体体验与文化习俗密切相关。一般公众认为，吸烟只是个人的一种习惯、嗜好乃至生活方式。就算是疾病，在烟民眼中那也是一种令人愉悦的身体体验，一种"让人快乐的疾病"，真可谓无可救药。而作为建立与协调人际关系的重要润滑剂，烟与酒早已一起渗透到人们的政治、经济、文化、娱乐等社会生活的细部，意义重大（参见张有春，2011：291–294）。烟火撩人，它所营造出的神秘、浪漫氛围，展现的独立、性感气质，传达的亲密无间关系，无不对戒烟、控烟实践构成了有力挑战。或许如项颖倩所言，"关于香烟的故事仍会以不同的形式继续演绎"。

前文提出，前辈学人多重宏观议题研究，重社会文化与结构分析；年轻学子关注日常生活，重身体体验与主体表达。这种区分虽易于整体把握，却稍嫌简单笼统。的确，前面几位女性研究者的文章多关注人及其主体体验，但后面两位男性学人的选题与阐述则明显带有强烈的社会关怀。这样看来，研究取向不仅存在代际差异，似乎在一定程度上还受性别因素的影响。

20世纪八九十年代，医患关系出现紧张，今天已发展到医患纠纷频发、"医闹"及至恶性伤医事件时有发生的状况。2020年1月11日，国际医学权威杂志《柳叶刀》发表《保护中国医生》一文（*The Lancet*，2020），称杨文事件后医患关系跌至谷底，保护中国医生势在必行。

然而，毕竟只有少数医疗纠纷上升到刑事诉讼，大多还是通过双方协商解决的。那么，哪些主体参与了协商过程？他们是如何协商的？梅求军调查发现，医患纠纷通常由代表患者的家属与代表医院的行政医生出面协商解决，而患者与涉事医生很少出现在现场。在《医患纠纷协商中的家庭叙事与医院叙事》一文中，他深入分析了当事人缺席的原因，考察了家属与行政医生在协商过程中采取的叙事策略，以及在协商与叙事过程中对话语权的争夺。行政医生为维护医院的良好形象并减少医院的损失，就医院无过失与有过失两种情况发展出了不同的叙事脚本，以减少纠纷事件对医院的负面影响，化解纠纷造成的危机。而家属代表患者家庭，也发展出了两种叙事模式：家属作为患者的代言人的叙事，以及作为申诉主体的叙事。两种情况下，家庭都是一个经济利益共同体，家庭叙事以经济赔偿为主要诉求。面对行政医生的专业知识，家属选择通过哭泣、诉苦、示弱、放狠话等"弱者的武器"或者"举家出动"造成一种声势与压力，以夺得协商过程中的叙事主导权，收到满意的协商效果。在对医患纠纷协商过程的观察中，梅求军还提出了一些值得深入探讨的问题：如何认识医院场景中的治疗失败、死亡等现象？医疗市场化背景下，将医患关系等同于服务消费关系会产生哪些影响？医疗服务与其他商品有什么不同？等等。

在我国，社区精神康复正在推行，这意味着反复出入院或长期住院的精神病患者将有重新融入社会的机会，然而这种机会能不能在现实中实现，却受诸多因素的影响与限制。部分由于林建宇是精神病患者家属，其在大学期间选择到一家社区康复中心做了两年志愿服务，后来又到北京某医院精神康复中心做了数月之久的人类学田野调查。切身经历、志愿服务及专题调查使他对家属在面临患者待在医疗机构还是返回社区的两难抉择时感同身受，在此基础上完成的《社区精神康复的困境——基于对长期住院精神病患者日常生活的田野》一文也就兼具了人类学"内省"（emic）与"外察"（etic）两种视角。从长期住院精神病患者的经验出发，林建宇考察了在现行政策下构筑长期住院精神病患者日常生活的博弈/协商机制对患者主体重返社会的影响。在其外科手术刀般冷静、理性的剖析背后，我们可以感受到一颗柔软、体恤之心，这传达出作者对人类病痛与苦难的悲悯与共情。唯愿这种情怀不只是患者家属或医生才具备的品质，而为我们每一位研究者、每一个人所拥有。

文集的作者都有在中国人民大学人类学研究所学习的经历。根据论文的先后顺序，作者的基本情况如下：

杜婷婷，女，中国人民大学 2019 级人类学博士研究生。

马伶，女，回族，2017 级硕士，现就职于北京航空航天大学。

李婉君，女，2008 级博士，现就职于中国农业科学院。

谢文，女，2016 级硕士，现任某互联网数据公司高级项目经理一职。

项颖倩，女，2015 级硕士，现就职于上海市发展改革研究院。

梅求军，男，2014 级硕士，现就职于中国联通广东省分公司。

林建宇，男，台湾辅仁大学和中国人民大学联合培养硕士生（2014~2018），现就读于辅仁大学心理学博士班，并在台北市康复之友协会兼职。

谢蕊芬编辑在本文集编写过程中付出了极大的耐心与精力，特致谢忱。感谢人大京东社会学学科建设基金的支持，感谢杜婷婷博士在文集编辑和校对工作中提供的帮助。

参考文献

景军，2012，《穿越成年礼的中国医学人类学》，《广西民族大学学报》（哲学社会科学版）第 2 期。

张有春编著，2011，《医学人类学》，中国人民大学出版社。

"Protecting Chinese Doctors", *The Lancet*, Vol. 395, ISSUE 10218, January 11, 2020.

目　录

经期女性的身体体验、管理与呈现
——以北京某高校女生为对象……………………………… 杜婷婷 / 001

大学生群体的身体意象与健身策略……………………… 马　伶 / 029

生活图像与身体表述
——对北方传统"坐月子"习俗的文化解读 …………… 李婉君 / 069

哺乳、失序与主体性重构
——基于北京母乳会的田野………………… 谢　文　杜婷婷 / 107

疾病与体验
——关于当代"烟"话语形构的研究……………………… 项颖倩 / 145

医患纠纷协商中的家庭叙事与医院叙事………………… 梅求军 / 182

社区精神康复的困境
——基于对长期住院精神病患者日常生活的田野……… 林建宇 / 210

经期女性的身体体验、管理与呈现

——以北京某高校女生为对象

杜婷婷

一　研究背景与问题的提出

在近年国内热播的青春影视剧中，悄然出现了与月经相关的镜头、话题或道具，它们常常不经意地出现在卧室、厕所、超市等特定空间，发生在闺蜜的谈话中，表现出一定的私密性。而一旦有男性出现在这些空间或场景，无一例外会导致尴尬、难堪乃至沉闷场景的出现。在青春电影《致青春·原来你还在这里》中就发生了这样一幕：课间休息时，一位女生把卫生巾夹在书本里准备去卫生间，有位调皮的男生出于对夹在书里的东西的好奇，"不小心"将书打落在地，卫生巾随之展现在全班同学面前。顿时，热闹的教室瞬间安静下来，同学们露出尴尬的表情，变得手足无措，那位女生也气得跑出了教室。作为女性在经期所使用的私密物品，卫生巾在剧情里突然暴露在公众场合，破坏了原本嬉笑的氛围，气氛变得尴尬而凝重。

　　这个场景引起了笔者的兴趣。她们对月经有着怎样的认知？经期体验是什么？在经期情景中，她们采取了何种策略来呈现自己的身体？她们为什么如此呈现？背后有什么样的社会文化因素？

　　古典人类学对月经现象的跨文化研究，多半以"月经禁忌"为讨论对象，并将之与"污染"、"神圣"等概念联系在一起，考察相关习俗背后的认知与信仰。在相关禁忌的话语表述中，男性是社会建构的主体，而女性月经则多被视为不洁且具有污染特质的力量来源。当代人类学则把更多的注意力放在解释不同文化月经相关的现象之上（参见李金莲、朱和双，2012）。随着人类学的身体转向和对女性主体性的强调，对女性身体体验的经验研究越来越多，女性改变了自己受凝视、被对象化的地位，开始发出自己的声音。

　　月经是每个身体健康的女性都会经历的周期性身体体验，是她们生命的有机组成部分，对其日常生活与工作有着不同程度的影响。然而，与影视剧、电影开始有意无意地"打破禁区"，呈现女性经期相关的镜头相比，人文社会科学对月经的研究仍屈指可数。目前可以检索到的直接探讨经期女性月经实践与身体呈现方式的仅有一篇硕士学位论文。刘熙以痛经实践为对象，考察了80后女性在日常生活中的月经实践经历与身体呈现方式，并围绕月经的意义分析总结了女性所呈现的四种身体——健康的身体、性的身体、性别的身体与青春的身体（刘熙，2011）。在《中国女工：新兴打工者主体的形成》中，潘毅将女性置于资本主义制度中进行了民族志考察，其中涉及工厂女工的经期体验与月经实践。由于月经周期的规律性，这些女性不能完全适应工厂的生产环境，因此她们在工厂承受了比男性更多的痛楚，这种痛楚与月经的痛楚不同，是社会暴力施加的。在痛经时，工厂女工只能向生产机器臣服，除了吃药缓解痛经、压制身体的疼痛外，她们别无选择。对于这样的异化，身体也会发出抗议，这种抗议以昏厥的形式发生在工厂的流水线上，经前综合征、痛经、产假以及各种妇科疾病都是令资本主义机器束手无策的女人问题。女性虽然竭力管理自己的身体，但还是很难与男性在资本主义社会中取得平等的地位。月经周期性与工业时间的规训性和僵化性存在难以调和的矛盾，潘毅称之为"月经政治"（潘毅，2010：180）。

虽然有影视剧、电影开始"打破禁区"，呈现与月经相关的镜头，然而与如火如荼的美容、整形、健身等以打造完美女性形象为目的的身体实践相比，月经在公共话语中仍处于隐匿状态，与每个女性息息相关的月经、痛经及经期实践似乎不值一提，甚至在一定程度上仍是一个让人难以启齿或避讳之事。这反映了女性在主体意识觉醒后，很快屈服于现代社会的消费逻辑，将自身的身体客体化为公众凝视的对象并异化的现状。作为消费社会中"最美的消费品"，女性美容、整形等身体实践并非主体自主选择的结果，而是受与"生产及指导性消费的社会编码规则及标准相联系的工具约束"。对身体线条的过度痴迷，对苗条身材的过度渴望，都使"身体本身在其中变成了祭品"（鲍德里亚，2014：136）。

在此意义上讲，从当代女性的日常生活出发，透过其真切的身体体验（lived experience）考察她们对月经的认知及其经期实践，就具有了回归日常、为被消费社会所客体化的女性身体"去蔽"的理论与现实意义。

2018 年 9 月~12 月底，笔者在北京某高校通过"滚雪球"的方法招募到 30 名女性，对她们进行了深入的访谈。被访者年龄在 23~26 岁，全部为硕士研究生。除 2 名已婚外，其余皆处于未婚状态。考虑到文科生与理科生教育背景、所处环境及身边男女比例的不同可能影响其经期实践与表达，笔者尽可能地选择了有不同专业背景的学生。

访谈大多在学校咖啡馆、操场等空间的僻静角落或被访者的宿舍，以一对一的方式进行。另有几名受访者，笔者通过微信视频与微信语音的方式对她们进行了线上访谈。访谈地点的选取原则主要是尊重访谈对象的意愿，并保证一定的私密性。访谈采取半结构式的访谈法，围绕对月经的认知、经期的身体与心理体验，以及经期的身体管理与外在呈现等内容展开。

二 经期女性的月经认知与体验

处在网络媒体发达、信息爆炸的当代，受过较为系统的生理学相关教育的女大学生对月经已经具备了一定的科学认知。她们都知道，月经是一种正常的生理现象，是每一个女性必然要经历的一种生命体验。然而，当真正经历并体验初潮、痛经时，她们还是会产生一些与科学知识不一致的认知与体验。

（一）对月经的认知

从访谈可以看出，高校女生大体从生理学与身体健康两个角度来认识月经。

首先，月经是女性成长过程中都会出现的生理现象，是女性性成熟的标志，也是其生命历程不可或缺的一部分。从生理学的角度对月经的认知，涉及性生理的成熟与健康两方面。访谈发现，大多数受访者对月经的认识来自中学生理课的学习。通过这种学习，她们认识到月经是一个女生必然要经历的体验与生理过程，从而能在一定程度上科学地看待这件事。比如她们都知道，女性的初潮时间有早有晚，但每个女性必定会在一定的年龄段来月经，否则就说明身体不正常。此外，月经周期性的到来意味着女性没有受孕。

其次，是否来月经及月经周期是否正常是衡量一个适龄女性健康与否的指标之一。在前工业社会，人们从事集体经济，家庭是人们生产生活的基本单位，如果家庭中的个人因故不能劳作，其他家庭成员可以作为替补，因此集体为个人的安全提供了有力的保障。随着工业化的到来，人们的生产生活方式发生了很大的转变，个体需要通过取得个人成就并在劳动力市场上自食其力来为自己的生计负主要责任，集体式的安全模式变得越来越脆弱。在这种背景下，社会倾向于要求个体对自己的健康进行有效的管理，并在日常生活中制订完备的健康计划与合理的日程安排，以避免社会中潜在的风险因素（贝克、格恩斯海姆，2011：161）。作为现代社会的主导价值与个体所负有的社会责任，健康受到政府、社会及个体等不同层面的极大关注。从为了怀上健康的宝宝而"封山育林"到培养"母乳最优"的健康哺乳理念，从一进入学校就倡导并践行"德智体美劳全面发展"到开展跑马、健身、广场舞等全民健身运动，无不凸显当前社会对于健康的关注程度。"有什么别有病"、"身体是革命的本钱"之类的流行语，则朴素地表达了健康对个体的重要性。

伴随着人们对健康的关注程度日益加深，医学也越来越多地介入到对健康的界定，月经期间经血的颜色、血量、血块和月经周期等成为衡量月经正常与否的指标，月经是否正常又是衡量身体是不是健康的指标。适龄女性不来月经及月经不正常被视为身体不健康。由此，月经与身体健康之间被建立了因果关系。

受访女大学生大多表示，她们可以通过月经了解自己身体的健康状况。"有规律地来月经，就是你的身体比较健康；要是一旦不太规律，那就说明你的身体是有一些问题的"；"要是痛经很厉害，就应该去医院看看"。还有一种情况，月经没有周期性到来也可能是怀孕导致的。无论何种情况，对在校大学生而言，都是不愿面对的。

（二）经期体验

月经是经期女性的一种身体经历与体验，伴随着月经的到来及其量的多少的差别，经期女性不仅可能有程度不同的痛经现象，还会引起烦躁、恐惧等负面的情绪体验。

1. 身体体验

痛经是大多数女生在经期会有的身体体验，但在不同受访者身上表现出很大的不同。对于一些女生来说，痛经基本上没有带来太大的疼痛或不舒服的感觉，只是因为需要特殊护理，觉得它"很麻烦"。而对另一些反应强烈的女生而言，它却是一种极其不舒服的身体体验。有受访者反映，"每次来都很不舒服，像被踹一样疼痛"。也有受访者表示"特别疼，每次疼得死去活来，疼得打滚儿"。此外，经期还会出现脸色变白、身体浮肿等变化。由于身体不舒服，行为上也变得迟钝、缓慢起来：

> 每次来月经，意味着我又要受折磨了，可能是因为我的痛经级别太高吧？来事儿了疼，抻着你，不敢大幅度地走动。就算动作比较缓慢，也不敢外出，基本上就是躺在床上，平躺着，还不敢乱动，怕侧漏。
>
> （幻姗）

除了带来腹部、腰部等痛经体验外，月经的到来也给个别女生带来头部等其他身体部位的疼痛：

> 来"大姨妈"的时候都是头疼，我头疼到躺床上什么都不干，吃什么吐什么，喝水都要把水吐出来，吃药把药吐出来。但并不是每次都这样。来"大姨妈"前没休息好或者让风吹着了，就会头疼，有时候头疼得厉害，有时候不厉害，但一般都会疼。
>
> （孙曼文）

此外，不少女生反映来月经的时候身体会变得特别虚弱，容易累：

> 逛街的时候逛一会儿会很累，然后平时没有来的时候就还行。体力上会累，腰会痛。
>
> （闫沛菡）

当然，痛经的身体体验不是一成不变的，而是一个渐变的过程，大多数女生在刚开始的时候身体感受强烈，随着时间的推移感觉会慢慢变弱：

来经期之后吧，第二天左右肚子会有痛经的感觉，第三天可能肚子会有点儿胀，然后第四天之后就没有什么特别的感觉了。

（张靖曼）

经期身体体验的不同，也会影响到女生对它的看法。在疼痛可接受的情况下，女生倾向于认为痛经是一种正常的生理现象。一旦影响了正常的工作或者学习，她们就认为痛经是不正常的。

有痛感应该是比较正常的吧？就是确实女孩子的体质因人而异，有的人会很痛，有的人会不痛。如果痛经比较严重的话应该去看一看，比较适当地吃一些止疼药来缓解一下自己的疼痛，好像现在也没什么很好的办法吧。我个人觉得喝姜茶啊、暖宝宝啊，好像都没有什么太大的用。

（刘念琴）

2.心理体验

经期的痛经体验与身体的各种不适，也会带来女生的情绪变化与心理反应。一方面，经期的到来意味着需要在衣着、饮食等方面格外注意，以加强对身体的护理，还要在公共空间对自我形象进行管理，因此不少受访者觉得来月经是一件挺麻烦的事。在受访女生中，有一半的受访者谈到月经是一件麻烦事儿，月经期间需要注意的事项太多了，每个人都能随口说出五条以上的注意事项。将月经说成"麻烦"是许多受访者的措辞，"月经意味着麻烦又来了"。

另一方面，内分泌系统的变化也引起了相应的情绪反应，部分女生变得消极，不想吃饭，什么都不想干。此外，心情烦躁、易怒等是经期女生较为常见的情绪反应。不过，由于个体的性格差异及痛经程度的不同，这些负面情绪在程度上也表现出一定的差异：

情绪还算好吧，我觉得还算正常，可能稍微有一些易暴躁。

（闫沛菡）

情绪非常暴躁。一个是因为痛经吧，也有一部分可能是激素分泌的问题，就导致整个人很暴躁，情绪非常不好。然后另外一个可能就是因为痛经让整个人的生活感觉乱糟糟的，就是打扰我的正常生活了，吃也不能正常吃，外出也不能正常外出，工作也不能正常工作，就会有一些小脾气。

（幻姗）

我刚来"大姨妈"的时候情绪特别暴躁，然后总会发脾气，会想哭，莫名其妙地想哭。就是快来的时候会这样，然后我感觉我一来那个（月经）的时候，我情绪就发泄出来了，但之前不来的时候，情绪就一直憋着，情绪就一直不好。

（刘念琴）

对于那些身体反应强烈、痛经较为严重的女生而言，除了觉得行经麻烦并带来烦躁、易怒等负面情绪外，它更是一件十分痛苦的事。甚至在每次来月经之前，她们都会"觉得很恐怖"：

我一知道要来"大姨妈"，我整个人就陷入那种恐惧中，因为特别怕疼，每次疼得死去活来打滚儿，就对这个非常恐惧，就有一种焦虑的感受，这也是导致我心情不好的因素。

（幻姗）

访谈还发现，虽然大学女生在中学阶段都受过生理卫生等相关学科的教育，认识到行经是一种正常的生理现象，是女性生命体验不可或缺的一部分，然而对于经血，不少女生仍然觉得恶心：

感觉看着它有点儿恶心，然后量特别大的时候就会很困扰，每次我都穿像尿不湿那样的安睡裤。

（初夏）

此外，月经还会带来一些其他的不便，影响到女生的情绪：

我以前没有觉得什么不舒适，但是现在好像年纪大了以后也会觉得有一点儿不舒服，然后月经来了不能进行性生活，心情也会变差，脸上也会长痘之类的。不过，我觉得它还有一个意义，就是给了女孩子一个正当的理由，可以去"丧一丧"，可以做平常不能做的事情，然后给自己一个理由。

（刘念琴）

受访女生普遍觉得经期是一个不舒服的时期，不少女生在经期身体变得虚弱，心理上也变得脆弱，容易情绪冲动、爱哭。因此，她们觉得与平日相比，发脾气可以被原谅、被理解，经期需要得到更多的照顾和关怀。在公交车或者其他一些公共场合，她们在心理上会产生一种处于弱势的感觉，需要有人给让座或获得其他方面的关怀。尤其对于那些已经结婚或者有男朋友的受访者来说，在经期需要"另一半"的谅解与呵护似乎天经地义、自然而然：

我来"大姨妈"的时候更渴望被照顾，就觉得说我在受罪啊，脾气差一点儿应该是可以被理解的吧？他（指男朋友）倒是在这期间不会跟我计较一些脾气上的事儿，也会嘱咐我多喝热水什么的，还会给我买一些红糖啊、蜂蜜啊。

（刘念琴）

因为痛经的关系，我觉得在月经期间肯定是更需要另一半的理解与呵护的。我这边疼得死去活来的，他还不照顾我，说得过去吗？

（幻姗）

社会性别（gender）是带有心理学意义和社会文化意义的概念，用来说明文化赋予每一性别的特征与个体给自己安排的与生物性别有关的特质（Unger，1979）。正如波伏娃所言，一个人不是生来就是女人，而是变成的（波伏娃，2011：301）。社会性别不是与生俱来的特质，而是通过社会交往、文化环境、符号与话语等建构起来的。关于女性是柔弱、温柔、依赖、感性的，男性是阳刚、坚强、独立、理性的等，这些说法都是社会文化的性别建构，而不是不同性别天生固有的生物属性。虽然现代社会倡导男女平等，然而关于男女差异的社会性别意识已经深入到人们的潜意识乃至无意识当中，使人们在不经意间表现出社会性别对其认知与行为的塑造。在一定意义上，经期女性觉得自己脆弱，应该得到男性尤其是男伴的包容与呵护，就是社会性别意识在女性身上的体现。

三　经期女生的身心调理与制度应对

为了应对月经带来的痛经、虚弱、头疼等身体不适与暴躁、易怒等负面情绪，经期女生根据问题的严重程度，在生理、心理及社会等不同层面采取了各种应对措施。生理方面，主要通过药物调理、饮食节制对经期进行日常护理，并对痛经、月经周期不规律等问题进行干预。心理方面，通过休息、听音乐舒缓等方式，缓解经期出现的负面情绪。社会层面，通过合适的衣着等方式，进行自我形象的管理；并在经期与课程、考试安排等冲突时，根据问题的严重程度决定是否请假、休息，等等。

（一）生理层面：身体调理

女生在生理层面针对经期的身体调理，包括改善痛经与月经周期的药物的介入，以及经期的饮食禁忌等一些注意事项。

是否对痛经进行药物或其他方式的调理，取决于主体对痛经的看法。一般来说，在疼痛可以接受的情况下，女生会认为痛经是一种正常的现象；而一旦痛经超过了自己的承受范围，痛经就是不正常的，需要多休息或通过药物进行调理。由于每个人的身体敏感度、承受能力等存在差异，因此对于到什么程度需要进行药物干预并没有客观的标准。访谈发现，很多有过强烈痛经经历的女生都会通过药物缓解经期疼痛：

> 我觉得就躺在床上休息吧，就只有这个办法。比较严重的话会去看一看，适当吃一些止疼药来缓解一下自己的疼痛，好像现在也没什么很好的办法吧？……我没有看过医生，我就是吃止疼药，就布洛芬啊那种止疼片。好多止疼药上面会写着治痛经。
>
> （菲菲）

大多数女生认为，周期是否在正常范围之内是衡量月经是否正常的标准。因此，当自己的月经周期与正常情况出现较大的偏差时，她们会通过药物来调节月经周期。

> 上研一的第一个冬天，那时候因为感情啊、学习压力啊，乱七八糟的事儿攒一起，然后我又减肥，把身体弄垮了。11月份来了三天"大姨妈"之后，12月份就再没来过，然后我就去医院看。医生给我开了药，不吃那个药的话，我就不会来"大姨妈"，我到现在还得每天吃药。那是一种长期的避孕药，就是给我调雌性激素的……雌性激素不正常，我只能靠吃药来调节。
>
> （紫淑）

访谈发现，女生在对痛经进行西药调理时通常是自行用药，而针对月经周期的药物调理都是在医生的指导下进行的。在药物的作用上，中药主要以调理身体为主，用药时间较长，一般需服用半年以上。西药则为短期避孕药，用以调节女性的雌性激素，连续服用 20 天左右即可，服完药即来月经，长期循环服用即可将月经周期控制在稳定的范围。

> 我之前有大概两个月没有来月经，然后我就去医院了。（医生）说是因为我的雌性激素太少了，然后给我吃了短期避孕药来调节月经，作为处方药来的，所以我还蛮推崇短期避孕药的。因为它既可以调节你的雌激素，也可以收到一个好的避孕效果。……从第一天正常吃到停药的那一天，你肯定会来月经，一定会来月经，所以这样慢慢地调理下去，你就会有一个稳定的月经周期。
>
> （傲雪）

除了在痛经很严重与月经周期不正常的情况下受访女生会用到西药，其他情况下，她们主要采用中药与饮食调理、注意日常生活禁忌等方式来应对身体的不适。这种实践不是来自专业医学场景，而多来自家人、亲友等的建议与认知。

在《文化语境中的病人与医生》一书中，克莱曼将复杂社会的医学体系分为大众、专业及民间医学三部分。其中，专业医学由组织化、系统化的医学组成；民间医学是非专业化、非组织化的医学，指萨满师、占卜师等民间治疗者的实践；而大众医学是个人、家庭、社会网络及群体的医学信仰与实践，是一个外行、非专业者、非专家的大众舞台，是健康问题最早被感知、界定并处理的场所。当人们接受民间治疗者或专业医生的治疗后，会把相关知识带回大众领域，指导自己的医疗行为（Kleinman，1980：24-70）。在长期的濡化过程中，大学女生也参与到大众医学的建构与实践之中。在经期的身体调理中，受访女生有喝姜汤、红茶的，有熬中药的，有不碰冷水、不洗澡的，有自己买止疼药的，还有很多经期的注意事项与饮食、洗澡等方面的禁忌，这些无疑都来自她们所掌握的大众医学知识。

> 月经期间我吃东西会特别注意，我平常是能吃辣的那种，就是比较重口味，辣啊、酸啊都比较喜欢。来月经的时候我就会特别注意不吃这些刺激性的东西，这个就是说在饮食上有注意。然后就是洗澡、洗衣服会有注意，就是说不会碰凉水，就是无论在哪个季节都不会用凉水，尤其是夏天的时候我也会用热水。

（韩玉）

> 有时候如果不注意的话我就会不舒服，所以（来月经的时候）所有凉的东西我都不碰，刺激的、辣的东西我都不吃，然后一些运动啊什么的基本做不了了，就是尽量保持一个平静的状态。

（秦尔曼）

访谈发现，女生在经期的很多禁忌与中医的体虚、性阴、冷热、静躁等理念有关，比如不碰冷水、不吃生冷和辛辣等刺激性食物等，这表明中医与西医相比虽然在专业医学领域处于劣势，但在人们的日常生活中，中医理念与实践却构成了大众医学的基础，发挥着很大的作用。

> 月经期间会过得比较健康一点儿，守常识，比如不能吃冰淇淋，不能吃太辣的东西，忌辛辣啊、油腻啊这些，会吃一点儿巧克力，会在饮食方面有一些不一样。也会注意保暖，比如穿厚一点儿的袜子，因为中医有性凉的说法对不对？就说在月经期间免疫力会下降，你可能会容易生病，你应该要提前做好保护措施，大概就是在这些养生的方面有一点儿不同吧。

（碧凡）

觉得作为女生吧，本来身体就是那种偏阴、凉性的，而且我本身就有点儿手脚冬天会冰凉的那种，所以说我就是会特别注意。呃，还有我觉得就是不想以后因为这种不太注意落下病根儿。

（范柔）

经期的身体是一种"在泄漏的身体"（Rudge & Holmes，2010：58），它的排泄物被多数受访者认为是不干净的、"是身体在排毒"，因而更加需要被有效管理。经期的身体还被认为是"可传染的身体"。有一位受访者表示，当她推迟多天没来月经的时候，会让正处于经期的朋友与她多接触，好把"大姨妈传染过来"。因此，月经被认为是可以传染的，且身体充当了有效的中介。

综上，经期的身体不仅是脆弱的、易于生病的，而且是排毒的、不干净的，甚至是可传染的。多种不同的身体面向与样态促使女性采取不同的调理与护理措施，以对身体进行有效的管理，使其保持健康，恢复到洁净与正常的轨道上。只有个别受访者没有剧烈的痛经体验与其他不适，因此她们会该吃吃该喝喝，日常生活受到很小的影响。而对大多数女生而言，"月经是一件很麻烦的事"，因为正常的饮食、学习、作息等被打乱了，还要针对身体的不适、脆弱感与不洁等采取相应的调理与护理措施。

（二）心理层面：情绪管理

戈夫曼指出，个人情绪的表达在很多情况下不得不考虑到所处情境的要求（戈夫曼，2017：14）。在独处时，无论有什么样的情感，都不需要压抑、控制它，而是可以自然地表达。然而作为一个社会人，大多时候都处在具体的社会情境中，随时在与他人发生社会互动。即便在大学生宿舍这样相对私密的空间，学生也时时处于与室友的互动之中。此时，如果一个人的言行过于受内心情绪的影响与左右，就会造成尴尬局面，打破和谐的互动进程与良好的交往秩序。因此，人的社会化过程的重要目标之一，就是学会管理与控制自己的情绪，保证个体与他人社会交往和互动的顺利进行。

情绪管理是指个体有意识地管理、疏导与控制自己的情绪，尽量抑制或消除不良情绪，以保证社会交往的正常进行。由于雌性激素分泌的作用，女人在月经期比平时更容易激动、更神经质、更喜怒无常，表现出不同程度的心理紊乱（波伏娃，2011：52）。医学用"经前期综合征"这一术语专指经期女性的情绪波动与紊乱，这是一个带有负面色彩的词，它向公众传达的信息是：由于受月经控制，女性在经期情绪变得极其不稳定。因此，女性在经期需要对情绪做更多的管理，以保证正常的社会交往。然而访谈发现，经期女生的情绪的确会受到行经的影响，但没有完全受其控制，达到所谓"情绪受荷尔蒙支配"的程度。

在30名受访者中，有2位表示在来月经之前她们会变得烦躁，好像"憋着一股情绪堵在身体里"，而一旦来了月经，反倒因为月经的流出，"好像那股情绪也随着发泄出去了"，整个人的心情变得明朗起来。其他绝大部分受访者表示情绪会受月经干扰，在经期伴有不同程度的情绪低落、脾气暴躁，甚至莫名其妙地想哭等负面情绪。一般来说，情绪的波动程度与经期的身体反应成正相关。痛经等负面反应越强烈，情绪越容易受影响，情绪波动越大。对这些情绪进行有效的控制与管理，的确是经期女生需要面对的问题。只有这样，才能保证学习、生活顺利进行，以及社会交往正常开展。由于有了多年的月经经验，不少受访女生已经形成了自己管理情绪的策略，比如心理暗示、转移注意力等。

> 我现在学着管理自己的情绪了。在我知道要来"大姨妈"之前，我会给自己一个积极的心理暗示：开心点儿、想开点儿。类似这种，然后生气的过程中想想是不是因为快来月经了情绪更敏感了？虽然收效甚微，但是比不做强一些吧。

> （傲雪）

可能就是自我暗示一下吧。不管面对什么烦躁的情况，我的办法可能就是听听音乐、看看剧、刷刷综艺，找一些好玩儿的东西看一看，就是分散注意力。

（闫沛菡）

"作为人，我们也许只是被反复无常的情绪和变幻莫测的精力所驱使的动物。但是作为一个社会角色，在观众面前表演，我们必须保持相对稳定的状态。"（戈夫曼，2008：45）情绪管理与社会化密不可分，在社会化的过程中，人们在不断地学着与人相处，使自己的言行合乎社会的普遍规范。经期女性对情绪的管理需要付出更多的努力，这也是女性在社会化过程中需要接受的考验。

（三）社会层面：制度应对

针对大学生的学习、生活、品德、考核等方面，大学制定了诸多的规章制度，以规范他们在学校的言行举止，达到学校的培养目标，完成培养任务。虽然相对于中小学，大学的规章制度比较少，各方面的要求也不是很严格，大学生拥有比中小学生更多的自由空间与自主性，但大学生仍需要在规定年限内修完课程、修够学分，并在规定的时间参加科目考试，这些事项都有较为严格的时间、空间要求与规定。如果把大学生在学校遵循的时间规定视为一种社会性的时间制度的话，那么女性的月经周期则是一种生物性的时间周期。在时间制度的规定性与月经周期的不确定性之间，存在一定的张力与冲突。

然而，月经周期本身是一个带有遮蔽性的概念。月经的循环性与周期性是身体机能自发产生的，每个个体都有其特殊性。而月经周期概念设定了一个时间段，将月经建构为一个时间性的概念，从而掩盖了女性在经期丰富的身体体验及相关实践，忽视了个体女性之间的巨大差异。月经周期概念还促使女性用时间的尺度去认识自己的身体，要是行经时间与周期不符，就会变得焦灼。因此，月经周期具有两面性，一方面它是一种社会文化建构，另一方面它又在建构着女性身体，是规训女性身体与时间的中介与工具。

女性都会有月经经历与体验，但经期的起始时间、持续时长、表现形式及象征意义等却因人而异。也就是说，她们有着各自对月经不同的理解与体验。对一些个体来说，月经也许"就跟排泄尿液一样，没有什么"；而对另一些个体来说，它却是一件"很恐怖的事"。在此意义上讲，每个女性都是独特的个体。这决定了在学校的语境中，学校的时间制度与女性的生物周期之间不是两种时间之间的张力，而是学校的时间制度与每个女生的月经体验之间的张力。"女性的时间是与众不同的，它永远不可能被社会时间所完全整合"。（潘毅，2010：176）

痛经是不受人的主观意志支配的疼痛体验，在个体之间存在巨大的差异。根据疼痛程度简单划分，可以把痛经体验分为两种级别：一是身体可以承受、不影响正常生活与工作的痛楚；二是身体难以承受的痛楚。由于痛经程度不同，大学女生针对学校时间制度的规训与压制，采取了不同的应对策略：

> 我好像没有因为月经的问题缺过课。我觉得没这个必要。
>
> （刘念琴）

> 身体条件允许的情况下我会去上课，其实也就是来"大姨妈"的第一天比较痛，不能去；之后还好，能去上课的。
>
> （傲雪）

当痛经与学校的课程发生冲突时，绝大多数被访者表示会尽量遵守学校的规章制度去上课。具体来说，如果是轻微疼痛或者疼痛在自己的承受范围内就会去上课，如果实在难以忍受，会向老师请假，很少出现私自逃课的现象。

> 我本身不希望因为月经耽误课程。我本科的时候有一天早晨去上
> 课，回来路上突然疼得不行，疼到那种已经手脚麻木、没法走路了，
> （我）在一个椅子上躺着给疼晕过去了。然后就被好心人看到，把我
> 送医院去了。医生给我插了那个吸氧管，还给我打了止疼针，（我）
> 就睡着了，差不多睡了一两个小时吧。醒了之后我就好了，然后就回
> 宿舍了。如果像这么疼的话，我就不会去上课了。
>
> （秋艳）

考试制度是校园较为重要的制度安排，围绕考试时间、考试期间的行
为规范等，有着一系列严格的制度规定，比如必须提前到教室，不准东张
西望，不准出声和喧哗，不准在考试期间离开教室，不准上厕所，等等。
要是遇到重大考试，很多女生会采取服用药物等方式推迟经期，使经期
与考试时间错开；或者预先吃止疼药，以免在考试过程中因痛经而打破考
试程序。

在学校情境中，女性身体与各种规章制度之间存在或大或小的张力。
为了学业的正常进行，大多数情况下女生会主动将身体纳入学校所设定的
时间制度中。只有在极端的情况下，她们才不得不中断课堂学习与考试等
活动，将注意力放在"反抗的身体"上。

四 经期女性的身体呈现策略

"身体是社会结构与社会秩序的再现，也是个人经验与外在世界的沟
通渠道"（Douglas，1970：24）。在与外在世界沟通的过程中，每个人都会
对自己的形象进行有意识的管理，以保证社会互动的顺利进行，使既有的
社会秩序得以维持。在这个意义上讲，经期女生的身体不适与情绪波动就

不仅仅是个体性的，而且带有一定的社会意义。

"身体呈现"概念源于戈夫曼拟剧理论的"自我呈现"概念。戈夫曼以戏剧比拟日常生活，认为世界即舞台，生活即表演。在利用舞台设置、外表、举止等符号进行戏剧表演，从而与社会互动的过程中，表演者自身希望呈现何种形象于前台以及通过何种印象管理技术呈现自我，都属于自我呈现的过程。简言之，自我呈现是运用印象管理技术将自身展现于前台的一种状态，是表演者营造的前台情境的展现。从这一概念出发，笔者认为，身体呈现是个体主动或被动采取措施呈现身体的行为与实践，也是其行为的结果。

在月经尚是公众避讳话题的情况下，如果女生不对这些不适与情绪进行有效的管理，而是任其自由呈现与表达，无疑会影响她们与他人正常的社会交往与互动。当然，影响的程度并非固定的，它会因与互动对象的熟悉程度、身份地位不同等而有所差异。此外，个人所处的情境与空间不同，影响也会不一样，这导致经期女生在不同空间采取不同的身体呈现策略。

> 私密空间我觉得表现就是随性一点儿，然后公共空间就是很谨慎、更谨慎一点儿。在私密空间我觉得穿浅色衣服脏了、染了什么的，我都不太会担心，因为我觉得这个空间当中不会出现让人尴尬的情况。即使出现了也都是同性，所以我觉得不会尴尬。但是在公共空间的话，我肯定会特别谨慎，遇到这种事情不会表现得特别淡定，我会特别注意着装，然后就是走路不会幅度、跨度特别大。
>
> （闫沛菡）

如果说私密空间是经期女生表演的后台，那么公共空间则是她们的前台。在后台，她们放松、休息，为表演做准备；到了前台，她们则以得体的方式与他人进行社会交往与日常互动。

（一）私密空间的身体呈现

对大学女生而言，卫生间与学生公寓是相对来说较为私密的空间。卫生间是女生在经期开展卫生、防护等时去的最多的空间，宿舍则是个人休息的场所。虽然研究生宿舍一般有 4 名以上的成员，但多数受访者依然表示宿舍也是相对私密的空间，因为长期的日常相处与共同生活已经使她们像一家人一样亲密和熟悉。

1. 卫生间

卫生间是女生绝对的后台，是完全私密的空间。在卫生间可以保证不会有第二个人在场，从而避免尴尬。平日里，卫生间是她们梳洗打扮的空间；在经期，她们则需要更多地在卫生间更换卫生用品，处理经血外漏等紧急状况。人在想独处或不想与外界发生交流时会寻求盾牌的保护，戈夫曼将这种起到保护作用的盾牌称为"防涉入盾牌"（戈夫曼，2017：38）。空间的封闭性使卫生间起到了类似盾牌的防护作用。受访女生表示，卫生间对她们来说意义重大，很多在屋里不能做的事情都可以到卫生间去做，比如换衣服，或者摆脱其他尴尬的事情。尤其在经期，很多在其他空间无法处理的事情都可以到卫生间处理，因为它是绝对隐私的。之所以如此，除了卫生间的空间相对隐私、独立，还在于进去后可以上锁，从而使个体在"后台"的独处情境得到有效保障。如果不锁门，卫生间就会失去其"防涉入盾牌"的作用。因此，进卫生间最要紧的第一步是锁好门，确定自己处于完全私密的空间，"不然换卫生巾的时候被看见那多尴尬"。但是，的确存在学生上卫生间不锁门的情况。

> 咱们学校的卫生间不是都可以上锁吗？虽然很少遇到，但是真的有上厕所不锁门的人，我平时上厕所最烦遇到那种不锁门的人了。我从外面一开门，大家多尴尬啊！

> （书雪）

戈夫曼认为，人们之所以给卫生间装锁，是为了对表演者用以满足生物需要的场所加以控制。大小便是人的动物性的表现，是个体的生理活动，这种活动使表演者卸掉了与他人面对面互动的面具，"退出了表演"，变得衣冠不整。此时倘若有别人突然涉入，就会突然把形象与表演所要求的干净与整洁标准不符的表演者重新置于前台，使其难以进入与他者正常的社会互动，从而处于尴尬的境地（戈夫曼，2008：103）。随着社会发展，卫生间安装门锁越来越普遍，反映出个体对暂时退出表演所处后台的隐私性提出了越来越高的要求。卫生间不可以被人随意涉入，个体需要在不被打扰的情境下完成在后台需要处理的事情。

经期女生之所以不愿意在卫生间时有外人涉入，是因为她们正是为了躲开他人才到这一"后台"处理不体面的状况的。他人的涉入会使"后台"变成"前台"，迫使自己以令人难堪的形象进行"表演"。因此，她们更加需要私密的空间来完成"后台"准备工作，以在前台有更好的表现。

2. 学生公寓

体面是身体呈现的最低标准，如果低于这个标准，一个人的身体是不宜呈现在他人面前的。即使在自己家里，个体也要维持最低限度的可示人的体面，以防他人突然来访或家人随时回来，陷入尴尬的社会交往情境。而空间越私密，个人对保持体面的要求越低。除卫生间是完全私密的空间外，被访女生认为学生公寓是她们相对私密和方便的空间，要是在经期出现了尴尬的情况，有时候也可以在这里得到解决，而且心态比较放松，有安全感。有受访者表示，"穿了尿不湿一样的东西躺在床上，是最舒服的时候"。

虽然学生公寓不是完全私密的空间，但大多数女生仍觉得这里相对私密，也比较容易放松，不易陷入尴尬的境地。其背后的原因是，这里都是女生，社会互动起来没有性别方面的忌讳。在这个意义上，公寓已经变成女生共同的"后台"。同样是经血外漏，如果有男性在场，女生无疑会觉得极为难堪；而在只有熟识的女生在场的情况下，就没有什么尴尬可言了。就像女生在晚上一起谈性，或者在学校澡堂一起洗澡而不会觉得尴尬一样。

（二）公共空间的身体呈现策略

除了卫生间与学生公寓，学校的教室、餐厅、操场和校外的商场、电影院、书店等是学生去的相对较多的地方，对她们来说也是相对开放的公共空间。一旦进入这些空间，人们就会进入到与不同性别、年龄、职业、熟悉程度的人的社会互动之中，基本上处于一种戈夫曼所谓的"前台"的状态。如何在这些空间呈现合适的身体，进行形象管理，是一个人能否顺利进行社会互动，完成"舞台表演"的重要条件。

由于身体不适与心理波动等特殊原因，经期女生发展出一些不同的策略来呈现自己的身体，包括常态化策略、表演性策略、空间策略等。

1. 常态化策略

女生处于经期在身体上并不是外显的，但需要专门的护理并采取适当的措施，以防经血侧漏渗出裙子或裤子，暴露于公众面前，影响社会互动的顺利进行。常态化策略就是指经期女生在采取防护措施时不显著改变自己的身体呈现方式，以免因外在呈现与平日明显不同而暴露自己行经的事实。

当被问到在经期与非经期有什么不同表现时，所有被访女生都表示不希望将卫生巾与经血等能够暴露女性处于经期的标志性事物暴露于公众视野中。常态化策略就是将它们尽量遮蔽起来，以呈现一种日常状态，保护自己的隐私。比如到商场买卫生巾的时候，一些受访者会选择在周围人少尤其是没有异性的时候去拿，并且注意不让它暴露出来；衣着方面，大多数受访者表示在夏天会避免穿浅色的裤子、裙子或太短的衣裤，冬天会选择穿长外套，以免经血侧漏造成暴露。

会尽量选择一些深色及臀的衣服，比如说一些长的风衣、外套啊，在冬天的时候选择长些的外套，夏天也尽量避免浅色的衣服，不穿短裙。

（雅绿）

经血外漏是"表演失败"最显而易见的标志，因此在"后台"准备过程中，经期女生会格外注意选择合适的服装，以避免这种情况的发生。一旦在公共空间感觉身体有异，女生也会请一起的伙伴帮忙看看有无经血外漏的情况，以缓解自己内心的担忧，并确保呈现出适当的身体状态。

2. 表演性策略

身体呈现策略与主体想要达到的目的有关。如果不想让别人发现自己行经的事实，经期女生会表现得与平日没有太大差别，通过常态化策略隐藏身心的不适。而一些女生为了获得帮助与关爱，有时会让自己的虚弱、疼痛感表现出来，甚至带有表演性地夸大这些感受，以达到自己的目的。表演性策略主要出现在公交车上等场景中。当女生身体疼痛难忍时，为了能够得到一个座位，她们会通过捂小腹、皱眉等身体语言表现出自己的不适，以引起周围人的注意。通常情况下，这种表演能够获得观众的配合，达到预期的目的。

除了公交车等公共空间，表演性策略更多地用于女生与她的男伴或闺蜜之间。

有时候不想干吗的时候，就会对另一半说："我现在'大姨妈'哎"，然后就会表现得虚弱些，楚楚可怜些，他一般都会选择忍让。

（祝苗）

有时女生本身没有痛经或痛经不是很严重，但为了得到男友的爱抚与悉心照料，仍会称自己身体很不舒服或做出疼痛的表情。在这种情况下，男友即便"识破"，仍会配合女友，并与之进行互动，使两人之间的亲密程度进一步增强。

3. 空间策略：选择与调整

经期女生的空间策略主要体现在两个方面：一是对自身活动空间的选择，二是与他人互动时对空间距离的调整。

多数受访女生表示，她们在经期不愿离开校园去比较远的地方，主要原因是校园外与较远的地方属于比较陌生的空间，自己对这些空间的公共设施等状况不是很清楚，一旦出现意外状况不方便处理，容易造成慌乱。另外，陌生的空间也让她们缺乏安全感。因此，经期女生更倾向于在校园内活动，以方便解决突发情况。

> 同样的情况，比如说弄脏衣服，在学校里我不会特别尴尬或特别担心，因为我觉得学校是相对小的一个空间，距离哪儿都比较近，是比较容易解决问题的。就是说我找个人啊，找个朋友帮我一下是比较容易的。但如果在外面遇到这种情况，我会觉得无比尴尬，第一是因为认识的人比较少，第二可能就是距离学校比较远，不容易收拾，不容易及时地解决一些问题。
>
> （闫沛菡）

> 首先就是不方便嘛，就是出门你得带着姨妈巾什么的，还有就是在外面找不到厕所啊，我觉得是一件很不方便的事情。而且万一不注意把裤子弄脏了什么的，在外面也挺尴尬的。
>
> （初夏）

因注意到经期有时会产生异味，部分经期女生在公共空间与他人互动的过程中，会有意识地拉开与他人的距离，以免造成他人的不舒服。

> 第一次意识到异味的问题大概是我初中的时候吧，那时候我姐姐

偷偷跟我说闻到我身上有血腥味，提醒我跟人接触保持一下距离。那时我才发现确实是有血腥味的，以后也都注意这一点，觉得被别人或者陌生人闻到了不太好，所以会介意别人离我太近。

（祝苗）

"大姨妈"期间血量太多的话是有难闻的味道的，我自己都可以闻到，那是一股特别的血腥味，我觉得还是要和别人疏远一点儿好吧。

（林乐瑶）

在社会互动中，空间距离具有十分重要的意义。要是互动主体把握不好这种距离，就会影响互动的效果乃至社会关系。由于异味会暴露女生行经的事实，而且给对方造成嗅觉上的刺激，因此女生会有意拉开自己与他人之间的距离，以避免造成尴尬。

结 语

月经是每个女性都会有的周期性身体体验，是她们生命的有机组成部分，对其日常生活与工作有着重大的影响。然而，就是这样一个基本的生理学与生命事实，人们至今却讳莫如深，仿佛它是一件见不得人的事，让人羞于启齿。不仅一般公众很少公开谈论月经及经期相关话题，连以研究社会文化习俗为己任的人类学、民俗学等相关学科也多把月经禁忌作为一种传统习俗加以考察，而很少讨论它在现实生活中的表现与意义。对月经的禁忌既构成杜尔干意义上的一个"社会事实"，也基本上成为一个学术事实！

2016 年 8 月 14 日，傅园慧在里约奥运会混合泳接力比赛结束后接受采访时说了一句："肚子非常疼，来例假了，特别累。"这句话顿时引起了国内外媒体的轰动，国内网友讨论的"经期为什么可以游泳"、"卫生棉条是什么"、"处女是否使用卫生棉条"等议题均围绕月经实践与女性的身体展开，而外媒则将此次公开谈论月经提高到女权主义的高度，称傅园慧是"打破禁忌的英雄"。可见，对月经的文化禁忌不仅绵延古今，而且跨越中西，具有一定的普遍性。

笔者修改本文的 2019 年底，也是非冠病毒肆虐中国的时期。面对武汉和湖北物资、人员紧缺的状况，全国各地纷纷捐款捐物，紧急驰援。在这个过程中，考虑到抗疫一线的医生一半以上是女性，女性护理人员更是超过 90%，一位叫梁钰 Stacey 的女性博主发博文称："前线那么多女性医护人员，那么长时间穿着防护服抢救病人，不知道她们是怎么解决生理期问题的？因为月经不像尿，忍一下还能行，它可是会随时流出的。"于是，她想到给前线女性医务人员捐献安心裤，也就是一次性裤型卫生巾。当她终于联系上一线人员，问需不需要安心裤时，对方马上表示非常需要，并对她表示感激。

在梁钰 Stacey 将自己的想法付诸实施的同时，她的博文也引起网友的热议，很多人为女博主的热心体贴点赞，但也有人提出了质疑："现在捐什么安心裤，你也不问问人家医生护士需要吗？人家需要的是口罩、防护服好吧。""人命都保不住了，还关心你裤裆的那点儿事。"……"直男们"无知而颟顸的说辞，引起很多女性的不满，她们想不明白："没有'大姨妈'，也不会生孩子。为啥大家得知你生孩子了，高兴得不得了，知道你来月经了，就像躲瘟神似的避开？……他们就是要你以为此刻的自己是脏的，是需要躲躲藏藏的，这件事是无法启齿的。"

在疫情牵动着每个人的神经的严峻形势下，月经又变成了一个公共话题。在梁钰 Stacey 的启发下，各大卫生巾品牌开始行动起来，纷纷主动捐出了库存。而围绕月经的话题也像过山车一样，从风言风语、冷嘲热讽到被理解并被认真对待，逐渐向好的方向发展。"安心裤"在被发明出来数年后，也在这个过程中第一次冲上了微博热搜榜。

2020 年 2 月 17 日，CCTV13 播出的一则新闻再次引发了公众对月经的关注。在上午播出的对武汉市金银潭医院重症监护室一位女护士的采访中，该护士说了一句："我又处于生理期，肚子有点儿痛。"但到下午重播时，这句话就被剪掉了。公众对这种做法议论纷纷。有评论认为，无论是基于月经禁忌，觉得大庭广众下谈生理期不雅，还是认为月经期肚子有点儿痛算不上什么，都是性别歧视的表现。其背后是对女性的忽视，是对人性的无知，也折射出社会上人文关怀的普遍缺失。

在这样的背景下修改并发表本文，其主要意义不在于学理上的讨论或者说理论贡献，而是从女性日常生活出发，呈现月经带给女性的身心体验，以及她们在经期的各种实践与应对。通过这种方式，将被人们长期忽视和有意漠视的月经带回人们的日常生活，也带回学术研究的视野，使人们正视并面对月经禁忌这样一个社会事实，进而改变人们对月经的观念与态度。

参考文献

李金莲、朱和双，2012，《洁净与危险：人类学对月经研究的理论与实践》，《广西民族大学学报》（哲学社会科学版）第 2 期。

刘熙，2011，《中国都市 80 后女性对月经的体验、理解和身体想象》，硕士学位论文，北京：中国人民大学。

戈夫曼，欧文，2017，《公共场所的行为》，何道宽译，北京：北京大学出版社。

——，2008，《日常生活中的自我呈现》，冯钢译，北京：北京大学出版社。

潘毅，2010，《中国女工：新兴打工者主体的形成》，任焰译，北京：九州出版社。

鲍德里亚，让，2014，《消费社会》，刘成富、全志钢译，南京：南京大学出版社。

贝克，乌尔里希、格恩斯海姆，伊丽莎白，2011，《个体化》，李荣山、范譞、张慧强译，北京：北京大学出版社。

波伏娃，西蒙娜，2011，《第二性 I》，郑克鲁译，上海：上海译文出版社。

Kleinman, A., 1980, *Patients and Healers in the Context of Culture : An Exploration of the Borderland between Anthropology, Medicine, and Psychiatry*, Berkeley : University of California Press.

Douglas, M., 1970, *Natural Symbols : Explorations in Cosmology*, New York : Pantheon Books.

Rudge, T. and Holmes, D. (eds), 2010, *Abjectly Boundless : Boundaries, Bodies and Health Work*, Ashgate.

Unger, R., 1979, "Toward a Redefinition of Sex and Gender", in *American Psychologist*, Volume34.

大学生群体的身体意象与健身策略

马 伶

在我国，健身已成为带有普遍性的社会现象，在日常生活中我们即可以看到，在公园的步道、田径场的跑道、社区的空地甚至街道路边，总会有运动健身者的身影。在众多健身群体中，在校大学生的健身现象值得关注。国家国民体质监测中心《2014年全民健身活动状况调查公报》显示，在校学生参与健身活动表现出受教育程度越高、经常健身人数越多的特点，其中有25.6%的研究生能够经常参与健身活动，其他依次为大学生（含大专）有22%，高中生（含中专）有18.1%，初中生有12.8%，小学生及以下有8.5%。此外，在2015年全国健身健美锦标赛上大学生在所有参赛选手中占比将近2/3，近年来由中国健美协会与中国大学生体育协会等组织主办的大学生健身赛事，进一步印证了健身在大学生群体中的普及与流行。

在笔者看来，大学生群体一方面承担繁重学业，另一方面经济尚未独立，生活开销需父母支付，因此不会支出大量时间、金钱、精力到健身房锻炼。但这种判断与上述数据是矛盾的，这不禁引起了笔者的思考：大学生的健身动机是什么？他们追求什么样的身体目标？这种理想身体的标准从何而来？为了将身体打造至理想状态，他们采取了怎样的健身策略？经由健身，他们的身体是否有所变化？他们在健身之后又如何认识自己的身体？等等。带着上述问题，笔者以北京大学生为研究对象，对他们的健身实践进行了专门研究。研究过程主要采用两种方法——深度访谈法和参与观察法。

通过网络平台，笔者招募到27名高校大学生为访谈对象，其中男生18名，女生9名，他们有3个月到6年不等的健身房健身经历。这些大学生分别来自北京大学、北京工业大学、北京航空航天大学、北京科技大学、中央民族大学等11所高校，年级在大一至博三之间，所属专业领域各不相同。在对受访者的个人信息、健身动机与目标、健身实践、身体意象等内容进行了半结构式访谈后，笔者还与部分访谈对象进行了开放式的聊天，聆听他们对健康的态度、动机及实践的自我表述，尤其是与之相关的个人生活史中的一些故事，从而将他们的健身实践放在一个更大的语境（context）中加以认识。

受访者的基本情况如表1所示。

表1 受访者基本情况

姓名	性别	年龄	健身时间	身高（厘米）	体重（斤） 健身前/健身后/目标	年级
阿　发	男	24	4个月	180	184/138/142	研二
贝　贝	女	26	6年	165	128/135/116	研三
亦　飞	男	29	1年1个月	183	144/144/150	博三
尹　颢	男	22	6年	173	160/176/160	大四
道　宁	男	20	1年1个月	178	170/150/145	大二
凯　子	男	23	1个月	165	122/116/116	研一

续表

姓名	性别	年龄	健身时间	身高（厘米）	体重（斤）	年级
					健身前／健身后／目标	
严 弘	男	19	7个月	180	128/140/150	大二
阿 彪	男	21	1年	178	150/140/135	大四
傅 芃	男	20	2年	184	216/184/164	大三
玄 白	男	20	2年	181	190/142/135	大三
凌 勇	男	20	10个月	185	135/128/145	大四
齐 昭	男	19	1年1个月	178	150/150/150	大二
念 彤	女	22	3个月	166	106/102/102	研一
韩亦凡	女	18	4个月	168	180/145/135	大一
戴 辰	男	24	4个月	182	190/150/140	研一
李 翔	男	21	1年1个月	173	106/116/134	大三
彭一念	男	23	4年	173	130/140/140	研三
王 攀	男	20	5个月	186	190/150/150	大三
覃一鸣	男	19	7个月	177	140/132/140	大二
汞 生	男	21	1年半	182	130/160/150	大四
妮 娜	女	23	2年	164	80/100/105	研一
唐 门	男	18	1年	180	130/140/145	大一
潇 潇	女	23	1年	160	108/104/95	研二
张 毓	女	22	8年	174	130/120/110	大四
雅 倩	女	19	1天	158	90/90/90	大一
吴运彤	女	19	4年	160	120/116/106	大一
方 圆	女	20	4年	162	137/132/100	大四

大学生的身体意象与健身行为毕竟不是一种观念性的存在，而是存在于他们的日常行动之中，与他们的身体实践和健身活动密不可分。为此，笔者也以健身者的身份进入受访者所处的健身房空间，对他们在现实情境中的健身实践进行了参与观察，验证受访者的言与行之间的关系，捕捉受访者未曾言说之物，力图达成全面性的研究。

一 聚焦身体：大学生"健身热"的兴起

大学生之所以热衷于健身，缘于对自身身体状况的不满，以及对健康的重视，这预示着在他们心中有某种理想的身体模式。大学生所追求的理想身体究竟是怎样的？评判标准又从何而来呢？究其根本，正是医学权威、大众媒体、国家话语共同界定了理想的身体状态，使身体成为一种应加以重视并予以改变的对象，激起了大学生聚焦进而重塑身体的强烈欲望。

（一）对身体健康的关注日增

过去几十年间，伴随着国民经济的快速发展和消费社会的到来，在温饱问题得到解决后，开始出现越来越多的疾病与健康问题，引起人们对身体的关注。在我国，慢性病已成为城乡居民死亡的主要原因，2016 年心血管病、肿瘤、糖尿病、呼吸系统疾病等四种慢性病所导致的死亡占总死亡人数的 86.6%。慢性病的发病与生活方式、遗传、医疗条件、社会条件等因素相关。其中，体育锻炼过少和日常活动减少被认为是慢性病发生的首要因素（许晓华、赵敬菡，2016）。在四种慢性病中，又以心血管疾病最为严重。《中国心血管病报告 2016》显示，我国心血管疾病患病人数已达2.9 亿人，且患病率处于持续上升态势。心血管疾病在城乡居民疾病死亡构成中占首位，每 5 例死亡中就有 2 例是死于心血管疾病，而超重、肥胖、体力活动不足等与饮食及身体锻炼相关的因素，更是导致的心血管疾病严重的危险因素。

随着医学知识及信息的广泛传播，身体形态与身体锻炼越来越受到人们的关注。而与疾病及健康、健身相关的电视频道及栏目，提供健康资讯的综合性网站等传媒，在普及医学常识、推销医疗保健产品的同时，也助力医学话语，将人们的生活习惯、饮食习俗及身体状况放在医学与健康话语的观照下，使其被医学化（medicalization）。越来越多看似正常的日常行为与身体现象成为医学的对象，被贴上"不健康"的标签，扩大了疾病的外延。而肥胖、失眠、焦虑、脱发等"不健康"的身体状况，又被与放纵、贪吃、懒惰、不成熟、缺乏自律等人性及道德特点相连，使个体对自己的肥胖、脱发等身体状况产生自责与愧疚感。

对健康及身体的关注与医学化并不限于一般公众，也包括大学生群体。2017 年 9 月，网友"宗政轩野"在新浪微博发出的一句感叹："猝死不是当代青年担忧的问题，脱发才是"，瞬间收获众多转发、评论与点赞，拉开了青年群体探讨脱发问题的序幕。一个月后，一篇名为《我在清华掉头发》的清华大学学生脱发现状的校内调查分析报告，再次将传统观念中本属中老年人"专利"的脱发问题引向 90 后大学生。该报告中，"近 60% 的同学感觉自己有不同程度的掉发，近 40% 的同学感觉自己的发际线发生了不同程度的后退"的调查结果，"大家靠地上的头发来找我的踪迹"等学生留言，让越来越多的大学生开始关注掉发现象和自己的发际线，并把作为正常人体新陈代谢现象的头发脱落夸大为"脱发危机"，由此产生了焦虑心理，并纷纷加入护发大军，而"选择洗护产品、早睡早起、锻炼身体"则是针对掉发现象的改善措施。

除了受医学话语及媒体宣传影响外，一些迅速在媒体传播的大学生猝死事件，也使健康及身体状况成为大学生群体关注的焦点。2004 年，西南交通大学一名大四学生因身体长期超负荷运转猝死；2012 年，成都大学学生张 ×× 在参加校园活动时猝死，生前他曾连续鏖战数个昼夜完成作业；2015 年，武昌职业技术学院大一学生小勇在 1000 米测试过程中猝死在跑道终点；2016 年，中国传媒大学 25 岁博士凌晨猝死于教学楼，家属疑因其过劳……医生将频发的大学生猝死事件归结为："这一人群生活作息混乱且不重视体检，继而诱发心脏病变，后经过长期积累，最终导致猝死。"（李蓓，2016）

（二）身体审美的现代化

在早期人类社会，由于生存环境的恶劣与生产力水平的低下，女性的生育与生产能力普遍受到重视，丰腴健硕成为对女性体态的社会要求，进而演变成审美取向。翻阅西方艺术史，便可从《维纳斯的诞生》《三美神》《丽达与天鹅》《在沃纳划的船上》等油画作品中感受到西方社会对于丰乳肥臀、虎背熊腰、大腿粗壮的女性身体的偏好。中国古代同样以胖为美，尽管有"楚王好细腰"的典故、能作"掌上舞"的美人、"娴静时如娇花照水，行动处似弱柳扶风"的诗句，但女性身体审美取向的主流仍是丰满。

1949 年新中国成立后，在"男女都一样，都是社会主义的建设者"的认识指导下，女性在工作、教育等方面享有了与男性平等的权利，对身体的审美要求也开始男性化或去性别化。从以《新生事物春满园，妇女顶起半边天》《为人民服务是无限的》《女支书》等为代表的一系列宣传画中，就会看到短发干练、身体浑圆、英姿飒爽的新女性形象。而《沙家浜》《红色娘子军》《洪湖赤卫队》等样板戏所塑造的女性形象，则在衣着、发型、步态等方面都与男性无异，是去性别化的审美形象。

直至 20 世纪 80 年代，瘦才真正开始取代胖成为国人对女性身体的审美取向，而这正是现代化的结果。第一次世界大战期间，西方青年男子远赴战场，女性走出家庭投身职场，角色的转换带来了审美的变化，崇尚胸部扁平、瘦骨嶙峋的平胸潮流就此兴起。第二次世界大战后，男性从战场回归家庭，女性重新承担起哺育后代的职责，细腰丰乳的沙漏体形被标榜为女性的理想身材。20 世纪 60 年代，全球首位超模 Twiggy 以身高 162 厘米、体重 83 斤的极度削瘦,彻底颠覆了强调丰满的审美标准,苗条与健美成为西方现代女性的身体审美取向,身材也成为女性自我认同的重要组成部分(吉登斯,1998)。伴随着改革开放,西方的女性身体审美文化作为现代性的一部分传入中国,画眉线、染头发、涂口红等身体实践在这一过程中被人们所接纳并受到追捧,其中对瘦的追求最为影响深远。减肥书籍《28天瘦到你尖叫》、《厉害人们的真正减肥法》以及减肥电影《瘦身男女》、《美女的烦恼》等抢占先机,以"薄荷网"为代表的减肥网站以及减肥博客应运而生,共同传播"瘦即是美"的审美理念。

大众媒体在普及与推广"以瘦为美"的审美标准过程中发挥了不可替代的关键性作用。2015 年,一则以"反手摸肚脐"为关键词的帖子声称:如果能反手摸到自己的肚脐,就说明有个好身材;摸不到,则需要赶紧减肥。一时带动起众多网友测试和跟帖。继"反手摸肚脐"后,又出现了"锁骨放硬币"、"i6 腿"等热搜,由此,越来越多的女性身体部位被赋予了审美标准。

除了制造热点,明星也是媒体推广的一大法宝。大多数媒体在呈现明星形象时,越来越不关注其专业水平,而是聚焦于其身体外形,如"水蛇腰"赵丽颖、"大长腿"关晓彤、"身材逆袭"闫妮等。当拥有好身材的明星被媒体精心挑选出来并呈现在人们眼前时,身体的审美趣味便获得了形象的表达。

由于接受新鲜事物能力强且倾向于追赶时尚潮流,大学生群体尤其容易受到主流身体审美的影响。访谈发现,不少受访大学生将纤瘦视为好身材的标准:

> 在家看到爸爸坐着的时候肚子有两坨赘肉出来,就感觉很难看,我真的无法忍受身上有赘肉。
>
> (李翔,男,21 岁,大三,健身 1 年 1 个月)

我想再瘦一些，而且很想有马甲线。

（张毓，女，22岁，大四，健身 8 年）

许多受访大学生表达了对于一些明星身材的欣赏与向往：

彭于晏也是身高 180，虽然颜值没办法跟他比，但身材总还是可以向他看齐的。

（阿发，男，24岁，研二，健身 4 个月）

高中的时候看《美国队长 1》，从那以后克里斯·埃文斯就成了我的偶像，这就是我开始健身的动力呀。

（王攀，男，20岁，大三，健身 5 个月）

值得注意的是，通常女大学生希望自己能够尽可能苗条，但对于男大学生而言，理想的身材是肌肉健壮，这同样是来自西方的审美取向，并且暗含着对性别角色的维护。总而言之，经由大众媒体的传播与渲染，理想身材的轮廓日渐清晰，勇当时代弄潮儿的大学生们自觉拥抱现代身体美学，并以此为标准审视自己的身体。

（三）作为一种资本与社会交往工具的身体

身体在日益受到关注的今天已经成为某种象征符号与资本。当它具有了社会所认可乃至追捧的某些特质，便成为一种资本，并在很多场合为获得社会资本、经济资本与文化资本提供便利。在高度现代化的社会中，身体资本的重要性日益凸显（希林，2010：121-122）。正因如此，一些大学生将健身作为拓宽社会关系网络、获得社会效益的途径。当然，每个人的情况各异，健身的目的也有所不同。

在大学生群体中，无论男女都将健身作为打造理想身材、吸引异性的一种手段：

> 我高三产生的健身念头，当时有个喜欢的女生，但追求失败了。我觉得她之所以拒绝，是因为我又胖又丑，所以就决定健身，让自己的体形变好，这样也可以改变颜值，吸引女性。……健身以来我比以前更自信了，更愿意与他人交往，尤其是和异性，比以前更敢于追求心仪的女孩。高中三年没谈过恋爱，自从健身以来，几个喜欢的女生也都愿意和我交往。
>
> （道宁，男，20 岁，大二，健身 1 年 1 个月）

> 我平常在微信上会跟我的私教打趣，我就跟他说："我能不能找到一个年薪百万的工作，再嫁一个年薪千万的老公，可就靠你了。"
>
> （贝贝，女，26 岁，研三，健身 6 年）

> 健身一是出于爱好，另外也有个小想法，我觉得自己有点儿矮，就想用健身加分，要不然怎么找女朋友呢？你说是吧？好看的人都不用健身。
>
> （凯子，男，23 岁，研一，健身 1 个月）

一些大学生则希望通过健身使自己在社会交往中变得自信：

> 我喜欢宽一点儿的身材，因为我比较高，如果能再练得宽一点儿的话，就比较有安全感。这种安全感不是为了异性啊，只是单纯为了自己的安全感。如果我比较魁梧，就能理直气壮地和别人说话，别人也不敢跟我翻脸，除非他比我壮。
>
> （王攀，男，20 岁，大三，健身 5 个月）

除了对理想身体的向往与追求，部分大学生因为身体外观在年幼时遭到过同龄人的歧视与排斥，希望通过健身来改变这种状况。其中最常见的是肥胖。20 世纪七八十年代，肥胖被认为是一个人经济富有、社会地位高的象征。而在今天，它更多地被认为是一个人缺乏自律与自控能力，或者不时尚、没有审美价值乃至愚笨的表现，从而被赋予了一定的道德及审美的含义，进而被污名化（stigmatization）[①]。

> 在我很胖的时候，因为肚子特别大，都不好意思把腰板直起来。尤其作为一个男生，感觉自己的乳房特别大，去公共澡堂洗澡都会心里很膈应，觉得一身肥肉会遭受别人（异样）的眼光，很自卑。再加上周围同学的嘲笑，无所顾忌地叫我"胖子"，让人很不舒服，致使我觉得那时的生活是一种不正常的状态。也因为胖，从内心就抵抗照相，整个初中基本没有留下全身照……
>
> （阿发，男，24 岁，研二，健身 4 个月）

> 从小到大因为体形比较胖，一直很胆怯。小学的时候，周围同学会笑我，现在想想他们可能是童言无忌，但那个时候挺敏感的，觉得是一种恶意，特别难过。上了中学，基本没有再遇到被开玩笑的情况，大家都还比较友善，但还是感觉始终和别人有差距，很自卑。
>
> （阿彪，男，21 岁，大四，健身 1 年）

基于身体外观的重要性，一些大学生考虑到未来的就业，将健身作为提升自身外在形象、提高自己在毕业求职与未来职场中竞争力的一个手段。

> 毕业以后我不打算做后台工作，我想到前台，跟人磋商事务，这

---

① 有关"污名"的概念与理论阐释，可参见〔美〕戈夫曼（2009）。

就更需要健身，需要维持一个好的形象了。……我觉得健身的人，他的身材就能说明他这个人有能力。身材臃肿只会让人觉得，即便他是个领导，也是个很土的人，所以健身对于未来的工作也很重要。

（亦飞，男，29 岁，博三，健身 1 年 1 个月）

在一个看脸的社会里，做女孩太不容易了，虽然别人都不会把看脸放在嘴上说，但这个原则就是放之四海皆准，像现在我就已经感觉到了。刚入学的时候我想加入几个学生组织，就发现很多时候他们是看形象的。对于这种残酷的事实，我觉得越早接受、越早行动起来越好，所以我还要继续减肥，要变漂亮，这样以后去找工作的时候，起码能让人看着感觉比较舒服。

（韩亦凡，女，18 岁，大一，健身 4 个月）

（四）身体的可塑化

通过建构并传播一整套有关使身体健康与健美的标准，医学权威与大众媒体使人们普遍觉得自己的身体存在缺陷。同时，他们又提供了生物工程、运动科学、合理膳食等各种解决方案，以帮助人们塑造理想的身体，消除对身体的焦虑。身体越来越成为可选择与塑造的客体，"固定的身体"由此变为"可塑的身体"。身体的可塑性使人们看到拥有理想身体的希望，继而踏上了重塑与控制身体之旅。

首先被人们普遍接受的塑身手段是饮食控制。节食，指只吃限定食物或按医生制定的食谱进食。节食起初与宗教实践相关，世界上很多宗教都有关于节食的教规，以节制欲望、净化灵魂、完善自我达成修行目的。后来，节食经由科学研究进入世俗世界，成为人们减重瘦身、保持健康的重要方法。笔者访谈的 27 名大学生几乎都有过节食的尝试。有人为了控制体重增长采取少餐的节食法，通常是不吃晚饭，极端的情况甚至一日只吃一餐；有人为了少摄入脂肪，拒绝吃猪肉、油炸食物；有人为了不让多余的糖分转化为脂肪，会选择无糖饮品并戒酒。

节食毕竟不是长久之计，因为一旦恢复正常饮食，体重很容易发生反弹。一项跟踪调查显示，所有尝试节食者的体重在五年后都回归到节食前的水平，其中至少有 40% 的节食者体重较之前更高（Foster et al., 1996：752–757）。节食不但最终不会减重，还会扰乱人体内分泌系统的平衡，带来其他健康问题。有一位受访的大四男生从高二就开始节食减肥，每天只吃早、午餐，每餐只吃蔬菜和鸡蛋，不吃主食，他的体重很快从 160 斤减至 140 斤，然而他发现自己的肾越来越不舒服，走路腰疼，就放弃了节食，改为健身。

健身是人们为增强体质而从事的体育活动。在国际奥林匹克运动发展的过程中，大众体育活动作为奥林匹克运动的基础被不断强调，为健身运动的兴起创造了有利条件。20 世纪 60 年代后，发达国家的体育事业快速发展，健身在人们日常生活中的重要性越发凸显。

在我国，以北京申报 2008 年奥运会为契机，国家话语推动了健身在全国的风靡。1995 年以后，北京市带头成立了全民健身指导与群众体育宣传队伍，连续开展全民健身宣传活动，加大对包括"鸟巢"主体育场、奥林匹克森林公园、社区体育健身设施等场地在内的全民健身工程建设（宋小荣、邱雪，2004：23–24），使全民健身的理念得以普及和强化。2008 年 8 月 8~24 日的北京奥运会，向全世界展示了中国的综合国力与民族精神，也掀起了国内全民健身的热潮。2009 年 8 月 8 日，我国"全民健身日"设立，推动了全民健身的常态化，把中国从"体育大国"带入"体育强国"之列。此后，大众体育成为政府工作的重点内容之一，国务院相继印发了《全民健身计划（2011~2015 年）》《全民健身计划（2016~2020 年）》，对全民健身事业提出明确目标和实施方案，使全民健身上升为国家战略。

在国家话语、医学权威及大众媒体的合力作用下，身体的医学化、审美化与可塑化一并开拓出前景广阔的健身产业，健身观念已深入人心，公园的步道、田径场的跑道、社区的空地甚至街道路边，到处都是健身锻炼的人们的身影，健身房也在国内遍地开花。凭借齐全的器材设施、多样的团体操课、专业的教练指导、浓厚的健身氛围，专业健身房将自身打造为锻炼身体与减脂塑形的理想场所，受到中产阶级、白领阶层及大学生等群体的追捧。

二 改造身体：大学生的健身实践

健身是一种身体实践，其背后隐含着人们对自身身体现状的不满，而这种不满是相对于一种理想的身体意象（body image）而产生的。在各自的健身实践背后，这些大学生有着怎样的身体意象？他们采取了何种健身策略？又是如何在现实层面予以落实的？

研究发现，大学生们虽然在健身动机、方法及目标等方面各有考量，但在健身过程中都表现出了分割式训练、数字化管理、饮食控制、性别维护等共性与特点。

（一）分割式训练

广义而言，健身包括有氧运动、无氧运动、娱乐游戏、康复锻炼等所有利于身心健康的行为与活动。而在健身房中，人们所理解与践行的是狭义的健身，即凭借有氧或无氧训练以实现减脂、增肌与增强力量等目的的运动。

虽然在体能素质、身体缺陷、健身内容、理想身体等方面各有差异，但健身房的大学生们所遵循的健身策略却有着高度相似性，即采取一种分割式的训练方法。"分割"首先表现为将身体分割为一个个部分，如按部位划分为肩、背、臂、胸、腹、臀、腿等基本肌肉群，按功能划分为屈肌与伸肌，按形状划分为长肌、短肌与阔肌，按肌头数划分为二头肌、三头肌与四头肌……每个健身者在审视完自己的身体并确定了"有缺陷的"身体部位后，会首先对这些部位进行重点训练，如有练上半身肌肉的，有练腹肌的，有练背部的，有练胸肌的，有练腿部或手臂肌肉的。一些健身者则对每个身体部位都进行专门训练：

> 健身房有很多器械嘛，我基本上都会练，比如卧推、高位下拉，还有各种哑铃动作。当然，不同的肌群练法不一样，像练胸，是做卧推和一个器械，那器械叫什么我忘了；练背，就是高位下拉和一个往后拉的动作，好像是叫划船吧；肱二头，是做哑铃弯举；肱三头，就是一种手撑着双杠把身体往上推的动作；腿的话，做深蹲；练肩，是坐着把哑铃从肩膀开始往上举。
>
> （齐昭，男，19 岁，大二，健身 1 年 1 个月）

为合理利用时间，充分刺激局部肌肉的快速增加或脂肪的快速消耗，受访者针对不同身体部位制订了系统化的训练计划：

> 我目前是练臂、肩、胸、腹、腿，每天会有侧重，比如周一主要是上肢，像肱二头、肱三头、肩，周二就会做腿部的力量练习，因为我腹部力量比较差，所以每次去都会练腹肌。
>
> （覃一鸣，男，19 岁，大二，健身 7 个月）

结合体育学与解剖学而形成的运动解剖学为分割式健身法提供了科学话语支撑。运动解剖学以人体解剖学为基础，探究体育运动对身体结构与人体生长发育产生的影响。最初，该学科仅在体育教育领域发挥效力，随着社会公众健身意识的加强与大众媒体的运作，运动解剖学相关知识以通俗易懂的图片、文字及视频的形式进入了公众的视野，传播基于该学科的分割式健身法。笔者的访谈对象即是通过关注"健达人"、"健身老师课"、"健身博主"、"健身先健脑"、"运动健身精选"、"健身大叔"等新浪微博博主，以及"硬刻时代"、"人鱼线 VS 马甲线"、"全球健身指南"等微信公众号，从中学习不同肌肉群对应的健身技巧，用来指导自己的健身实践。

分割式健身法在健身群体中的流行是现代学科发展与大众媒体宣传的结果，其背后含有深刻的认识论基础——笛卡尔的机械论身体观。在笛卡尔看来，人体是由骨骼、神经、筋肉、血管、血液及皮肤等组成的一台机器，是由各种零件组合而成的实体（笛卡尔，1986：88–89）。在这种身体观的启示下，人体运动被视为各肌群与关节运动的简单叠加，从而催生了分割式健身法。

（二）数字化管理

BMI（Body Mass Index，即身体质量指数）是受访大学生提及最多的身体指标。这一指标由比利时统计学家凯特勒（Lambert Adolphe Jacques Quetelet）于 1835 年提出，以身体质量指数（BMI）＝体重（kg）÷身高（m）^{2} 的计算公式，推算个人的身体健康状况。1980 年，美国率先以 BMI 取代身高标准体重法判断超重与肥胖。1990 年，世界卫生组织（WHO）宣布将 BMI 作为评定人体肥胖程度的世界公认指标，后经大范围调查研究，于 1997 年正式公布 BMI 分级标准。考虑到人种的差异，2000 年，国际肥胖专案小组（IOTF）提出了亚洲成年人的 BMI 标准（刘玉玺，2009：152）。2003 年，中国肥胖问题工作组又确定了中国成年人的 BMI 标准（周北凡，2002：431）。几种 BMI 分级标准如表 2 所示。

表 2　几种 BMI 分级标准

BMI	WHO 标准	亚洲标准	中国标准
体重过低	<18.5	<18.5	<18.5
正常值	18.5~24.9	18.5~22.9	18.5~23.9
超重	25.0~29.9	23.0~24.9	24.0~27.9
肥胖	≥ 30.0	≥ 25.0	≥ 28.0

对照官方发布的 BMI 计算公式与分级标准，受访大学生将自己的身状况量化为 BMI 数值，伴随越界警示号角的吹起，打响了"减体重、降BMI"的数字之战。受访者韩亦凡是一名大一女生，身高 168 厘米的她在 4个月前体重达到了 90 公斤，用她的话来说"相当于触底了"，之后她仅用4 个月便减重 35 斤。韩亦凡对自身身体的强烈不满及为重塑身体做出的巨大努力，皆缘于高考体检的测量结果：

> 从小我就挺胖的，但因为家里没体重秤，我一直没有体重的概念……直到高考体检，我站上去一看到显示的数字，180 斤，一下子就傻了……等高考结束，我就觉得不行，算 BMI 的话，24 以上超重，我都已经 30 多了，真的太重了，必须减，暑假就在家附近的一个健身房办卡开始健身。

> 刚进健身房的时候不知道该怎么练，也是因为急于求成，就找了一个能帮助自己快速瘦身的私教……上了一个月私教课只瘦了七八斤，对于我这个大体重，减七八斤效果根本不明显，所以后来就没再继续报私教课，而是加大运动量，成功地在大学开学前瘦了 24 斤。到大学以后，我在学校附近的一家（健身房）办了卡，然后从大一军训到现在（2 个月）又瘦了 11 斤。

> （韩亦凡，女，18 岁，大一，健身 4 个月）

从家到学校，从 180 斤到 145 斤的快速减重，韩亦凡重塑身体的迫切心情显露无遗。而在健身过程中对体重的密切关注，表明 BMI 已被她视为衡量自身身体正常与否的依据：

> 我每天都会称体重，尤其是如果前一天刚去完健身房，第二天早上起来一定会称一下，看看自己有没有轻。如果轻了就超级开心，如果胖了就会反思：是不是吃得太好了？是不是没锻炼到位？……

本来前段时间马上就可以减到 140 斤，但最近因为到冬天了，特别能吃，体重又涨了，所以我现在觉得只要能保持住这个 BMI，虽然还是有 24 多，至少也快接近正常值了，不要再涨体重，我就好开心了。

（韩亦凡，女，18 岁，大一，健身 4 个月）

不仅女性在意体重，男性也在为追求标准的 BMI 而努力减重：

你能想象我之前有多胖吗？ 1 米 82，190 斤！按那个 BMI 我都算肥胖了，啤酒肚也很明显，我就觉得不行，不能让自己一直胖着啊，就开始健身。我给自己制订了一个进度表，每天早上醒来都会测体重，然后记下来，像打卡一样。最后终于在开学前，用三个月成功减掉 40 斤，算是标准了。

（戴辰，男，24 岁，研一，健身 4 个月）

王攀是清华大学大三学生，身高 1 米 86 的他在高中毕业时体重达到了 95 公斤：

我高中毕业的时候体重高达 190 斤，按照 BMI 公式，已经属于胖的身材了，不太符合当今审美。意识到不减不行，就到了健身房。现在体重是 150 斤，维持就可以了。

（王攀，男，20 岁，大三，健身 5 个月）

BMI 作为评价人体是否肥胖的指标，实则有其片面性。运动员或热爱运动的人脂肪含量不一定超出正常范围，但因肌肉发达、体重较高，依照 BMI 测算就会被判定为超重或肥胖；也有人体重正常甚至过轻，但肌肉较少、脂肪较多，BMI 值虽然属于正常范围，但可能属于肥胖型。且在 BMI 大致相同的情况下，男女两性的身体去脂体重与脂肪含量存在显著差异，进一步说明 BMI 缺乏客观性（周君来等，2006：67）。

有鉴于此，出于测量的精确性以及对性别差异的考虑，体脂率（又称体脂百分比）成为健身群体中另一种有影响的身体肥胖与否的评判标准。大学生们开始聚焦于脂肪含量在总体重中的占比，以体脂率替代 BMI 作为衡量身体肥胖与否的指标，在"成年人体脂率正常范围分别是女性20%~25%，男性 15%~18%"的标准界定下，重新认识自己的身体：

> 我有时候会和朋友一起去健身房，不过我们两个的目标不一样。我体脂率不高，只有 13%，不用减脂了，只做力量训练增增肌。但他体脂率高，比较胖，要先跑二三十分钟减脂，然后再和我一起练力量。
>
> （凌勇，男，20 岁，大四，健身 10 个月）

无论是 BMI 还是体脂率，都是评定肥胖的依据，在诊断一些与肥胖相关的疾病及健康问题时，这两个指标都具有应用价值。然而在大学生健身群体中，这两个指标只是被作为衡量体形健美与否的标准，因而他们倾向于把 BMI 或体脂率控制在更低的数值，以期拥有更好的身材，以瘦为美的女性尤其如此。一名女大学生身高 174 厘米，目前 BMI 为 19.8，处于正常偏下范围，但她的理想体重所对应的 BMI 却是 18.1，低于正常值："我现在 120 斤多一点儿吧，也没有很瘦，我希望减到 115 斤，要是 110 斤的话更好。"

大学生对控制体重与体脂率的重视，是通过对相关指标的数字化管理实现的，这彰显了关于身体的知识作为一种权力对大学生身体的规训。福柯指出，话语是权力的栖息地，如果没有与标准体形、理想身材相关知识及话语的生产与传播，权力关系也就无法建立与巩固。而只要有知识／话语的地方，权力就会发挥作用（福柯，1997：228）。作为医学知识／话语的 BMI 与体脂率等身体指标，经由大众媒体的传播进入了大学生的日常生活，影响了他们的身体意象，也推动其健身实践及对身体的数字化管理。

（三）饮食控制

食欲是人的欲望中至关重要的一个。《礼记·礼运》即写道："饮食男女，人之大欲存焉"，意为饮食与男女之情是人最基本的欲望。马斯洛的需求层次理论亦将生理需求作为一切更高级需要的基石。然而，对人而言如此关键的食欲，恰恰成为健身大学生着力控制的对象。

长久以来，西方医学便建议人们应饮食适度，但直至十七八世纪，有关饮食管理特别是带有宗教劝导意味的饮食主题文章才真正进入公众视野。以乔治·彻尼的节食疗法为标志，他所倡导的基于水果、谷物、牛奶与蔬菜的节食处方及配以适当锻炼的治疗法，被人们视为调节消化功能、治愈身体疾病、远离精神失常、避免社会颓靡的基本手段而受到广泛推崇（特纳，2011/2003：456–459）。当下，饮食的功能不单单是消除人们的饥饿感，满足口腹之欲，更在于如何让人们的身体更加健康与美观。如果说健身的目的在于快速消耗肥肉、增长肌肉，那么在健身群体中，节制饮食不仅是一种健康的生活方式，而且肩负着少摄入脂肪及热量的重任。

在健身之前，大多数受访大学生对饮食很少有节制，而是随自己的喜好。随着重塑身体成为生活的重要目标之一，他们彻底改变了饮食习惯，忍痛戒掉曾经喜爱的食物，转而选择利于减脂或增肌的低卡食物。前面谈到的受访者韩亦凡在高考结束后的暑假报私教健身的同时，开始了纠结的节食过程：

> 我一直很能吃，暑假刚开始健身的时候，我不是请了私教嘛，她就督促我，让我控制饮食，慢慢胃口就小了。……当时私教告诉我什么该吃、什么不能吃，让我每次吃饭都要拍照发过去，然后她会说："这个太油了，让你妈妈少放点儿油"，"米饭少吃点儿"……当时刚开始健身，体重变化小，就觉得自己多吃一口都有负罪感。然后她建

议我：早饭的主食吃全麦面包，包子、粽子是绝对不能吃的；午饭要少油、少主食，过了中午就不能再吃水果了，因为里面有糖；晚饭吃粗粮，比如就只吃一个玉米，粥不能喝，因为淀粉含量高，饮料零食这种 GI 值① 高的食物都不建议吃。

我原本有吃零食的习惯。私教让我戒的时候，我心里其实还是想吃的，但只能忍，因为我知道自己的体重已经到了不能再放纵的程度了。而且再一想到为了变瘦，我每天那么大运动量，要是吃多就白累了……也是为了快点瘦，饮食上真的很严格，我去超市买东西都要一个个翻到背后看一下营养成分表，在同类的产品里比较，挑含糖量低的……有了节食的概念以后，后来虽然没有再请私教，也能按她教的坚持下来，像现在上了大学就是，同宿舍要吃火锅、吃零食，我就尽量忍住。

（韩亦凡，女，18 岁，大一，健身 4 个月）

"管住嘴，迈开腿"是当前人们奉行的健康之道，但并不是所有人面对美食时都能够做到节制与自律。对大多人而言，"迈开腿"锻炼相对容易，"管住嘴"却很难。在中央民族大学读大一的吴运彤为了严格节食，和同在健身的室友互相监督；此外，她还要同宿舍的室友监督自己，要是她们买了零食，坚决不要给自己吃：

我虽然爱吃，但还是可以控制住的。我现在就和另外一个也在健身的室友互相监督，她不去健身房，也不请私教，就自己管自己的那种。我看她吃什么，就学着吃，比如早饭她会只吃个玉米饼，中午一碗面条，我就也这么吃，晚上我俩也约着一起不吃饭，只吃水果。然后我还跟室友说，要她们监督我，如果她们买了吃的，无论我怎么央

---

① 指血糖生成指数，是反映食物引起人体血糖升高程度的指标。

求她们分我吃，她们都不能给。虽然当时我可能会有点儿气，但是过后我会很感谢她们的。像昨天就是，有个吃多少都不会胖的女生买了鸡排，她给室友都分着吃了，到我这就说："不行，你不能吃。"其实我是很想吃的，但好在她没有给我吃。

（吴运彤，女，19岁，大一，健身4年）

也有一些受访者通过控制伙食费开销达到节食的目的：

我爸妈每个月给我的生活费是直接微信转账，然后我平常都是用微信零钱充校园卡。之前，我一个星期就能吃掉200块钱，太能吃了。后来，我每个月就只存600块钱到微信零钱当伙食费，这样我10天只能吃200块钱。

（方圆，女，20岁，大四，健身4年）

不仅女生普遍在节食减肥，实际上对于很多对自己身材不满意的男生来说，节食也和健身同等重要。在北大读研二的阿发面对美食常常有内心的挣扎：

以前我是很喜欢喝含糖饮料的，每天打篮球都要带一瓶雪碧。现在除了白开水，我只会喝牛奶和酸奶。其实，现在内心里还是喜欢吃甜食的，比如糖醋鸡，还有浇上酸甜酱汁的鸡肉，我都特别爱吃。每次去健身的路上，都会路过一家护国寺小吃店，那里面卖的好多甜点小吃我都很想吃。每次健身结束路过的时候，我都会挣扎一下："我要不就买一点儿？"想想还是算了。这些小吃含油很大，真的不能碰。还有每次健身出来，晚上七八点嘛，街边很多饭馆，刚健完身本来就特别饿，一路骑车闻到那个味道就特别香，但我还是会忍住。因为我属于易胖体质，一旦不运动，乱吃的话，体重可能变化不明显，但我的体脂绝对会上升，之前好不容易练出来的腹肌就没了。不能瞎折腾自己，不能放纵了。真是控制不住的时候，我就狂吃碳水，比如直接干掉一袋子全麦面包，或者吃鸡胸肉，这种热量都不高，吃饱就不会再想吃别的高热量的东西了。

（阿发，男，24 岁，研二，健身 4 个月）

借助私教指导、同伴与室友监督、自我约束，健身大学生对自己的食欲施以严格的控制，以期达到理想的健身效果。在他们眼里，食物的区别不再是色、香、味的差异，而在于营养成分的构成。他们放弃了对由食物刺激味蕾带来的快感的追求，而开始关注食物的营养。

（四）性别维护

20 世纪 80 年代以来，"以瘦为美"的现代西方审美取向经由广告、影像、电视及瘦身产业等领域的持续宣传与渗透，逐渐进入国人的视野，重构了社会公众对女性身体的认知。作为一种外显特性，"纤瘦"自此超越自然感情、亲和力、被动（方刚，2010：17）等原本被认为与女性紧密关联的内隐属性，被人们视作女性必备的首要气质，并成为衡量女性身体美观与否的标准。为顺应主流审美趣味，契合社会性别规范，越来越多的女性开始通过节食、运动、吃减肥药、做抽脂手术等方法，以求达到瘦身健美的目的。

受这种社会性别观念的影响，很多受访女大学生担心自己的身体脂肪过多变得丰腴、腰部有赘肉，害怕长出肌肉显得壮，影响"女性气质"：

我初中减过肥，当时虽然 130 多斤吧，没有很胖，但因为我高，一米七几，骨架也大，整个人就显得很壮。在那之后就不允许自己再胖了……上大学后自己支配的时间多了，就觉得应该加（健身）强度，想再瘦一些。现在 120 斤多一点儿，我理想是到 115 斤，要是能到

110 斤就更好了。其实也不是一定要减体重，就是想看起来更瘦……最近我游泳比较来劲，因为我腿有点儿粗，游泳能瘦腿。

（张毓，女，22 岁，大四，健身 8 年）

这个是练股四头肌的。股四头肌就是保护膝盖最重要的一块肌肉，练一练对膝盖好，但是练太多的话，大腿前侧就会有肌肉，我觉得不好看，所以就只做一组……我一般主要就是练肚子、臀和腿，不练上肢，手上拿的哑铃重量太大的话，一是（手）抓不住，更主要的是，我又不想把上肢练得太壮。

（贝贝，女，26 岁，研三，健身 6 年）

如果说娇小纤细、以瘦为美是女性气质与审美取向的话，与之相对，强壮有力则属男性气质的范畴。在澳大利亚社会学家雷温·康奈尔（Raewyn Connell）看来，正是男性在生产、权力及情感这三重社会关系中的权威地位及相应的女性从属地位，界定了男女的性别气质，构成了社会性别秩序（方刚，2008：12）。在"支配性男性气质"（hegemonic masculinity）主导下，女性被与柔弱、温顺、优雅、体贴等画上等号，男性也被要求符合相应的形象与气质——身材健壮匀称，肌肉发达有力，性格刚强坚毅。经由影视形象的塑造与专业健美运动、形体审美标准的渗透，理想男子的形象已深入人心。青年男子在意识到自己与"肌肉男"形象的差距后，积极投入到塑造肌肉的健身活动中，重塑身体的实践开始了。

我的理想体形是倒三角的健美体形，像杰瑞米·布恩迪亚[①]那样。目前来看，锁骨还不够宽，要多下功夫练肩。

（道宁，男，20 岁，大二，健身 1 年 1 个月）

---

① 蝉联四届奥林匹亚男子健体比赛冠军。

我觉得好身材应该是肌肉维度大，线条明显，脱衣有肉。未来我打算再增一点儿体重，然后在维持一定体重的基础上进一步雕刻肌肉线条。

（严弘，男，19岁，大二，健身7个月）

健身之后审美变了很多，以前喜欢日韩系的，现在比较喜欢欧美系壮汉……接下来打算保持原来的计划，力量训练增肌，游泳减脂。虽然要减脂也不想把肉掉下去，那样力量就该变小了。

（傅芃，男，20岁，大三，健身2年）

我觉得克里斯·海姆斯·沃斯①、克里斯·埃文斯②、道恩·强森③都太帅了，我比较喜欢那种美式肌肉，所以想跟他们一样。我现在有点儿肉眼可见的肌肉了，不过因为偏向于练习上半身，下半身练得不是很勤，照着他们那样的身材还有距离，暂时练不成他们那样了，就想能稍微再靠近一点儿吧。之后希望肌肉再多点儿，体脂再低点儿，线条再明显点儿。

（齐昭，男，19岁，大二，健身1年1个月）

我每一块肌肉都会涉及，但还是倾向于练胸肌和胳膊，因为这两块至少比腹肌好练。腹肌的话，如果不脱上衣别人也看不出来，胸肌练完就比较显眼了。当然更重要的是，练好胸肌、三角肌，可以让自己看起来比较宽……高中的时候看了《美国队长1》，从那以后克里斯·埃文斯就成了我的偶像。他的身材就是很精壮、块很大，我的目标就是练成他那样，不过路还远着呢。

（王攀，男，20岁，大三，健身5个月）

---

① 美国电影《雷神》的主演。
② 美国电影《美国队长》的主演。
③ 美国电影《速度与激情》的主演。

从访谈可以看出，在校男大学生倾力打造的是以欧美男星为标准的魁梧健壮的"肌肉男"形象。这些形象借助好莱坞电影等跨国媒体在世界范围内传播，在一定程度上重构了中国的男性气质。

在社会急剧变迁、文化日益多元的全球化语境下，当前无论女性还是男性的审美喜好并不是单一的，而是变动的、多元的。以女性审美为例，知名内衣品牌"维多利亚的秘密"（简称"维密"）以主打的"性感美艳"营销策略与"穿出属于你的一道秘密风景"营销口号，直击国内性感经济的空白，吸足了国人的眼球。有人称，维密不仅引领了时尚，还成为女性骄傲与荣耀的载体。维密秀上那些凹凸有致、细腰翘臀的模特给予中国女性以感官冲击，使得部分女性将之视作心仪的理想身材。通过维密秀，曲线已取代纤瘦成为众多女性追求的身材特质。一些受访者希望通过增肌塑形而非减脂的健身方式打造凹凸有致的身材。23岁的妮娜是中国农业大学的研一学生，1米64的她在两年前只有80斤，在电视上看过维密秀后，她为模特的身材所吸引，对自己纤瘦的身材不再满意，自此踏上了健身之旅：

> 我健身之前太瘦了，1米64，体重才80斤，瘦骨嶙峋挺吓人的。因为看维密，就希望自己有一天也可以拥有那么完美的身材，细腰翘臀，背部肌肉匀称，充满力量感却很流畅精致。虽然我也知道她们中很多人是天生的好身材，但是我觉得普通人想要变成她们那样，可以通过健身这条途径达到。所以我会针对臀、腿、背和手臂做力量训练来增肌，饮食上也不顾忌，一日三餐，还会多吃一些。这样下来，体重终于突破了100斤，身边很多人也说我漂亮了很多。未来还要继续增肌，争取体重达到105斤吧。
>
> （妮娜，女，23岁，研一，健身2年）

个别女大学生对肌肉及力量的偏好表明，性别气质并非单一、静态的，它也会随时间发生变化。伴随女性与同性恋群体社会地位的提升，男权统治的合法性减弱，传统的社会性别秩序日益松动，一些女性摆脱传统的束缚呈现出"女强人"或中性的形象。而在韩流等的影响下，一些影视明星也展露出"奶油小生"的特质，趋于"女性化"。两性身体审美取向的界限趋于模糊。

这种模糊化趋势进一步激发了部分男性的性别危机意识。为了不使自己因缺乏显著的男性气质而被归为中性、贴上"娘炮"的标签，他们将希望寄托于健身，试图用肌肉标示自己的"男人"身份：

> 我觉得自己太单薄了，有一次在实验室跟我师妹比握力，我居然比她握力少8公斤，所以决定健身，想让自己变强。
>
> （亦飞，男，29岁，博三，健身1年1个月）

> 想（通过健身）略微弥补一下颜值上的不足吧。我觉得如果颜值不够，在操场上又没有什么运动能力的话，就会从外表上看起来比较弱，让人感觉特别的"娘"。健身在很大程度上可以改变一个人的气质。
>
> （覃一鸣，男，19岁，大二，健身7个月）

一些受访者虽然渴望拥有男人味十足的肌肉，却也在有意识地拿捏着增肌的尺度。为了既符合社会性别规范，又不偏离女性的审美喜好，彭于晏式匀称协调型身材成为部分男大学生的理想，从而使自己与"美式肌肉"的追捧者们区别开来：

> 不喜欢肌肉太多，不好看，而且女生也不喜欢。其实健身的主要原因还是为了好看，肌肉有一些就够了。
>
> （亦飞，男，29岁，博三，健身1年1个月）

> 我觉得彭于晏的身材挺不错的，我比较喜欢那种肌肉感，不想练

成大块头。你们女生喜欢大块头的男生吗？（笔者："嗯，不太喜欢。"）是吧，我感觉女生一般都不太喜欢。

（彭一念，男，23 岁，研三，健身 4 年）

像施瓦辛格、强森，还有金钟国，他们那种身材都有些可怕了，对我来说练成彭于晏那样就可以了。

（覃一鸣，男，19 岁，大二，健身 7 个月）

多元的性别气质印证了不同性别的审美取向并非铁板一块的社会文化规范，更不是固化的人格特质，而是人与其所处的社会环境交互作用的动态结果（Connell，1998）。不同性别理想的身体意象之间有交融，同性别群体的内部也存在分化。大学生们没有完全按照"男强女弱"的二元性别规范重塑自己的身体，作为行动者，他们的主体性在其身体意象与健身实践中得以保留与彰显。

（五）惯习的形成与延续

在布迪厄看来，"惯习"是主体行为的身体基础与认识基础，是"被结构化的结构"（structured structures），是一套持续的、可转换的倾向系统，是主体对其从所属家庭、群体以及阶级中积累的早期社会化经验的综合与内化。惯习每时每刻都作为知觉、态度与行为的母体发挥作用，使行动的主体获得有关什么是可以达到的、什么是不可以的、什么是"我们的"、什么不是"我们的"等具体事项的实践倾向（practical disposition）（斯沃茨，2006：116–125）。

有鉴于惯习指涉主体的习惯性状态，尤其是嗜好、爱好、秉性、倾向等身体状态，因此健身实则也是一种惯习。贝贝是受访女大学生中较为特别的一个，与多数女生不同，她健身并不以减脂瘦身为目的，而是偏好增肌塑形：

　　一般女生都是减脂，像在我们宿舍就是，我们一共 4 个人，其他 3 个都是做有氧运动减脂，就我做无氧运动练力量……第一次见私教的时候，他问我是不是想减脂，我说："不，我要增肌。"他可吃惊了，估计心里想，都这么胖了你还增肌呢？

　　　　　　　　　　　　（贝贝，女，26 岁，研三，健身 6 年）

　　贝贝意识到身高 1 米 65、体重 135 斤的自己在别人眼中是胖的，但她依然坚持增肌为先。之所以做出这样的决定，在一定程度上与她的教育背景有关。贝贝所学的是预防医学专业，多年的专业学习早已让她对人体的代谢机制了然于心，她坚信先增肌更有助于打造好身材：

　　从形体变化来看的话，还是先增肌比较合适，因为做有氧运动的话，是会消耗一些脂肪，但也会让脂肪很快长回来。因为人体是优先储存糖原的，由于有氧运动对糖原消耗得很少，所以当你再吃东西的时候，糖原一下子就填满了，剩下的就全部往脂肪里走了。可是做无氧的话就不一样了，虽然无氧消耗脂肪比较少，但是糖原消耗得多，所以你吃的东西，基本都去储存成糖原了，脂肪就长得少了。

　　　　　　　　　　　　（贝贝，女，26 岁，研三，健身 6 年）

　　所习得的医学知识似乎对贝贝的健身实践产生了影响。不过在笔者看来，专业知识更多的是被她作为增肌策略的科学依据，要是知识果真能够直接转化为行动，为何与她同专业的另外 3 名室友皆做有氧运动呢？追根溯源，早年练习跆拳道的经历才是促使贝贝走进健身房并进行增肌运动的关键因素。

　　跆拳道是一项强调气势、速度与力量的格斗技击运动。因需调动全身上下各个部位，跆拳道对练习者的体能尤其是肌肉力量有较高要求，故而高强度的力量训练是跆拳道的主课，良好的体能也成为跆拳道练习者的基本素质。从初中就开始接触跆拳道的贝贝早已习惯跆拳道的训练模式，对自身体能十分看重。然而，当她为备战高考停止跆拳道练习后，身体也随之发生了变化：

> 小时候练跆拳道，每天运动量非常大，当时吃得可多了，但因为运动量在那儿呢，吃再多都不胖。可自从不练了以后，饭量还跟以前一样，却胖起来了。尤其今年前半年，科研压力比较大，根本没时间运动，肌肉量减了不少，整个人过劳肥到肉都是瘪的。所以后来把课题忙完，我就恢复了运动，在宿舍练些小器械，来恢复我的肌肉量。但是因为室友今年要准备国考，我怕打扰人家，就办卡去健身房了。
>
> （贝贝，女，26岁，研三，健身6年）

在私教的指导与监督下，贝贝在1个小时的私课时间里，完成了10分钟跑步机热身慢走、2组螃蟹走、20个深蹲、20个深蹲跳、20个站姿侧抬腿、30个坐姿腿屈伸、30个腿弯举、10个俯身哑铃提拉、20个交叉腿俯身哑铃提拉、10个拉力带拉腰、40个台阶跳、12组爬楼等训练项目。贝贝之所以能够承受如此高强度的训练，完全得益于她早年学习跆拳道的积累：

> 那会儿练跆拳道，教练特别狠，就是那种我撕你腿就撕你腿了，再疼你也不许叫。然后做教练规定的动作的时候，也会让我们分组比赛，哪个小组输了就得罚做30个俯卧撑。要是做得不标准，就再加30个，直到做标准为止。
>
> （贝贝，女，26岁，研三，健身6年）

练习跆拳道不仅增强了贝贝的体质，也练成了她受用至今的强大意志，使她能够承受乃至享受健身房私教的高强度训练方案。"狠"与"疼"

对她而言是再熟悉不过的感觉，肌肉有力、体能充沛正是她所认为的身体应有的正常状态。

在 27 名受访大学生中，还有 2 名男生到健身房的目的也不是打造完美的身材，而是提升运动能力。来自北京理工大学的大四学生凌勇是为了打篮球：

> 我在我们学校篮球队，教练看我们有几个人力量不够，就建议我们去健身房。我觉得健身对篮球而言是必要的……篮球这项运动对抗性比较大，可我身高 1 米 85，体重只有 135 斤，太瘦了，不增肌的话打不好球。因为力量不够防不住人，对抗差的话也容易被对手撞飞。
>
> （凌勇，男，20 岁，大四，健身 10 个月）

来自清华大学大二的学生覃一鸣则更多地受到家庭环境的影响：

> 我妈爱打羽毛球，我爸是一名高中体育老师。我爱打篮球和我爸有直接关系，大概七八岁的时候，他就经常带着我和我姐一起出去打篮球。他练投篮，我们俩就负责给他捡球，很小就受到了运动方面的启蒙。上了初中，我爸就开始正式教我们运球、投篮、上篮，我们越打越喜欢，现在我们也都进了班里的篮球队。
>
> （覃一鸣，男，19 岁，大二，健身 7 个月）

练习跆拳道的贝贝、校篮球队的凌勇以及成长于运动家庭的覃一鸣，这几名受访者不是受到科学话语、媒体宣传及影视形象等规训，而是受早期经验影响，在成长过程中把自己的身体经验内化为性情倾向，作为图式引导其感知、思维与行动，进而形成了一种运动的惯习。进入健身房的训练反过来强化了这种惯习。大多数受访者表示，刚开始健身时不够规律，也比较艰苦，但一旦习惯养成了，就成为生活中不可分割的一部分乃至身体的本能，到时间不去健身房就会觉得"怪怪的"，浑身难受。

三 重返身体：健身大学生的主体体验

大学生通过分割式训练、数字化管理、饮食控制、性别维护等策略，试图缩小自己的身体状况与理想身体状况之间的差距。经过一段时间的健身之后，他们是否达成心愿？他们的身体意象较健身前发生了怎样的变化？他们又是如何认识此种变化的？

（一）对身体与自我的自信心增强

经过一段时间的健身实践，大学生的身体与心理发生了很大改变。最显著的是，他们感觉自己的身体发生了显著的变化，对自己的身体状态持积极正面的评价，变得自信了。这种自信首先来自身体体质的改善，具体表现为运动能力的提升与身体免疫力的提高。

> 最开始用跑步机，每小时 4 公里的速度，坡度 4，走 30 分钟就会出很多汗；骑单车 45 分钟，5 分钟就已经累得要死，出的汗都能顺着手腕滴到地上。当时体质真的很不好，很难完整做完训练。现在慢慢地心肺功能、运动能力都提升了，已经完全可以坚持下来了。
>
> （韩亦凡，女，18 岁，大一，健身 4 个月）

> 健身之前身体比较虚，去上课爬个三层楼都有点儿喘，平常也经常感冒。现在身体素质提高了，不容易感冒，痛经也好了。
>
> （潇潇，女，23 岁，研二，健身 1 年）

> 我一直有荨麻疹，以前试过好多方法，中医、西医、偏方都试了，但都不管用，经常全身起风团，特别痒……当时为了治病，还去

全国最好的皮肤医院挂专家号，但是医生说这病没法治，只能用西药控制。可我妈妈觉得吃药太伤身……从初三开始，就每天早上喊我起来跑步，跑了一段时间发现真的得到了控制。到北京上大学以后，晨跑停了，（荨麻疹）就又反复了。现在我发现自从系统健身，真得好了很多，以前一周要吃三四次治荨麻疹的药，现在每周只吃一次也没再起过荨麻疹。

（吴运彤，女，19 岁，大一，健身 4 年）

除了身体的免疫力与运动能力增强外，更关键的是，健身后不仅买衣服、穿衣服不用发愁了，而且"穿什么都好看了"，获得了时尚感：

有一句蛮搞笑的话说："当你瘦下来以后，整个淘宝都是你的。"瘦了以后穿什么都好看，以前胖的时候买不到什么合适码数的衣服，就只能一直穿校服。现在身材匀称了很多，各种围数都减小了，可以买好看的衣服穿。以前都不敢穿裙子，现在也可以穿了。

（韩亦凡，女，18 岁，大一，健身 4 个月）

我觉得自己（健身之后）变得更开朗了，更接纳自己了，在社会交往中更积极、更自信了。比如在健身房碰到不会用的器械，我会向巡场教练还有其他健身的人请教，上操课的时候也经常和陌生人配合完成一些动作。去听讲座，问答环节现场鸦雀无声的时候，我就会豁出去举手互动。其实就是之前胖的时候不希望别人关注自己，但现在瘦下来就没这种担心了，看就看，没什么可怕的。

（玄白，男，20 岁，大三，健身 2 年）

在现代社会，身体在日常生活互动中的不可或缺使身体与自我认同相勾连，直接参与到自我认同的原则建构之中（吉登斯，1998：111-115）。

经由身体的重塑，大学生的自我认同也发生了很大的变化，从否定自己转向接纳、肯定自己：

> （我健身）是因为失恋。前女友喜欢硬汉型的男生，和我分手了。我开始怀疑自己、否定自己……后来就毅然决然地决定要健身……现在我更强壮、更自信、更坚韧了，从外在到内心，整个人精气神都变了，腰也比以前直。风格也变了，以前是日韩风、学院风，现在往欧美靠了，毕竟骨架练大了，从"小奶狗"变成"小狼狗"，成了一名硬汉。
>
> （傅苊，男，20岁，大三，健身2年）

一些在健身前身体肥胖的大学生长期心态消极，缺乏自我认同。健身后，他们摆脱了"肥胖"的标签，如同重获新生般自信与快乐，对自我的认同也大大提高了：

> 瘦了以后心态变了很多。以前不敢照镜子、拍照片，现在不仅比以前爱照镜子、爱拍照，还在知乎上写了一篇有关健身历程的文章，里面贴上了我的腹肌照。跟同学一起出去玩水上漂流的时候，衣服弄湿了，也可以尽情地脱。要是以前，肚子上都是赘肉的时候，肯定不会这样做，但现在有腹肌就完全不用怕。
>
> （阿发，男，24岁，研二，健身4个月）

（二）不当的健身与变弱的身体

健身本是一项可以增强体质、美化身型、锻炼意志、提升自信、促进社交的活动，但是如果健身方式不合理、不科学，也会导致身体的不适，严重时甚至引发疾病。关于健身对身体的负面影响，医学、营养学、社会学及人类学等领域已有探讨。学者们多聚焦女性群体，分析片面追求瘦身、过度节食减肥带来的贫血、低血糖、神经性厌食或贪食、月经失调甚至闭经等后果。本研究受访的女大学生没有在健身过程中出现任何不良状况，而男大学生却不乏这种案例。有学生急功近利、运动过量，导致腿部磨损疼痛：

> 看健身的文章说，腿部肌肉是否强健决定一个人肌肉的上限，练腿能促进荷尔蒙分泌，有助于合成肌肉。我就开始疯狂练腿，结果出问题了，练腿加的重量太大，加上拉伸也做得少，把膝盖磨损了，后来一到气候骤变膝盖就疼，走路也疼。我怕老了以后走不动，就开始学养生了，现在训练强度小了很多，腿也不疼了。
>
> （尹颢，男，22岁，大四，健身6年）

也有受访男生因节食过度，面临严重疾病，身体在健身过程中变得孱弱：

> 大一刚开始健身的时候主要是在疯狂减肥，每天只吃一顿饭，然后还差不多天天跑3公里，瘦得很明显，体重掉了50斤。但因为饿得太狠了，身体出现了问题，大二的时候做了手术。现在不敢再节食了，而是配合健身开始健康饮食，体重也稳定了。
>
> （王攀，男，20岁，大三，健身5个月）

高度分工的现代大城市使人们得以摆脱集体依附关系的束缚，获得自由发展的空间，却也因对个性与独立性的强调，人们渐趋与他人相割裂，变成一个个互不相见的、冷漠无情的个体（齐美尔，1991：258–279）。对大学生来说，健身即是一种个性的表达方式，他们通过健身彰显自我，也因健身而减少了聚餐等社交活动，在获得独立的同时也品尝到了孤独：

　　自从健身以来，我基本不跟人出去聚餐。我不主动约人吃饭，别人约我，我也总是不去，慢慢地大家就不约我了。像以前我有几个经常一起喝酒的朋友，现在为了健身我不喝酒了，他们再喊我出去，我总是不去，就跟这帮朋友断了联系。我失去了朋友，但是得到了健身成果，现在我体重减下去了，有腹肌了。

　　其实有时候也挺烦闷，身边的朋友宁愿吃个饭、看个剧，也不会想到利用闲暇时间健健身。我都找不到合适的人可以交流，也不知道把心里的话说给谁听，就只能都贴到微博上。微博没有熟人，同学朋友都不知道我的微博，我就在上面发发每天做的训练、每天吃的东西、每天的心情。毕竟是人嘛，有些东西还是需要找个渠道倾诉的。

（阿发，男，24 岁，研二，健身 4 个月）

（三）反思身体

在意识到自身的身体与理想身体之间的差距并展开健身实践的过程中，一些大学生开始审视理想身材的标准问题，并重新建立自己的理想身体的标准——以健康而不是胖瘦来衡量：

　　大家不都说"好女不过百"吗？所以刚开始健身的时候是希望自己能减到100斤以下。通过这段时间的健身我逐渐明白了一点，其实体重并不是衡量一个人胖瘦的标准，关键要看身体的整体感觉。我现在体重110（斤），如果让我和一个体重只有90斤却不健身的女生站在一起比较的话，我觉得虽然我比她重，但因为我健身，肉比较紧实，会比她看上去更好一些。

（吴运彤，女，19 岁，大一，健身 4 年）

　　我现在觉得，"美"和"丑"的划分依据在于身体是否健康，身材是否适中，整个人的状态是否自然，并不是越瘦越美，美也不是狭义的长得好看。如果一个人过胖或过瘦，浓妆艳抹，体质羸弱，也许没有"丑"得那么严重，但也绝不能被称作是美。一个人只要健康自信，就很美。

（韩亦凡，女，18岁，大一，健身4个月）

不仅如此，一些女性受访者还从女权主义的角度出发，揭示理想身材话语背后的男权统治，进而放弃了健身实践：

（去健身房一段时间后，）我就认真思考了一下，我究竟为什么要减肥？然后我突然意识到，关于胖瘦的这套社会标准其实是占统治地位的人制定的，是男权的。我是个女权主义者，为什么要去迎合这种标准？所以后来我就不想减了，健身房也没再去，本来平时饮食就不控制……然后现在体重130多斤了。反正我现在就觉得，能开心就开心，好吃的那么多，为什么要管嘴？运动那么累，为什么要虐自己？为什么要让自己遭罪呢？

（方圆，女，20岁，大四，健身4年）

对于大学生而言，健身实践既是改造身体外观的途径，也是身体意象得以重塑的过程。尽管他们的健身实践以社会文化界定的标准为导向，但在这一过程中大学生们并不是完全被动的，而是有着自己的主体性，能够重新审视自我以及自我与社会之间的关系，并对既有的话语权力做出反思。"自我认同就是作为行动者的反思解释的连续性……在反思控制的范围内，个体有充分的自我关注，用以维持'活生生'的自我感，而不是像客观世界中的事物那般惰性。"（吉登斯，1998：58-60）简言之，他们并不是无意识的被动体，而是具有主体意识的行动者。

结 语

20 世纪以来，人类社会进入高度现代性时期，人们的个性与独立性得到张扬与自由发展，却也在寻求生活意义的过程中陷入新的不确定性之中，生活失去了意义与方向，仅剩身体这一归属于个人所有的实在可以依赖。随着科学知识与技术的发展，人们拥有了越来越多的身体控制与改造技术，并将之用于实践，依据自身意志改变身体的外观、大小、形体等，身体由此被视为规划与改造的对象，用以确立并表达自我。正是在这样的社会文化语境中，受国家的全民健身话语、医学的健康话语，以及媒体及影视作品的身体审美取向等结构性因素的影响，越来越多的人加入了健身运动的洪流，包括跑马、攀岩、越野、广场舞等在内的运动逐渐成为一种时尚。

在健身房健身的现象受到学界较多的关注。然而，大多数研究从体育学、预防医学以及卫生学等视角切入，将健身视为人们主动锻炼身体以改善身体机能的实践（李相如、展更豪、周林清，2001）。部分学者聚焦于国内的健身产业，着重探讨健身房的发展现状与营销前景（郑玉霞、董毅、窦毅，2008）。少数从人文社会科学角度开展的研究强调消费主义对人们的理想身体与健身行动的改写，并以福柯的权力知识理论与文化分析理论对女性的塑身运动加以解释，强调身体尤其是女性身体在消费主义与父权制下受规训的从属地位（黄华，2005：235；钟洁，2009；罗悦，2015）。实际上，男性同样也承受着身体形象的压力，越来越多的男性到健身房为了健硕的肌肉而努力。王然从男性的饮食、气质和消费文化的视角出发，对男性健身加以细致分析，意图帮助男性健身者走出气质危机的困境（王然，2015）。

本研究以大学生群体为研究对象，以深入的参与观察和访谈为主要方法，对大学生"健身热"的社会文化背景与成因、健身实践、健身的影响及反思进行了定性研究。研究发现，虽然健身动机、方法与目标有所不同，但大学生的健身实践呈现出一些共性：他们会运用切割式训练方法将身体划分为一个个独立的部分，会以量化的指标作为衡量身体的标准，会压抑本能欲望以期达成塑身目标，会依据性别原则维护身体的气质，映射出知识/话语、主流审美及性别规范对其健身实践的深刻作用。然而，大学生并不是完全消极被动的，他们的身体也没有完全沦为结构性力量的作用场所，而是保持着一定的创造性与生成性能力。大学生会根据切身体验适时调整健身方式，会反思自我与社会之间的关系，并对身体的审美标准提出质疑，进而建立自我认同与新的审美标准。

通过对大学生身体意象与健身策略的研究，笔者意识到，大学生"健身热"的背后不仅有对理想身材与健康身体的追求，更映射出该群体的生存境况，比如就业、婚恋及社会交往压力等。一些受访者对健身有利于调整心态的表述，也揭示了大学生群体所面临的学业压力与对生活的迷茫。他们希望借助健身发泄压力、纾解消极情绪、实现自我价值并获得心理慰藉。

参考文献

吉登斯，安东尼，1998，《现代性与自我认同：晚期现代中的自我与社会》，赵旭东、方文译，北京：生活·读书·新知三联书店。

笛卡尔，勒奈，1986，《第一哲学沉思集》，庞景仁译，北京：商务印书馆。

方刚，2008，《康奈尔和她的社会性别理论评述》，《妇女研究论丛》第2期。

——，2010，《男性气质多元化与"拯救男孩"》，《中国青年研究》第11期。

福柯，米歇尔，1997，《权力的眼睛》，严锋译，上海：上海人民出版社。

黄华，2005，《权力，身体与自我——福柯与女性主义文学批评》，北京：北京大学出版社。

李蓓，2016，《大学生熬夜猝死事件今年屡屡发生　专家：作息混乱易诱发心脏病变》,《劳动报》8 月 31 日。

李相如、展更豪、周林清,2001,《我国城市社区实施全民健身工程的现状与对策研究》,《体育科学》第 2 期。

刘玉玺,2009,《BMI 指数应用进展》,《科学大众》第 5 期。

罗悦,2015,《身体重塑:女大学生减肥热的社会学研究——基于女性主义的视角》,硕士学位论文,上海:华东理工大学。

齐美尔,格奥尔格,1991,《桥与门——齐美尔随笔集》,涯鸿、宇声等译,上海:三联书店上海分店。

戈夫曼,欧文,2009,《污名——受损身份管理札记》,宋立宏译,北京:商务印书馆。

斯沃茨,戴维,2006,《文化与权力:布尔迪厄的社会学》,陶东风译,上海:上海译文出版社。

宋小荣、邱雪,2004,《"人文奥运"与北京市全民健身》,《体育文化导刊》第 1 期。

特纳,布莱恩,2011/2003,《饮食话语》,龙冰译,见汪民安、陈永国编《后身体:文化、权力和生命政治学》,长春:吉林人民出版社。

王然,2015,《饮食、健身与男性气质的建构——基于对 C 健身房健身者的研究》,硕士学位论文,天津:天津师范大学。

希林,克里斯,2010,《身体与社会理论》,李康译,北京:北京大学出版社。

许晓华、赵敬菡,2016,《我国现确诊慢性病患者近 3 亿 四大危险因素》,《人民日报》8 月 10 日。

郑玉霞、董毅、窦毅,2008,《我国商业健身俱乐部发展现状及营销策略分析》,《商场现代化》第 4 期。

钟洁,2009,《健身房:一种身体规训机制的分析——以上海的健身房 G 为例》,硕士学位论文,上海:华东师范大学。

周北凡,2002,《我国成人适宜体重指数切点的前瞻性研究》,《中华流行病学杂志》第 6 期。

周君来、黄滨、李爱春,2006,《身高标准体重指标与大学生身体成分的关系》,《体育学刊》第 1 期。

Foster, G. D., Wadden, T. A., Kendall, P. C., Stunkard, A. J., Vogt, R. A., 1996, "Psychological Effects of Weight Loss and Regain : A Prospective Evaluation", *Journal of Consulting and Clinical Psychology*, Volume64, Issue4.

Connell, R. W., 1998, "Masculinities and Globalization", *Men and Masculinities*, Volume1, Issue1, 转引自李荣誉、刘子曦, 2018,《健身与男性气质构建——从 × 市健身房的实践出发》,《妇女研究论丛》第 3 期。

生活图像与身体表述
——对北方传统"坐月子"习俗的文化解读

李婉君

引 言

这篇文章写的很意外，更多的是无奈……

自从学习人类学以来，就想象着自己能够去一个足够"他者"的遥远地方，在剧烈的心灵与文化的撞击中作出一篇地道的民族志作品。它如此新奇又如此神秘，而我作为一个文化见证人与记录者，在落寞无声与繁花似锦中随时穿插切换，提炼真金……每每想到此便激动得坐立不安，要满屋子转悠几圈儿方能缓过劲儿来。

生活总有意外。正在我雄心万丈地计划着每一个步骤、具体的每一个细节的时候，作为女人的我怀孕了。一方面是孕育新生命的喜悦，另一方面却不得不调整整个选题与方向，第一次感觉到束缚理想的仅仅是因为身体，于是去一个遥远的地方也成了一个遥远的梦想。毕业论文终究是要写的，只好另选议题。整个怀孕期间，我想了无数的议题，甚至对照着北京地图一个个地"百度"上面最小的村庄，试图以此嗅到一星半点儿人类学的气息。目的很简单，就是能在家门口找到一个"有故事"的田野，不需要太特殊，能支持我作一篇博士论文就可以了。但终究，我没找到特别合适的题目。

生产前的几个月，我庞大的身躯已经很不灵活，除了固定的散步，大多数时间靠在家看书打发时间。那时候根本没心思看学术书籍，却几乎收集了市面上能买到的所有关于怀孕、生产、"坐月子"及照料新生儿的书籍，涉及我国大陆和台湾地区、日本及欧美各国的产育资料，试图在兼收并蓄的基础上，做好充分的物质与精神准备，以便应对接下来的各个生育环节。在读书备产的过程中，我发现了一件有趣的事，所有书籍在怀孕、生产和照料新生儿三个方面所描述的内容大致相同，唯一让人疑惑的地方就是如何"坐月子"，因为只有这个内容，各方产育权威所持的观点不尽相同，甚至完全相反。有专家建议，"产后一周内禁食麻油、酒、人参，以免影响子宫收缩；产后24小时即要下床活动，下床后开始做产后保健操"（马良坤，2008：84-85）。有的专家则认为，"产后第一周要每天都吃麻油猪肝、麻油鸡酒，以达到恢复子宫、促进新陈代谢的目的。"坐月子"期间，产妇不应离开房间，不起身做任何劳动"（庄淑旂，2006：8-17）。"产后喝红糖水被认为有益血养血、健脾暖胃的功效，因其含铁较高，可促进生血。"（吴凌云，2005：15）日本的产后饮食则建议："以营养平衡为准，建议多食用鸡蛋、肉类、鱼类、豆类及黄绿色的蔬菜和水果，少吃甜食。"（《母子健康手账》，2010：56）诸如此类的冲突观点不胜枚举。一时间，竟看得人疑云丛生。

产下胎儿后，还没有从生产的疲惫和喜悦中过渡的我，一回病房就开始进入到"坐月子"的程序中，那时才深切体会到事情远不是我想象的那么简单。之前所看的各类指导书籍完全被抛诸脑后，那段时间似乎没人顾得上医学专家们在书上都说了什么。这时候我必须也只能听我妈还有月嫂这两位"专家"的话,尽管这两位"专家"有时候意见也不完全统一。

在我生产后不到一天的工夫里,各种"坐月子"的规矩被一一告知:不要随便走动、不要脱袜子、不要见风、不要吃蔬菜、不要多说话、不要生气、不要刷牙、不要洗脸、不要梳头……更多的规矩我会在后面详细列举。总之,这些早就被我有理有据一一反驳过的规矩开始正式实施了,而我的反驳终究不被重视,话语权几近为零。从医院回家的第一天,我想把提前收拾好的孩子的衣物一一找出。在我满屋子走动翻箱子的时候,突然发现周围的人都用一种焦虑又愤怒的眼神在看着我,仿佛我是一个违反公序良俗的偏执狂。月嫂一个劲儿地劝:"你找什么告诉我们就行,你快上床躺着吧。"妈妈则似乎对我的行为有些生气:"你这孩子大人说什么都不听,哪有刚生完孩子就满地溜达的!"后来的每一天几乎都有类似的"冲突",平常被妈妈奉若神明的医学专家已经沦为反动学术权威,而其撰写的如何科学"坐月子"之类的书籍更是一派胡言,万万轻信不得。

在这个"月子"里,自己遭遇到的一切都很难与平日的知识与经验挂钩,仿佛瞬间被带回到另一个时空,吃穿住行处处小心。而这些讲究的依据周围没有一个人能说"明白",大多是主观的经验之谈,但随便为我举的例子都是刻骨铭心、影响终老的大事情,绝不能由着我任性一时而悔恨终身。尽管我一直对这些说不明白且虚张声势的"案例"不以为然,但不管我怎么想,月子还是按照妈妈的意思坐了下去。所有这些让我不断思考着:中国"坐月子"的民间习俗究竟是如何传承的?为什么在西方医学拥有绝对话语权的今天,"坐月子"依然可以兴盛不衰?为什么我自己在月子里把之前设计好的"坐月子"方案全盘丢弃了呢?我放弃了什么立场、妥协的原因是什么?甚至会想,汉族文化的根脉究竟在哪里?华夏文明历经数千年风雨沧桑,为何依然还有如此强劲的生命力?……若是想从"坐月子"这样的琐碎小事去推究华夏文明生命力这样的大话题,难免有想入非非、不自量力之嫌。但从整体观的角度来看,这也未尝不是一次可待验证的文化"手诊"。

1999 年央视春节联欢晚会上，赵本山、宋丹丹和崔永元合演的小品《昨天　今天　明天》中有如下的对白：

> 白云（宋丹丹饰演）："人家倪萍都出本书叫《日子》，我这本书就叫《月子》。"
>
> 黑土（赵本山饰演）："听她吹牛吧，你要写《月子》，那我也写本书，就叫《伺候月子》。"

两句简短的台词引来台下一浪高过一浪的笑声。如果说"日子"能给人以沉静的思索，引发对人生的品悟，那"月子"就成了难登大雅之堂的引人发笑的"包袱"。但就是这个难登大雅之堂的"月子"，却是中国传统习俗中根深蒂固的一项内容。在我的访谈对象中，产妇不论年纪、学历、专业、经济状况如何，都会尽全力在产前为自己安排一个圆满的"月子"。所有这些安排表面上都直指一件事——"月子病"，为了避免"月子病"，整个家庭和产妇本人都会有种种防范与对策，在中医妇产科典籍中提到的种种办法至今仍然被沿用。南宋成书的《妇人大全良方》一书就详细描述了对产后第一个月的护理：

> 若未满月，不宜多语、嬉笑、惊恐、忧惶、哭泣、思虑、恚怒、强气离床行动，久坐或做针线，恣食生冷、黏硬果菜、肥腻鱼肉之物，及不避风寒，脱衣洗浴，或冷水洗濯。当时虽未觉大损，盈月之后即成蓐劳，手脚及腰腿酸重冷痛，骨髓间飕飕如冷风吹，继有名医亦不能疗。（陈自明，2011：221）

可以看出，现代的"坐月子"及禁忌与南宋时期基本一致。产妇在这个特殊时期经历着身体的变化和角色的变化。月子中的遭遇，甚至会成为一辈子被反复谈论的话题。医学的发展改变了学理界对于传统"坐月子"习俗的看法，各种科学产后调养的文章数不胜数，但人们对传统"坐月子"的方式却依然乐此不疲，而随之催生出的商业经济，如月子会所、月子餐、月嫂等，更有推波助澜的作用。调查过程中，我甚至想尽办法也难以找到一个在中国主动不"坐月子"的案例。不"坐月子"的华人几乎全在国外。如果说"过日子"是"家庭生活的过程，是一个人的生命在家常日用中的展开"（吴飞，2009：36），那么"坐月子"似乎更像是一场仪式，是生活在家庭私密领域里的调整和践行。不过，这又让我想到另一个问题：看小品的时候，大家为什么笑呢？大抵是因为"坐月子"同屎、尿、屁一样具有"隐"与"脏"的属性，只要当众说出来就是个十足的笑话。

在当下中国的诸多传统习俗中，大部分面临日渐衰微的境遇，包括表象与内涵的双重消退，而像寒食节、浴佛节这样的节庆已经是名存实亡。而端午节里要喝雄黄酒，重阳节要佩茱萸花、乞巧穿针、曲水流觞更只能在古典文学作品中追忆了。而难登大雅之堂的"坐月子"习俗却呈现出红红火火的态势，不仅势头丝毫不减，而且花样翻新。可以查询到的关于如何"坐月子"的记载最早见于西汉成书的《礼记》中："妻将生子，及月辰，居侧室。夫使人日再问之，作而自问之。妻不敢见，使姆衣服而对。至于生子，夫复使人日再问之。夫齐，则不入侧室之门。子生，男子设弧于门左，女子设帨于门右。……国君世子生，告于君，接以大牢。"疏："以妇人初产，必困病虚羸，当产三日之内必未能以礼相接，应待负子之后。今应在前为之，故知补虚强气宜速故也。"此后，历代的医药文献与风俗文献中，对"坐月子"的具体事宜均有记录。

宋朝以后的中医典籍对产后将养提出了日渐详细的论证与描述，这些中医典籍成为支撑"坐月子"合理化的理论支柱。"坐月子"习俗中有许多与现代医学理论甚至生活常识相悖之处，但这丝毫不能让产妇及整个家庭摒弃这种传统习俗。不能洗澡，不能刷牙，不能吃水果，不能见光、见风……这些在平日里难以想象的规则一旦实施，产妇们往往心甘情愿地接受，伺候月子的人更是对执行这些条条框框乐此不疲。汉人社会自古被礼教文化所浸染，难怪有学者说"礼"性思维的特点之一就是"传统和忌讳要大于是非"（张立升，2008：268）。"坐月子"的场景，似乎印证了这个说法。若仅仅拿出西方医学的价值体系衡量中国习俗，自然是百试不通。

但仅认定分析"坐月子"习俗要从"礼教"与"中医"入手，则在现实中将遭遇另一重难题。笔者进入调查研究后发现，所谓的"中医"和"礼教"在当事人的意识存量中少之又少，能够坚守"坐月子"的原因大多只是女性长辈的口耳相传，以及众多难辨虚实真假的传说故事。更为有趣的是，在所有访谈对象中，无论月子中多么周密安排、悉心休养、严守规范，最后能够无病无症、十分满意地出月子的人却是凤毛麟角，要么有身体上的不适，要么有情绪上的不满，更多的则是二者兼有。这么说来，中国的"坐月子"习俗似乎不完全可靠，不仅对预防产后疾病效果不佳，而且由于家庭人员的变化，往往额外又产生出许多矛盾，月子期间成为家庭矛盾集中爆发的一个特殊时段。访谈对象们似乎都对月子里发生的事记忆深刻，向我倾诉当时什么人说了什么话、做了什么事，自己的身体发生了怎样微妙的变化。更为一致的是一种强烈的情绪表达，无论这种情绪是正是负，你都能清楚地感受到那个月一定是段不同寻常的日子。更值得一提的是，月子里的矛盾与平日的矛盾对日常生活的影响不可同日而语，前者不仅强度大、记忆深，甚至会左右当事人一生的家庭格局。对一些恶性后果，当事人在当时往往意识不到，一旦新的家庭矛盾与格局形成，则很难改变。

在"坐月子"期间产生的婆媳矛盾大多是较难解决的焦点问题，往往在日后还会扩大成母子矛盾与夫妻矛盾，儿媳甚至从此与婆家不相往来的案例也有。"孝道"曾经被认为是中华文化的根本，母慈子孝的美好场景一旦因婆媳关系紧张化而有所改变，自然就演变成"娶了媳妇忘了娘"的批判剧。"孝敬公婆"无论从"社会公德"还是"家庭私德"来看，都是女性不可推卸的义务，这个义务往往绵延几十年。儿媳在人生的关键节点如果没有得到婆家的支援，那么尽义务的心气儿顿时荡然无存。"坐月子"从某种程度来讲，也成了儿媳考验婆家的试金石，也是家庭中各方讲述自己正义与否的关键事件。换成大白话可以这么表述："我在需要你的时候你不尽心尽力，那以后你需要我的时候也就别想指望我了，一报还一报。"

而种种演化出的矛盾使得少子化的家庭关系中，人际关系更加疏远，祖孙情感建立困难。而没有经过"孝于亲，所当执"的耳濡目染，矛盾最终指向的是新一代的亲子关系。

通过现代女性对"坐月子"习俗的理解与处理，或许可以挖掘当下中国家庭伦理纲常的现代性变迁，对家庭重心转变带来的各种正、负效应进行客观的认识分析，并对构建良性互动的文化干预机制提供有益的思考。

一 讲述中的"罗生门"——兼论代际的诉求差异

"罗生门"一词，原出自日本佛教故事集《今昔物语集》。最原始的含义是指设在"罗城"（城的外郭，即外城）的门，即"京城门"。由于古代日本常年战乱，往往尸横遍野，许多无名死尸会被拖到城楼丢弃。年积月久，罗生门在人们心中留下了阴森恐怖、鬼魅聚居的印象，故而产生了"罗生门是通向地狱之门"这一鬼谈幻象之说，该词也因此拥有"生死徘徊"的意味。在1950年黑泽明导演的电影《罗生门》中，剧本采用了芥川龙之介的另一篇小说《竹林中》，由此"罗生门"又有了新的意涵：当事人各执一词，各自按自己的利益和逻辑来表述、证明，同时又都无法拿出第三方的公证有力的证据，结果使得事实真相始终不为人知，一直在"真相"与"假象"间徘徊，最终陷入无休止的争论与反复，从而无法水落石出、真相大白。

类似的情况在我的访谈中也时常遇到。

在几十位访谈对象中，所有当事人似乎对月子里发生的事都记得格外清楚，对谁说了什么话、谁送了什么东西、自己当时有什么样的内心感受，总是能描述得清清楚楚、明明白白。但在这样的讲述中，作为访谈者，却不得不面对一个致命的问题：只有一方的讲述，真实性和完整性难以保证，也就是所讲述内容的可信度问题，而由此为依据的研究似乎也存在类似的隐患。我一再问自己，会不会陷入"罗生门"困境？为了扭转这样的被动局面，我试着从代际框架中还原和解构月子中的情景，从全局视角来理解当事人的情绪和诉求。在这一部分，我选择了周家奶奶、陈淑玲、赵妍三个特别的案例 ① 作为分析样本。

（一）大家妇不如鸡犬

周汝珍老人是访谈对象中岁数最大的一位，87 岁。周家奶奶出身于大户人家，年轻时爱时髦、爱看戏、爱烫头，在娘家一直过着衣食无忧的逍遥生活。21 岁时由家里指派了一桩门当户对的婚姻，但没想到婆婆凶悍，从此以后日子变得异常艰辛。加上一解放，夫家的成分问题立刻将家庭的尊严打入谷底，经济生活也随之拮据起来。周家奶奶生第一个孩子的时候是 1952 年。说起"坐月子"，周家奶奶说的最多的一句话就是："那时候的儿媳妇，哪是人啊，就不用提了。"

> 大家妇不如鸡犬，说得一点儿没错。进了夫家的门，也没人养你，每年年三十，娘家得给婆家送东西，送五子、年画、杂样、糖堆儿、一年的衣着和花粉，连来例假的草纸都得送。婆家什么都不管，就结婚那套东西，说是新三年、旧三年，缝缝补补又三年，九年你就别想添置东西。那时候娘家还是大爷当家，记得他那屋墙上贴着长长的一张纸，上面写着什么时候家里该给这些出嫁了的闺女送什么东西，到了什么日子口都得送什么东西，年节的就不说了，人家谁过生日、谁过寿、办红白事也都不能落下，生怕忘了哪样，孩子在人家受白眼

---

① 三个人物都做了匿名处理。周家奶奶用了老人本姓，非夫家姓，她是陈淑玲的婆婆、赵妍的奶奶。陈淑玲是赵妍的妈妈。

儿。我快生的时候我娘家妹妹就把准备好的鸡蛋、大小尿布、褥子、白米、小米、挂面、红糖、孩子的衣服和斗篷什么的都送了过来，一清点东西，就忘了准备油布，婆婆让我妹妹买去，他二婶说让成渝①买吧。这可是让婆家买了三尺油布，被婆婆骂了好几天。

周家奶奶的月子不仅费用几乎全由娘家承担，甚至还遭到婆婆的克扣。

我那个月子娘家送来了几百个鸡蛋，我最多吃了10个，到第四天吃了几个鸡蛋，婆婆就叫唤开了："你还吃鸡蛋，我还养病呢。别以为那是你娘家送来的，到了庙里就是和尚的。你做不得主了。'坐月子'？庄稼佬不懂得什么叫养孩子，叫下人，一样的结实。"月子头几天就是我娘家妹妹来伺候我，一早来，晚上回去，我婆婆说话那个难听啊："这就是店里的臭虫——吃客。"我妹妹性格跟我不一样，不像我这么窝囊，见了我婆婆就说："我来了，我可不吃您家东西，您想什么吃了，我给您买去，想好吃的才能想得着我吧。"我那婆婆也真是没脸，听了这话还要东西呢。这俩人啊，也算对上了。我拿眼瞪我妹她也不管，反正话也说了，来了就干活，到了饭点，我妹妹就说："我下馆儿去了，活儿回来再干。"月子是30天里都讲究不下床的，可我妹也不能总这么着成天来我们家干活连口饭都不吃吧。十来天的时候说什么我都让她回去，以后别来了，怎么就不能干了？没那事，我自己起床干活，就跟奴隶一样。有一天我大姐来看我，正看我在院儿里做饭呢，当时眼泪儿就下来了。这让我婆婆看见了，大声骂："这一家子的损鸟②啊！要不我这身子怎么就不好了呢？要不是娶了这么个玩意儿，能成这样么？没出息的大人还能养出好孩子来？不就生

---

① 周家奶奶的丈夫。
② 意指没出息的东西。

了个死孩子吗，要是死了我接窗户砍出去。①"你说，这说的是人话吗？我大姐也不敢说话，放下东西就走了。那时候别看是娘家人，什么话都不敢说，知道说了以后更麻烦，早晚还得找回到我头上。大姐嫁的更是大户人家，早晚有两个老妈子伺候着，洗脸都有人把热毛巾给拧好了递手里。那也没用，一天到晚地也是要伺候公公婆婆，就算不用你干活，你也得在旁边站着伺候，总不能点个烟、倒个水的都让下人干吧？那要你干什么用啊？那时候我大姐成天站着，小腿老肿，就是下不去。

月子里什么都吃不上，哪里能有奶？他二婶提议给买了代乳粉。我婆婆成天说她："你是受了高人传授了，从前可没这话。"知道她那是说给我听呢，我就当没听见一样，怎么着也不能让孩子饿着吧。有钱人家讲究礼，穷人家心疼人，就半不拉大的人家没理。我婆婆常说："媳妇就像墙上的泥皮，扒了一层还有一层呢。"那意思就是你死了才好呢，外面有的是人等着进门。那时候啊，自己成天流眼泪，也不敢让人家看见。平时还好，一吃饭就挨骂："坐月子"别吃肉，怕你吃坏了肚子；吃多了，说你肚子里打开里外套间儿了；吃少了，说你挑三拣四了。有一天自己就是想吃面片儿，偷偷下了点儿，让婆婆看见了，骂了我有一个礼拜，想起来就把我叫眼前骂一通。

周家奶奶一提起往事依然是神情怆然，几十年前的场景一幕一幕地描述起来，还是有条不紊、记忆深刻。周家奶奶对自己遭遇的总结是："我这辈子，没结婚时候什么都好，一结了婚就好像咕咚掉到大泥沟里，再也爬不起来了。"似乎这一切的不幸都是由一场不幸福的婚姻、一位刻薄的婆婆造成的。如果再从侧面了解一下周家奶奶的婆婆，你怎么也想不到，这样一个恶毒婆婆有着常人难以想象的遭遇。婆婆 15 岁嫁入周家门，先后生育了 13 个孩子，但由于各种各样的原因夭折，甚至有 2 个儿子长到 20 多岁最后还

---

① 意指从窗户扔出去。"砍"带有轻蔑的意味。

是没了，只留下 2 个孩子——1 个女儿、1 个儿子。小儿子出生 3 个月时丈夫又去世，自己把幸存下来的一双儿女独自养大，中间又遇战乱、财产公有化，女儿嫁给了国民党一个飞行员去了台湾，新中国成立后再无音信。一时间，除了儿子和几间瓦房几乎什么都没有了。不用再追究细节，寥寥几句已经勾勒出这个女人不幸的一生。儿媳成了她唯一可宣泄人生愤懑的人选。

> 老话说：婆婆坐个大圈椅，没理也是有理。那时候见天都不敢说话，不敢抬头，整天的就是埋头干活，日子熬过一天算一天，可没想着能活到今天。我现在对儿媳可不那样，她们想干什么就干什么，我尽自己的能力能帮多少就帮多少。我结婚的时候，婆婆不让挂窗帘，我难受了多少年。婆婆 1957 年没了，我出去就买了个窗帘，那时候还发布票，我有 5 个孩子，哪个不穿衣穿鞋啊，根本不够用，就那样我也使劲省。有一次，合作社里进了大红的窗帘，我一气儿买了俩，留着给 2 个儿子结婚用。儿媳妇生孩子，我给孩子做的全套小衣服、小棉袄，都是缎子面、盘扣的。可不能像过去婆婆那样儿了。

周家奶奶常年遭受婆婆的刁难，除了感叹"有女儿不能嫁寡妇婆婆家"外，深深痛恨寄人篱下的儿媳遭遇。在几十年的岁月里终于熬成了婆婆后，并没有变本加厉地行使婆婆的特权恶对儿媳，而是尽自己所能给后代尽可能多的空间和体贴。至少周家奶奶认为，自己算是个问心无愧的好婆婆。

（二）人是婆家人，亲是娘家亲

陈淑玲，56 岁，生育 1 个孩子，产后的月子是由自己母亲照顾的，这是个被动的选择。

> 在我妈家坐的月子。那时候他们老两口一个小院、两间平房，平时都住东房，我"坐月子"就在西屋。月子里其实心情不错，但有点儿

生自己婆婆和丈夫的气，觉得他们没有照顾自己，没有尽到责任。当时都是在婆婆家"坐月子"，过去讲究不在娘家生，因为你是嫁给人家了，是人家的人了，你"坐月子"不在你自己家坐，你去娘家坐干什么？娘家就是外人、是亲戚家了，过去说在娘家"坐月子"带害呢。我这个人傻咧咧的，过去就完了。但当时周围的人家都对我回来"坐月子"这事议论纷纷的，觉得这婆家真不够意思，太抠门，不出人，也不出钱。我好朋友当时就跟我说，你又不是娘家的人了，他家人真好意思让你回来啊。

婆婆家对我一点儿不管，怀孕的时候问都不问，生了孩子婆婆就拎了一碗片汤，到医院看了看就走了。出了院我就直接去我妈家了，我爸可伤心呢，说我闺女嫁错人了，找这么个人家。其实找对象的时候我爸就不同意找他，说他长了个猪眼，就算成了龙也是尿泥捏的。为啥婆家不管？跟人家也没有血缘关系，死床上也管不着。别说"坐月子"，结婚也没人管，我们结婚的时候就送了一条单人床单、两套被褥，也不知道那条床单给谁送的（冷笑）。当时被子还是破棉花，也不是破棉花，别好像埋汰人家似的，就是棉花套子用网子绷的，哪像我妈给的被子，都是新棉花一层层絮的。看我给姑娘做的被子，用的都是最好的棉花，感情在这儿放着呢。

月子里是我爸我妈一起伺候我，我妈是主力，我爸就管做饭，当时都是在屋子里拉尿，那时候家里也没有厕所，都是我妈给倒的。我回娘家"坐月子"，我二弟可不高兴呢，觉得自己妈给姑娘伺候月子，不给自己媳妇看孩子，是我妈偏心眼儿。他家孩子比我孩子小8个月，伺候我月子的时候，他那儿才怀孕，这也争。我妈可招呼孩子呢，但我爸家长制太厉害，我二弟老跟我爸吵架，事儿多了。当时"文革"大串联，家里穷得饭都吃不上，二弟跟我爸闹腾，说你就不能给我弄点儿钱让我去串联吗？我爸把从牙缝里抠出的钱凑了11块，给他串联去。回来了，饭盒里有俩馒头，我小弟弟看见了要吃，二弟就是不给，被我妈说了一顿："那是你弟弟，给弟弟吃点儿呀！"他才给吃的。

反正就是特自私。后来就因为我妈给我看孩子，算是和弟弟结了仇，好多年都没走动。

"坐月子"的时候家里也没什么人来，大门外面挂了红布条，意思就是不让外人进，怕踩了孩子抽风，踩了产妇没奶。红布条不大，指头宽的红布条挂门头上，人们看见了就不进了，也是种辟邪的意思。家里就我和孩子、我爸、我妈，我妈说啥是啥。那时候什么都不怀疑，什么都是听老人的，不像现在的年轻人，净顶撞老人，有自己的主意。我妈说不能见风，30天我根本就没出屋。在屋里有时候还在耳朵里塞棉花，怕耳朵受风。除了大小便，基本不下地，在炕上坐也是盘腿坐，说这样能收缩骨盆。我妈说啥我就听。我总想，老人总是为你好，不许干这个、不许干那个，总是有益无害，所以一丝一毫的怀疑都没有。我爸特先进，没啥忌讳，除了不能吃炸馒头片、烙饼，大块的肉怕消化不了，其他的都吃。那时候我"坐月子"就够先进了，当时别人"坐月子"都不敢吃硬的，连包子、饺子都不敢吃。我爸就说，肚子里一个疙瘩下来了，还不能吃东西，那不更是脚踩棉花套子了。不管它，咱们吃。每天就是鸡汤、挂面、包子、饺子、米饭什么都吃，我妈让吃啥我就吃啥，端过来我就吃，主要就吃猪肉、鸡肉、白菜、豆腐、金针菇、海带，其他的东西想吃也没有。"文革"刚结束，经济那么差，也没有大棚，正是二三月份，大冬天什么都没有，大白菜还是菜窖里储存下来的。当时也不知道他们怎么走的后门儿弄来的那些东西，那时还是供应制呢。40天回自己家是第一次出门，当时回了家冷冰冰的，连炉子都没生，还是我妈现生的炉子。丈夫也不在家，上班去了，不顾家的人。后来我爸总安慰我说，你是找人呢，不是找他们家过。我也就不生气了。

说实话，在娘家"坐月子"自然是舒坦自在。但从夫居的观念让所有人都认为"坐月子"就是应该婆婆伺候，婆家的不闻不问、娘家弟弟的坚决反对让陈淑玲的月子过得很不体面。加上周围邻居的议论纷纷，父母甚至认为自己的姑娘嫁错人了，在无力扭转的局面下，只能靠主动划清界限来安慰自己女儿："你是找人呢，不是找他们家过"。陈淑玲原本和婆家的关系较为和谐，虽说结婚时对聘礼感觉不合心意，但自己在婆家还是很受重视和礼遇的。而仅仅因为婆婆没有伺候月子，陈淑玲和婆家的关系一下子被拉远了。时至今日，讲述起往事来，陈淑玲依然会把焦点放在结婚、月子这样有特殊意味的时点上。

（三）我的月子我做主

赵妍今年28岁，月子是自己找月嫂伺候的，妈妈也过来帮忙，老公月子里主要负责买东西。人员配置听起来很完美。我问了一句："你婆婆呢？""岁数太大了，身体不方便"。赵妍随口就说出了理由。

问起她和婆家的关系，赵妍先是沉默了一下。

怎么说呢，在我来这个家之前，我就下定决心要好好把这个新家营造好，一定要孝敬公婆，让他们晚年幸福。那时候其实相处得还挺好，心里特别愿意接近他家人，看见他家缺什么东西，心里总是惦记着给买了，爱屋及乌吧。虽然有时候觉得他妈脾气大，动不动就爱急，但都还在能接受的范围内。况且那时候他家人在我面前也挺收敛的，不是那么能吵，我也没太在意。越到后来就发现他妈简直就是不可理喻，天生就是攻击性特别强的那种人，没什么事都能给你整出点儿事来，然后再小事变大事。我从小家庭比较和睦，家里没什么吵架的，我要是和家里人生气了，顶多进自己房间里赌气不说话，哪见过一家人吵架闹翻天的架势啊？后来，可能是对我也无所谓了吧，反正也娶进了门，他家人的毛病就现了出来，整天为鸡毛蒜皮的事大呼小叫的。

其实，我知道他妈压根也没想伺候我月子。要说身体还挺好的，比我妈强多了，我妈有糖尿病，但他妈生了3个儿子，我们又是老三，前面全是儿子，到我们这儿又是秃小子，估计也看烦了，没那心思。

从我心里也不想让他妈来，就他妈那个性格我真受不了。上面两个嫂子和他妈处的都不好，我能理解，要我也是处不好，看媳妇怎么着也不对。那时候，他二嫂刚生了孩子，还喂奶呢，肯定容易饿啊，吃点儿东西他妈都看不上，说人家"喝奶咕咚咕咚的跟小驴儿似的，一口气喝两包，也不懂得让让自己，怎么那么馋呢"。哎哟，听得我这个别扭啊，人家还在哺乳期呢，这都什么年代了，当婆婆还有看不惯儿媳妇吃东西的呢。反正老爱跟我说他大嫂、二嫂的坏话，没一件事说的是自己（不）在理。当时我就想，说什么也不能让她伺候月子，别平时相处的挺好，因为伺候了个月子，最后弄得月子没坐好反倒闹出家庭矛盾来。我就先和婆婆说了："月子我打算用月嫂，您和我妈都不用管，您这岁数大了，身体也不好。"

其实我也不想让我妈来，妈妈只有我一个孩子，还是交给外婆带大的，所以我妈的问题是不会带孩子。其实自己和我妈也有点儿小矛盾，妈妈从小就是比较强势的那种家长，有什么事情都特爱夸张地数落人或是大声喊。自己离开家多年了，小时候还不觉得，长大了就很难再接受。俩人一说话就容易争吵，加上自己认为"坐月子"期间最重要的是心情要好，所以如果是妈妈来的话，十有八九心情是好不到哪里去。我从小就不太爱喝粥，尤其是小米粥，也不喜欢吃甜食，我妈居然跟我说月子有什么难伺候的啊，每天喝点儿小米粥、放点儿红糖就行了。一听这话我就上火，我不爱吃这种东西干什么偏给我吃啊？我提前就声明，到时候我可不吃，我妈说"行"。可随后又补了一句，"到时候你躺床上给你吃什么你也做不了主"。我听了特别生气，心想着这哪是伺候我啊？简直没法说。我说你别来了，我要找月嫂，可我妈天天打电话说非要来，还跟我说："你坐月子我不去，人家怎么看我啊？！"没办法，她要来就来吧。但那天晚上，我自己躺床上一个劲儿地流眼泪，说不清楚为什么，大概是想起小时候不开心的事。那时候我就知道，我的月子好不了。

月子里不仅有月嫂伺候，还有妈妈、丈夫帮忙，按理说应该照顾得无微不至了，但赵妍对自己的月子却不那么满意。

整个月子期间心情说实话都不是很好，情绪挺爱波动的，一点儿小事要是放在现在可能什么事都没有，可当时就直掉眼泪，尤其是和我妈，总是有别扭。我妈其实真没什么干的，活儿基本上都是月嫂干了，我妈就负责给几个大人做做饭，而且大部分时间还都是我老公做的。别的还好，我就烦我妈跟我说这个不好、那个不好，一会儿嫌我老公买的东西不好、抠门，一会儿又说我婆婆家人不来看我、不懂礼。她一说这话我就生气。没事干总挑拨什么呀！有一次，孩子拉了把床单弄脏了，我就叫我老公："孩子拉了，你把床单赶紧洗了吧！"我老公还挺高兴地连声答应："好好好，来了！"我妈坐沙发上说风凉话："现在不假干净了吧，该！"当时就想，她到底来干什么啊，什么忙都不帮，简直就是来气我的。

当时用的是老公一朋友介绍的月嫂，性格很好，也会带孩子，已经干了十来年了。生前2个月的时候还见了一面，觉得月嫂人不错，就定了。其他的事情也是自己安排的多，买各种食品、衣物什么的，包括自己怎么"坐月子"，也查看了不少资料。当时流行台湾月子，都说小S月子坐得最好，我就照着买了许多米酒啊、收腹用的棉纱布之类的。那时候月嫂还便宜呢，一个月5000元的工资，现在想想还是值得的。别看我妈在，没月嫂还真是弄不了。整个"坐月子"期间家里基本上就是月嫂、妈妈、老公，外人来的很少，一个月中探望的人不超过5个。公公没来过，婆婆来了两次，但来了没什么正经话，基本就是说这孩子应该怎么带怎么带的，全是老一套，没一点儿科学依据，总觉得我弄得不好似的。我有点儿不爱听，想着要不您就来帮个忙，要不就好好说话，用不着一来就教训我。孩子从生下来就起了一身的湿疹，大夫千叮咛万嘱咐地说要少穿衣服，热了起得更严重。可婆婆一来就嫌我给孩子穿得少，跟她说了多少遍大夫让少穿，可根本不听你说的，总要让我给孩子多穿点儿、多盖点儿。其实要是真疼孩子，老人说的对不对都应该理解，毕竟是好意，但我婆婆叮嘱我的话就特别令人反感，根本不是关心孩子，就是为了显示自己。说是来看孩子，离的老远看两眼，也不抱孩子，除了觉得我带孩子不行，就是说些张三、李四的闲话，没什么正经。来的时候还带着他二哥家的孩子，每次都是提前打招呼，然后卡着饭点来，吃完喝完抹嘴就走，总共没两三个小时，还要我妈做饭沏茶地伺候着。我除了看着自己的孩子，还要哄着那个大孩子，婆婆是既不帮着做饭，也不热心看孙子，就是在一边说家长里短，包括跟我数落我公公的不是。记得有一次她又来了，还是穿衣服的事，看着孩子自己也不动手，用命令的口气跟我说："把这件厚衣服给穿上。"我一听就气往上涌。没等我说话，婆婆语气更不客气了："赶紧给穿上啊！"我扭身就走了。估计那次她也看出我不高兴了，也就没再坚持。反正他们来一次我都是身体、精神双重疲惫。自己也没觉得有什么，就是妈妈有怨言，觉得婆婆实在不懂礼数，空手来不说，正经话也不会说。事情也确实是这样，可我妈一说，我就更头痛了。

坏脾气、不讲理、不操持家似乎和一个好婆婆的标准相去甚远，而对于一个争吵不休的家庭，赵妍能想到的是避而远之，这把她一心想要营建新家庭的热情冲击得荡然无存。但无论赵妍的心理活动如何，在正式"坐月子"前，赵妍想要营建的新家庭里不仅有自己的爱人，还包括丈夫的父母，和婆婆的关系还处在一种比较稳定和良性的互动中，甚至能互相讨论两位嫂子的长短。赵妍先前以岁数大、身体不好为借口规避了婆媳间可能出现的矛盾，也是出于保持家庭关系稳定的考虑。

开始还说自己家庭和睦的赵妍，提到自己和母亲的关系时却说两人总是争吵，甚至听到妈妈要来伺候月子的消息，会一个劲儿地流泪。母女间的隔阂不言而喻。而最重要一点是，母亲不来的话别人怎么看她的母亲。而这一点也成了说服赵妍的关键理由。让妈妈来是赵妍相当违心的一个决定。母亲的到来不仅没有让赵妍感觉舒服，反而使她不停地和母亲生气。在这个月子里，赵妍的妈妈重新回到了女儿的身边，立刻进入到一种对女儿的争夺和占有的状态中，只不过这种争夺的方式过于简单。一是对女儿重新进行身体上的控制，二是试图拉远赵妍和婆家的关系，拉近自己和女儿的关系，她采取的措施是说所有婆家人的不好。赵妍心底里对婆家尽管有不满，一些价值观上也不那么认同，但还在可以接受的范围内，尤其是和丈夫的感情很好。妈妈的恶语相向不但没有拉近和女儿的距离，反而触及了女儿家庭利益的底线，使得母女关系更加疏远。

周家奶奶、陈淑玲、赵妍三个不同年代的人物讲述了自己"坐月子"的经历，每个人都是在讲述回忆中的自己和他人。单独看月子或许有一种理解，但一放到家庭历史的框架中面目就全然不同了。在实际生活中，周家奶奶是陈淑玲的婆婆，陈淑玲是赵妍的妈妈，每个人都是对方故事中的主角。但在她们的讲述中，似乎怎么也看不出有重叠的情节或是内在的关联，让人产生近似"罗生门"的迷惑。之所以要把三代人的感受和经历放在一起，就是想在家庭历史的框架中展示"坐月子"习俗的真实面貌和它的生长空间。

在传统汉人社会中，团体的约束力极强，对个人角色和地位规范极其严格，着重于对社会界限的控制、个人角色的本分以及对社会秩序的建构（Douglas，1973：104）。平日生活里的矛盾大多被稀释在平淡无奇的日子中，而在人生关键转折时期的行为则常被用来评判当事人正义与否。而这个时期也是集聚自身家庭政治资本的关键时期。每个人在此期间努力建构属于自己的正义，从而调整未来家庭的秩序，维护稳定。日常生活中积累的情感和意愿早已存在，但具体的表现和实施还需要寻找时机，具有丰富仪式内涵的"坐月子"就是其中之一。

三代人的经历不一定是她们所处时代最典型的代表，但从多个角度进入的话，却也能从她们身上理解同时代妇女的遭遇和观念。周家奶奶形容自己的婚姻如同掉进一个再也爬不起来的泥坑，月子里遭受的不公正甚至不人道的待遇不过是她在这个家庭里所有不幸的浓缩版。周家奶奶年轻时的儿媳生活令人同情，在讲述自己对儿媳陈淑玲的态度和付出时相当坦荡。况且，儿媳生产时家里的情况并不乐观，小小的两间平房里住着五口人，老伴儿正在病中，最小的女儿还在上学，也确实没有空间和能力再去照顾儿媳的月子。

陈淑玲的诉求是责任和重视，婆家人对自己的不闻不问不仅是不负责任，更是心理上不重视自己的外化表现。在自己和娘家人的失落中，她只能将丈夫划分到己方阵营，而婆家人成了无可奈何的附带品。陈淑玲全然不提周家奶奶的付出，一句"什么都不管"就下了完整的定义。她对自己的女儿的感情又表现得那么真挚与热烈，而这一切在赵妍看来，只能感到被控制的压抑。年轻的赵妍根本不希望婆婆或妈妈插手自己的月子，甚至在妈妈要来伺候月子的时候一个劲儿地流眼泪。在她心里，婆婆和妈妈的问题在于总是要打破她建立好的家庭平衡状态，所发起的争吵和中伤一旦造成自己生活的混乱，在自己没有精力和能力平息这一切的时候，她宁愿选择远离。

试着解读上述三个案例，可以发现"坐月子"习俗在不同代际的表达和内涵存在巨大的差异，但提炼出的核心却又如此相似。

首先，当事人试图通过对自己月子情节和背景的讲述，表达出更深一层的意思，通过对家庭其他人员的赞扬和不满，建构自己在家庭政治中的正义地位。

其次，不同时代的女性，对于家庭中自己的遭遇，情绪的表达方式完全不一样。从周家奶奶的一味忍受，到陈淑玲的满腹怨言，再到赵妍自己安排一切，试图远离纷争的行为表达，体现了不同年代的女性在家庭生活关系中自身存在方式的转变。但需要注意的问题是，尽管女性对生活的自主能力越来越强，但不满情绪却仍然依靠简单的"我对你错"的模式来表达。

最后，在对自身的描述与代际的理解之间，错位严重。原以为对方会心领神会的一切，往往裹挟着满腔幽怨或愤愤不平。怎样才是合理且得体的行为？在"礼"观念混乱的背景中，彼此的理解也处于混乱中。

代际存在如鸿沟般的隔阂。口述中难以比对的事实，更展现出中国家庭关系的复杂性。但深究这种复杂性的根源，不外乎两点。一是因为家庭内部缺少统一的价值与行为标准。在各行其是、各取所需的独立状态中，彼此间的不满或直接或悄然地出现了。代际断裂严重。每个人都渴望有一种秩序，要么是礼，要么是情，"礼"性思维一旦失去了存在的场景，秩序将被打乱，个人行为的失范则难以避免。二是因为在家庭情景中，各种细节片段冗杂，每个人都能"断章取义"出自己想要的论据，但无论怎样取舍剪裁，主诉的论点都不会轻易改变。再加上传统文化中对"面子"、"讳言""和为贵"的推崇，加大了家庭成员间彼此沟通的难度，我们似乎也更能理解为何"家家都有本难念的经"。

二 "月子病"的归因路径

女性对于自己"月子病"的讲述明显区别于谈及身体的其他病症，所述所讲不仅仅是身体的病情，更多是从一个个事件片段开始，仿佛不铺垫好场景、人物、情节经过就无法进入对"月子病"的正式描述。尤其是"月子病"相对严重的女性，其讲述更是饱含了浓烈的情感及对自身命运的深深感叹。"月子病"的隐喻与其他疾病的隐喻明显不同，指向的是与自己有亲密关系的家庭成员。对于倾听者来说，其关注的重心也不是放在讲述人的病情上，而是那些病痛背后的情感故事与家庭纠葛。通常来说，当一个女人说自己有严重的"月子病"时，你几乎只凭这一句就可以判断她的月子里一定发生了许多不平静的家庭事件。我们从这些说不清、道不明的"月子病"中，几经分析整理，最后得出的结论内核几乎只剩下爱与恨的表述。至于月子后的病痛，似乎成了聊天的副产品，大家都知道有这回事也就罢了。

（一）恨与病

程菲身份比较特殊，用现在流行的说法是"小三"。孩子的父亲比她大 20 岁，并没有离婚，在老家另有妻儿。虽然程菲现在的物质生活十分富裕，但有了这个根本矛盾，两个人偶尔相聚的生活也陷入无尽的烦恼中。围绕程菲与孩子的名分问题，在生活的无数细节中都有爆发大战的可能。我每次见到程菲，都能强烈地感受到她的倾诉欲望。在和程菲的沟通过程中，明显存在一个节点，在节点之前，程菲将自己隐蔽得很好。起初的几次接触我并没有发觉她与"丈夫"有什么特殊关系，只不过是年纪悬殊了些，我的头脑中一直默认两人是二婚。但因涉及较为隐秘的私人生活，我并没有通过当面提问的方式来直接印证。但在一次访谈时，程菲在说起男方对自己如何不好的时候加了一句："要不是看着我给他生了这么争气的一个儿子，他估计都不认识我了，家里那个老婆生的傻儿子他看都不想看。"说了这句话后，程菲似乎也意识到自己说漏了嘴，略略沉默了一会儿，随即对我说："这个事没人知道，不然我在这栋楼里都没法住了。"但之后她对我的所有防备与戒心也一下子都放下了。在后来对她的访谈中，几乎不需要特意问什么，她都竹筒倒豆子一样毫无保留地将两人间发生的事情主动告诉我。大多数时候程菲进入到一种自我宣泄的状态，有时候甚至不关心我在问什么、为什么要问，似乎只要能说出来就是一种满足。

据程菲的描述，自己的身体在生产过后就一直处于莫名的病痛纠缠中，"月子病"十分严重，几乎可以列入我访谈对象中情况最糟糕的行列。程菲在一家外资医院进行了水下分娩，医疗条件较为周全，仅分娩费用就大约为 5 万元人民币，几乎是正常分娩费用的 10 倍。因为尴尬的身份，两边的父母都不可能来照顾月子，虽然请了一位尽职尽责的"金牌"月嫂照顾了 3 个月，但据程菲自己的描述，"月子过后整个人浑身都疼，精神和身体都不行了"。

月子里心情极端不好，物质上是很满足，但精神快崩溃了，我能撑到现在真是很不错，任何事都没人帮我。生之前我都大肚子7个月了，在小区门口还和他打了起来，连过路的人都说他，和这么个大肚子又这么年轻的女人打，这是干什么呢？月子里他偶尔来也是吵架、打架，月嫂在我家都跟我说："你要是能凑合就凑合过，实在不行快算了。"我看电视、打电话，他也发火，拿起什么就扔过来，当时连月嫂都拉不住。月子根本没人伺候，我妈来不了，他家人别指望，你想让他家人伺候根本不可能。我老公说："要是不行，就让我大姐来吧。"我觉得我每天都看你脸色了，你大姐来了再给我脸色我还得跟她生气，最好别来。月嫂人家专业，见过的产妇也多，有时候也得考虑一下现实。我俩什么都不一样，连电视都看不到一起去。我家有两个电视，他看他的，我看我的。有时候孩子睡觉我说小点儿声，根本就不听。他喜欢孩子也是新鲜那一阵子，过了新鲜感什么都是无所谓，对我不就是这样吗？我从前还对他有幻想，但那次孩子生病后我就彻底死了心。孩子发烧4天，我给人家打电话，你猜他说啥？"你可真会挑时间，我正给人家当总理①呢。"然后就挂了我电话。我再打就是关机。一个月了，人家也不回家，也没个电话。你忙你不能天天打电话，那一个月都不打？我一个人带着孩子，缺啥少啥的什么都不管，你哪怕让司机上来问问呢？从来没有。我就是想和他掰清楚，把感情的事情做个断。前几天给他发了一个短信，我说这是我最后一次用这个号给你发信息。我说："你无论在哪里干什么，保重好身体，不见。"我已经死了心，最后一次和他说清楚。我俩也不联系，难道还让我去问问他好不好？和别的女人怎么样？我们根本过不到一起，我天天都不知道他在干啥，无论是我怀孕还是生孩子，根本就不管。一个男的要是外面有了人，你怎么样都觉得你烦。我努力过，改变过，

---

① 结婚时帮忙张罗各项事宜的人。

但现在还是这样，真的没有用。现在我除了一身病，什么都没了。风疹，只要一见风，我身上就一片一片地全是红印。现在关节也疼，腰、背、颈椎都疼，尤其是眼睛疼，疼起来像针扎一样。我找中医看了，没用，吃了几服药，皮肤倒是变得好了，但就是"月子病"一点儿没好。

当然，在访谈中也曾经问过她到底是哪方面没有注意而让自己得了"月子病"，她也只能模糊地回答："可能是刚生产完没有及时盖被子吧，尤其是从产房往病房推的时候，身上就盖了一条被单，感觉走廊里的风刮到自己身上挺冷的。"

虽然程菲和孩子的父亲后来并没有完全了断，但打打闹闹的局面却丝毫没有改观。对于孩子父亲没有离婚的事情程菲和我明白地说过，但在称呼上仍称孩子父亲为"老公"，周围的人只知道两口子感情不好总是打架，两人真实的关系很少有人知道。家里除了年幼的孩子和一个保姆，程菲的生活里几乎再没有其他人了。一个偶尔才出现的情人也给予不了自己丝毫安慰，反而总是带来无尽的吵闹。程菲的感情归属与未来生活都处于未知状态中，出于道德观念的压力，程菲既得不到亲人的支持，也不能轻易向外人吐露真心。这种无奈的生活像一块重石沉沉地压在程菲的心上。唯一可以正大光明地向人倾诉的就是"老公"对自己的种种漠视与不负责任，这种倾诉却又往往是避重就轻，说到激昂处也要小心绕开复杂的男女关系。这一切投射到身体上，就幻化成各种各样难以查明、难以治疗的"月子病"。

程菲的身体状况从旁观者的角度来看，其实十分健康，肤色白皙红润，产后身材恢复得也很好，看不出生育过的痕迹。生活条件相对优越，吃穿用度自然不用发愁，各种名牌占据着房间的大部分空间。产后雇的一个顶级月嫂在家中陪了3个月，之后家里也一直有保姆打理家务、带孩子。她大多数的时间安排是去美容院做身体，带着孩子去早教中心。在这样一种生活条件下，她几乎没有可能得上传统意义上的"月子病"。对"月子病"

的过度描述，其意图似乎只是在发泄对孩子父亲的不满、对生活现状的不满。程菲有这样一句话，听了让人觉得头皮发麻："我现在走在路上总担心自己被车撞死，那样孩子就更可怜了。"

（二）爱与痛

许萍，已经47岁了，虽然身材有些臃肿，但眉宇间看得出昔日的秀丽。20多年前与老公离异，至今单身，有一个女儿，已经21岁。当年离婚的原因听起来有点儿不可思议，就是因为当年想让自己的丈夫开出租，而婆婆坚决反对，甚至因此就认定许萍居心不良。许萍现在是一名女出租车司机，不为别的，就是想知道开出租车到底有多危险，也想着有一天能在路上碰到小范①，哪怕就是远远地看他一眼呢。

我年轻的时候特别活跃，喜欢唱歌跳舞，爱说爱笑的，和好多人都是朋友，也没正经谈过恋爱。当年我结婚的时候才23岁，那时候也不算早的了，但我其实还不想结的呢，还想多玩几年。但没办法，我妹妹要结婚了，老家儿就催我，认为老大不结婚，妹妹也不能结。我妹当时已经有了，也没法等啊，家里着急，我也着急，就赶紧让人介绍了对象。当时见了小范，觉得那人还行就那么先处着，没俩月我们就结婚了。刚结婚那阵子，我们一家人相处得挺和睦的，我俩感情不错，和他爸妈也挺好，都住在一个院子里面，分开住，但是在一起吃饭。后来就发现家里有点儿不对劲，主要是他妈，我这个人比较大大咧咧，他妈发怒好几次之后才有点儿明白是怎么回事。我们当时在一起吃饭，吃饭的时候我只要跟他们爷俩聊得特别开心，他妈就发怒。我们这儿正高兴呢，他妈一摔碗，扔了筷子就走。头一两次我也没介意，后来发现这是怪我和他们爷俩聊天呢，冷淡了她，所以不

---

① 许萍的前夫。

高兴。结婚头一年，我公公对我也挺好的。有一次去杭州，给我带了好几块丝绸，进了院子直接到我们屋里，把料子就放我这儿了。当时我还特有心，问他爸："您给妈带东西了吗？"老头一怔："没带啊。"我赶紧从几块料子中挑了一块花色比较素净的塞到他爸兜子里，说："您就说这块是给妈的，不然妈该不高兴了。"老头赶紧回去给他妈这料子。最后他妈还是不高兴，还说这么小一块布够干什么的，什么都做不了的那个意思，反正不满意给我带的东西多。

大概我的到来让婆婆在家里的地位有所动摇，觉得儿子、老头儿都跟我不错，冷落她了，所以就对我特别不满意。说实话，我年轻的时候真挺能干的，洗衣服、做饭都干净利落，他们爷俩在的话，都给他们把酒倒好了、筷子摆好了才叫他们吃饭。婆婆就成天甩片汤话："衣服脏了？她不是洗得干净吗，让她洗呗。她做饭好吃，那饭就都让她做不就得了。"她还总是挑拨我和我老公的关系，就说我太花哨，在外面和别人接触太多，我老公降服不了我。要是我出去玩让她知道了，她甚至直接就让我老公打我。其实我从心里还是觉得她挺不容易的，过去日子也挺苦的，把孩子拉扯大，孝敬父母是应该的，我尽量做得好点儿。我当时还年轻，不想要孩子，婆婆也是整天地骂骂咧咧，说什么光抱窝不下蛋之类的话。当时我听了多别扭啊，但也没回嘴。说实话，你说我别的也就算了，唯独说我这个可不合适。我婆婆是解放时期的"改良舞女"。你知道什么是"改良舞女"吧？也不知道是怎么跟的我公公，自己没孩子，我老公也是她抱养的。你自己就没生孩子，还成天骂我不生孩子这事？我也不理她，更别说回嘴了，要是说什么点了她的痛处，那日子更别过了。后来我怀上了，其实日子一点儿没消停，反而更乱乎了。我这人比较活跃，不愿意在生活上死等。其实我进了这个家门，真没有说在生活上特别困难的。我自己在工美厂工作，做景泰蓝掐丝，当时我掐的好着呢，什么牡丹啊、鸟啊都弄得不错，挣的钱也不少，一直比我老公多。当时我老公在北京无线电厂工作，那时候就能明显感觉到厂子不行了，大家都知道那厂子早晚要倒闭的，总不能等着厂子倒闭了再想辙啊。平时也就算了，我这一有了孩子，心里就有点儿不踏实，大人好说，总不能让孩子也跟着过紧巴巴的日子。那时我就劝我老公学开车去，到时候凑点儿钱买个面包，八几年开出租挺赚钱的。就这么个事，我婆婆有空就骂我，说我没安好心，说开出租怎么怎么危险，就是反对这事。后来我还是劝我老公去开，都是人，马路上这么多人开出租都没事，就他儿子开车有危险？自己哪里跟别人不一样？我从我妈这边借了 3 万块钱，自己又找朋友凑了点儿，买了个小面，我老公有空就到北京站趴活去。当时收入一下子就上来了，有时候一个月能挣 1000 多块。我们挣的多了，自然给他妈的钱也不少，就这还是不行，三天两头地挑唆着我俩吵架、打架，一点儿不管我当时还怀着孕呢。"坐月子"就更别说了，说是婆婆伺候的我，我也没指望她什么，也就不存在好不好的，她就是早上来给我熬个粥、煮个鸡蛋，中午来做个饭。月子里有挺多讲究的，什么不能着凉水啊、不能洗澡啊，那都是有人伺候才行。我那时基本就是一个人带孩子，还经常用凉水洗尿布，婆婆是不会给你洗的，只能自己来。小范平时出去拉活我也心疼他，不用他洗，自己也没太当回事，当时也是觉得自己年轻身体不可能出问题。后来我这手指关节就疼得伸不直了，又用力又着凉的就是不行。还有个不舒服的地方是左边胳膊肘。孩子生出来就放在我身边，孩子刚刚出生的那个月特别爱睡觉，想和她玩也没机会，我就总是想盯着她看，看她的小鼻子、小嘴、小手，看她的睫毛一点点儿地长出来，每天都有变化。我家芳芳从小特别白，长得可漂亮呢！我就侧躺在床上，用胳膊肘支着床、托着腮那么看她。可能是支的时间长了，这个地方就总是疼，到现在都没全好。尤其是一变天的时候，这么多年了，还是不得劲儿。

月子里我们大吵过一架，因为孩子的事儿。生孩子亲戚朋友还得送个衣服、玩具什么的吧，我妈这边什么好东西都给，吃的、穿的、用的，不知道怎么心疼这个外孙女呢，他们家人，一根线都没见着。我就是埋怨了几句，小范立刻不干了，嫌我说他们家人了。你们家人要是什么都做到了，我能说三道四吗？我也真生气，自己的男人根本就不和我一条心。我心疼你，你不心疼我们娘儿俩，什么都是听你妈的，不管我做什么都是别有用心，慢慢地我这心也就凉了。等孩子大了点儿，也没多大，也就 1 岁以后，这个家折腾得更厉害了。后来我看真是没法过了，离了算了。离了婚，孩子和房子归我，他妈站在院里骂呀，意思就是我压根就是冲着这房子来的，根本没打算跟他儿子过日子。结婚后再吵再闹还真没动手打过我，离了婚，那可真是上手打过两次架。他们一家子人一起打我，我索性卖了房子带孩子走了。法院判的孩子抚养费，到现在我都没见着一分钱，也起诉过，法院的人都没办法，跟我说："那家人就是滚刀肉，你说什么都点头。'法官您说得对，什么都对，孩子是我们俩的，我应该出抚养费，这一点儿错都没有，可我就是没钱，给不了抚养费，确实没办法……'"其实现在想想，我跟小范真的没什么特别深的矛盾，就是他妈挑唆的，没有他妈，我俩离不了。现在我为什么开出租啊？就是想知道知道开车到底怎么个危险了！

在许萍的讲述中，似乎一直在控诉命运对自己的不公。只是因为妹妹要结婚，就匆匆忙忙地把自己嫁出去了，又遇上刁蛮的婆婆、愚孝的老公。在触动婆婆的神圣地位后，在不断升级的矛盾中，双方已经没了对错，只有攻击。短短 3 年的婚姻里，充满了矛盾和争吵，彼此过多的谴责与谩骂使得原本脆弱的婚姻迅速走到了终点。20 多年过去了，许萍还不能从那段破碎的婚姻中走出来，依然是单身，甚至还以自己开出租的事实来回击可能早已不在人世的前婆婆。尽管小范一家对女儿不闻不问，甚至不出一分钱的抚养费，在外人看来简直是缺少人性，但许萍仍然期盼着有一天在北京这个偌大的城市中能远远地看一眼前夫小范，似乎依旧心有所属。许萍讲述的月子既有爱又有恨，双手的关节疼痛是婆婆的失职，胳膊肘的病痛则是缘于对女儿的浓浓爱意。

其实，我和许萍已经相识多年，许萍平日里就时不时地会提及胳膊肘的疼痛，至于双手关节问题，要不是因为这次特意的访谈，在我的记忆里她似乎从未提起过。对这件事唯一感到压力的是许萍的女儿芳芳，母女二人相依为命多年，母女情深自然不用多说，但在日常生活中也存在隔代人价值观的种种对立，争吵在所难免。讲述胳膊肘的病痛时，许萍的表情却是无比的幸福与开心，而坐在一边的女儿则脸色铁青，可以想见，这个反复被讲述的充满浓情爱意的"病"对女儿来说已经变成了一种沉重的负担。女儿希望和母亲在平等的立场上就事论事地讨论彼此的观点，而母亲则想在独自艰难抚养女儿的情感氛围中收俘女儿的心，这成了母女二人的根本分歧点，甚至不需要再引入什么话题，就足以争吵得一塌糊涂了。年近半百的许萍身上已经有了不少这个岁数人常见的病痛，但她很少说起，唯有对肘部的疼痛却时不时唠叨两句。为爱女而得的"月子病"是一件有利法宝，不用直接唠叨给女儿听，女儿仅仅当一个旁观者也足够有震慑力量。或许生活里没有太多机会来表达，讲述病痛的时候如果能够附带这样的功能，那么大概可以使自己和女儿的关系中的这种爱得到强化，让病痛成为维护母女亲密关系的黏合剂，哪怕这仅仅是许萍的一厢情愿。

私下里女儿芳芳却对我说："我妈总说这些，我其实特烦，她什么意思我不是不知道，可这是解决我俩矛盾的办法吗？"

（三）愿与念

周倩是一个可以不断深入话题的访谈对象，在和她的对话中有一段情节特别引人入胜。其实，周倩月子里的故事也有很多，但她对自己"月子病"的讲述与反思更加耐人寻味。周倩月子过后身体上最主要的问题出现在脚跟，月子还没结束，脚跟就开始疼了，为此多次找过中医治疗。

我月子里挺注意的，但没出月子脚跟就疼，平常还好，抱着孩子站一小会儿就觉得疼得站不住。满月后去看大夫，大夫问我是不是着凉了。我想了一下，觉得可能还真是着凉了。我家孩子睡觉特别轻，稍有什么动静就被惊醒，经常是他在睡觉，家里就得保持相对比较安静的状态。中间要进入房间看他，怕声音大吵醒了，我都是脱了鞋子光脚进去。冬天的时候地板还是挺凉的，或许是那个时候脚底受了凉？

当时周倩就是这么对大夫说的。但在我对她不断追问类似于"有没有其他着凉的可能？""为什么特别说这个事件？"的问题后，她自己终于忍不住也笑了：

你不问我还觉得就是这么回事，后来发现自己说的这个理由很有意思，因为细细想起来，我让脚受凉的机会其实很多。在医院的3天，我嫌穿袜子勒脚脖子睡觉不踏实，几乎都是光着脚的。回家"坐月子"的30天里，也是经常地洗脚，在半个月后还洗了两次澡。为此，还和我婆婆有些小小的争执。如果说受凉，其实哪一件事都有受凉的可能，但我为什么要说看孩子光脚这事呢？我就想起一件本来以为忘记了的事儿。怀孕的时候喜欢瞎翻书，其中一本是溥仪写的《我的前半生》，我当时被其中的一个细节打动了。溥仪说在进宫之前，自己是跟祖母生活在一起，祖母非常疼爱他，每夜都要起来一两次，过来看看他，来的时候连鞋都不穿，怕木底鞋的响声惊动了他。尽管后来我几乎忘了这件事情，可是在向医生说自己"病因"的时候，我突然就说起了这件光脚在地上走的事儿，是不是挺煽情的？和大夫说的时候我都感觉自己先小小地感动了一下。

记忆作为人类认知能力的基础，一直是心理学研究的重要领域。传统的心理学家往往把个人从其生活的社会中剥离出来，并置于理想的实验状态来探讨个人记忆的发生机制。这种心理学实验虽然在探讨记忆的生理基础方面取得了显著的成果，却忽视了人不仅仅是生物意义上的动物，更是社会的动物这一事实。对生活图像的记忆，在情感的串联下往往会出现不一样的轨迹。在周倩这个重要而又精彩的讲述片段中展示了讲述者对讲述内容的选择和即时的心理状态，讲述内容与隐喻象征的关系就是在这样或有意或无意的情况下完成的。讲述中流露出的情感，或许才是"月子病"真正想要表达的。

马格利特对"伦理"和"道德"做了区分。"伦理"关乎与我们有特别关系者的责任；而"道德"则是我们对一般人或对人类的责任。前一种关系深厚，后一种关系浅淡。决定深、浅差别的是共同分享的过去和记忆（徐贲，2007：52）。"记忆"是一种与伦理特别相关的责任。道德关乎所有人，其特点是"地界宽而记忆短"。与此相反，伦理关乎个人与密切群体间的关系，因此具有"地界窄而记忆长"的特点。记忆成为使人际关系密切的关键，它是维持浓厚关系的黏合剂，有共同记忆的群体，才有浓厚的关系，也才有伦理。由于记忆在黏合浓厚关系中所起的重大作用，记忆成为伦理关注的显著对象，伦理要告诉我们的就是如何营建深厚的人际关系。记忆是一种源起于人际的深厚关系，并帮助维护这种关系的责任。

记忆特别与"关爱"相关。关爱也就是在乎、在意、当一回事。关爱是一种"朝后看"的感情，相互关爱是因为在过去有长久的联系。我们关爱谁和记得谁是同时发生的。我们不能说，我关爱一个人，却记不起那个人了。就关爱的关系而言，记忆不只是一种知性的记忆，更是一种感性的记忆。也就是说，记忆不只是"知道"，而且是"感受"。"坐月子"的记忆与讲述是想留住女性在人生关键时期的感受。这种感受是可以与他人分享的，它可以是愉悦的，也可以是不愉悦的。既然深厚的人际关系含有伦理责任，能否拥有相同的记忆便成为对人际关系是否真正深厚的一种测试。在日常生活中，伦理和道德的边线是很模糊的，在当下的绝大部分世俗行为中人们的准绳也是游移不定的。但在"坐月子"场景中，每一个细节都有明确的是非观念，女性在对"月子病"的回忆与讲述中提醒和强调着人们的伦理与道德，尤其是家庭伦理中的远近关系与正义感。而所有倾听者都是这个家庭政治中的伦理见证人。如此一来，女性的讲述才有意义，伦理正义才有可能建立。

但通常这样的讲述与中国传统文化的人格审美、道德标准相冲突。"为尊者讳，为亲者讳，为贤者讳"，语出自《春秋公羊传》中，这是孔子编纂、删定《春秋》时的原则和态度。这一态度正是儒家"礼"文化的体现。而旧时对妇女在言辞上的要求更加严苛。《礼记·昏义》载："教以妇德，妇言、妇容、妇功。"郑玄注："妇言，辞令也。"《后汉书·列女传·曹世叔妻》："择辞而说，不道恶语，时然后言，不厌于人，是谓妇言。"《儿女英雄传》第二十七回："'妇言'……须是不苟言，不苟笑，内言不出，外言不入。总说一句便是'贞静'两个字。"意思是说家里的事不要对外说，公家的事不要随便在家说。《大戴礼记》中对妇人"七出"的记载为："不顺父母，为其逆德也；无子，为其绝世也；淫，为其乱族也；妒，为其乱家也；有恶疾，为其不可与共粢盛也；口多言，为其离亲也；窃盗，为其反义也。""四德"与"七出"中都提到对女性言语的控制，认为女性多言必将离间亲人。即便在现代语境下，"大嘴巴"与"长舌妇"的贬义属性仍然强烈。

倾诉作为舒缓压力的一种方式，其目的并不一定是要改变现实，可能只是想达到与听者的情感共鸣。但在传统道德规范的制约下，简单直接的埋怨与指责有可能不仅得不到同情，反而易使自己陷入"不孝不顺"之地。通过"月子病"的隐喻功能，则可以有效避开这些道德上的不义，堂堂正正地讲述自己的情与爱、恨与怨。

三　对小米粥的崇拜

说起"坐月子"的饮食，几乎每个北方产妇在月子里都绕不开这种食品——小米粥。为什么一定要喝这个？一句"小米粥最养人"就给了答案。

成燕燕在北京某医科大学任副教授，在学校教授的课程是临床医学，丈夫是名外科大夫，凭借精纯的技术在业内小有名气。在这样一个西医氛围浓厚的家庭里，"科学"度过产褥期似乎是顺理成章的事情。在去访谈之前，我甚至十分期盼，或许这次能碰到一个不"坐月子"的案例。然而，在经过逐步深入的访谈后才发现，这完全是我一厢情愿的猜测。在成燕燕对自己"坐月子"的讲述中，尽管出现了许多西医的解释与名词，但对于传统月子里的规矩却是丝毫不敢怠慢，甚至更慎重。

> 因为我这个岁数已经算是高龄产妇了，对照顾孩子没有太多经验，当时我和他爸就商量必须请个好点儿的月嫂。因为我们的同事、朋友都是搞医的，大家对我们的忠告是：孩子前3个月比较重要，过了3个月各种情况就会比较稳定，要是能顺利带过来以后也就挺顺的。当时就请了位级别相对较高的月嫂，主要是为了孩子，对自己倒是没太在意，就是月嫂安排怎样就怎样。

> 每天早饭比较固定，喝小米粥，吃馒头片或小包子、两个煮鸡蛋。中午、晚上就复杂一些，饭菜花样比较多，米饭、面条、饺子什么都吃。吃上面就是挺注意避生冷的，不然对孩子也不好……

成燕燕夫妇都是医务人员，就知识储备来说，应该存在大量与传统"坐月子"习俗相悖的理念，但他们却将所有现代医学知识都放下，进入一个放心大胆地将自己交付给月嫂安排的情境中。在与她的对话中，有一点值得特别提出，是关于每天必喝的小米粥。在我提问"为什么要天天喝小米粥？小米粥有什么营养？"时，成燕燕脸上一副纳闷的表情："月子里就是应该喝小米粥吧。""小米具体有什么营养成分我还真有点儿说不上了，要查查书才确定。""传统有时候一定也有自己的道理。"

"坐月子"喝小米粥几乎成了件天经地义的事。在人们的传统观念中，小米粥有营养，可以滋补身体，又能促进产妇下奶。在物质丰富的现代社会，可替代品数不胜数，但时至今日小米粥依然是北方产妇月子中必不可少的食品，其重要地位无任何其他食品可以替代。

（一）小米与粟作文化

想要探究民间对小米粥的推崇，不得不从历史古籍中寻找线索。古代对小米的称呼比较混乱，多数称为"粟"。小米为禾本科狗尾草属一年生草本植物，在中国北方地区被称为"谷子"。小米在中国栽培历史悠久，是中国人最早驯化的农作物之一（何红中、赵博，2010：13）。先民驯化粟的年代问题，其实就是北方农业最早发生的年代问题。在下川遗址中发现的石磨被认为是旧石器时代晚期用来将采集的天然谷物加工成粮食的工具，是由原始采集经济过渡到原始农业经济的标志（黄崇岳，1979：89）。中国目前已知的最早栽培粟发现于河北武安磁山遗址。这里不仅发现了大量与粟作有关的生产工具，还发现了80余座储粟的窖穴与祭祀坑。此后，接连发现的鹅毛口遗址、北辛遗址、裴李岗遗址、河姆渡遗址，进一步证实了粟在8000年前的新石器时代就开始在黄河流域为人工所种植，而长江流域以种稻为主（高国仁，1988：17）。

粟作文化起源于中原，逐渐扩展到整个北方地区。粟被大面积种植后，成为北方人民的主要口粮。在诸多古籍文献中，粟又被称为"禾"、"谷"、"稷"、"梁"，虽然在训诂研究中，这几种称谓有朝代和品种之间的微小差异，但总体来说均指向后世的小米（王毓瑚，1981：82-84）。由于气候条件与水资源的差异，数千年来北方黄河流域逐渐形成了粟作文化，而长江流域则形成了稻作文化。小米这种农作物抗干旱、耐低温且保质时间长，曾经作为主粮。据《新唐书·食货志》记载，"粟藏九年，米藏五年，下湿之地，粟藏五年，米藏三年"。隋唐以来，重视建仓储粮，以备凶年，粟一直是重要的储备粮。自宋之后，因稻与麦的传入，粟的主粮地位逐渐下降，直至明清。据《天工开物》卷上《乃粒》中记载，"四海之内，燕、秦、晋、豫、齐、鲁诸道，蒸民粒食，小麦居半，而黍、稷、稻、粱仅居半"。从这基本可以推定，明朝后北方人民的主粮已经是小麦了。

中国自古是一个传统的农耕社会，岁时节日、风土人情都带有明显的农耕文化特征。粟作文化尽管在晚近的明清逐渐衰落，但其几乎贯穿了中国整个农耕历史。与粟相关的仪式、民俗格外丰富。以前，国家又被称为"社稷"，其中的"稷"就是指粟谷。自古中国就设有稷官，掌管天下农事，《书·舜典》疏引《国语》云："稷为天官，单名为稷，尊而君之，称为后稷。"将稷官尊为天官，可见对其重视程度。这种尊崇成为后世祭祀稷神的开端。《左传·昭公二十九年》记载："有烈山氏之子曰柱，为稷，自夏以上祀之；周弃亦为稷，自商以来祀之。"柱与弃作为稷官在得享祭祀之礼后，成为后世的稷神，由此，在祭祀仪式中逐渐形成了一套完整的祭祀稷神的仪式。《礼记·祭法》载："夫圣王之制祭祀也：法施于民则祀之，以死勤事则祀之，以劳定国则祀之，能御大灾则祀之，能捍大患则祀之。是故厉山氏之有天下也，其子曰农，能植百谷；夏之衰也，周弃继之，故祀以为稷。共工氏之霸九州岛也，其子曰后土，能平九州岛，故祀以为社。"后来，祀稷与祀社一起成为最高的祭祀仪式，"社稷"也成为国家的代称。《礼记·曲礼上》载："献粟者，持右契。"可见，在具体的祀稷仪式中，粟也是重要的祭品。粟不仅在国之大典中具有重要地位，在民间风俗中也具有不可替代的符号性功能。婚丧嫁娶中，都有粟米的存在。唐《酉阳杂俎》卷一载："近代婚礼，当迎妇，以粟三升填臼，席一枚以覆井，枭三斤以塞窗，箭三只置户上。妇上车，壻骑而环车三匝。"婚俗中以粟填臼为的是祈求日后生活富足。北方葬礼中用半熟小米做成的倒头饭，则兼具供奉与神圣的意味。从这些仪式中存留下来的有关粟的习俗，可以窥见民间文化对粟的特别情感。

（二）对小米的认知定位

小米在传统中医药与营养学中也具有重要地位，诸多古籍均有记载。

其中比较有代表性的是《本草纲目》与《随息居饮食谱》，它们不仅对后世影响深远，而且对一些民间风俗至今都有较强的解释作用。《本草纲目》一书从药用价值角度论述了小米的功效："粟米味咸淡，气寒下渗，肾之谷也，肾病宜食之，虚热消渴泄痢，皆肾病也，渗利小便，所以泄肾邪也，降胃火，故脾胃之病宜食之。"而《随息居饮食谱》则从营养学的角度来分析小米作为饮食的功效，并直接提出了产妇食用粥饭的益处。"粟米色有青黄，粒有粗细，种类不同，亦名粱，俗称小米，功用与籼、粳二米略同。"而对籼的描述是："宜主饭食。补中、养气、益血、生津、填髓、充饥，生人至宝。""粥饭为世间第一补人之物，大能补液添精，有裨羸老，至病人、产妇粥养最宜。"从上面列举的诸多资料中可以了解，小米无论是从文化价值、药用价值还是营养价值来看，都具有自身独特而又重要的地位。此外，在传统文化认知中有"天生万物，独厚五谷，五谷中粟米最佳"的理念。同样是种子，数量越多，则能量越大，滋补力就越强，朴素的大众营养观就是看谷粒个头的大小（齐国力，2004：32）。不难看出，传统上对小米的解释，与自古以来天人合一的整体观相符。作为月子里的调养必备品，小米粥的首席地位不可动摇。

（三）"理念先在"的选择

基于上述种种可以推断出，在北方传统的粟作地区，产妇月子内食用小米粥的习惯并非在一朝一夕间养成，其具有悠久的历史和广泛的文化认同。产妇嘴边的小米粥看似平常，却可看作集中代表"坐月子"传统习俗的标志符号。它所蕴含的文化内涵甚至折射出中国传统文化的精髓。中国传统文化在数千年间上下疏导，其间精深的儒学理念得以通俗化，渗透进民众内心，甚至铸成民族性要素（庄孔韶，2000：252）。实际访谈中大多数女性仅仅知道小米粥"最有营养"，但并不能清晰地表述小米粥的营养与功效究竟有哪些，即便是像成燕燕这样专业的医务人员也不例外。对小米粥的认知通常有两个来源，一是耳濡目染的生活经验，二是得自女性长辈口耳相传的教导，几乎没有人是从古籍文献中获得相关知识。那些异常饱满的民间文化解释力已经让"坐月子喝小米粥"成为一种惯习深入人心，根本无须质疑，也无须确认。这种无意识的认同十分符合"理念先在"的内涵，即下层民众头脑中的理念，来自上层知识分子（杜靖，2011：24-26）。这种根深蒂固的"理念先在"烙印，令传统习俗有一种巨大的生命力，得以穿越时空，代代相继。

结　语

从丰富的个案中可以看出，"坐月子"不仅事关产妇身体，还关系着婚姻与家庭里的种种微妙关系，是在漫长的平日生活中调整家庭成员距离、促进新伦理关系形成的关键时点之一。"坐月子"不仅仅不是个人的事情，甚至还牵涉关系亲密者的责任、义务和声名，是需要多方共同参与完成的重要家庭事件。对产妇来说，既没有与之对抗的理由，也没有与之对抗的能力。与此相对，个人的喜好在此时实在微不足道。

访谈阶段，笔者还特意找寻到一些有海外生育经验的华人女性。这部分人大致分三种情况：第一种是嫁给了外国男性，长期定居在国外；第二种是夫妻双方都是中国人，长期生活、学习在国外；第三种是为了规避国内的计划生育政策或为了孩子的国籍而选择暂时出国，一旦生下孩子，相关手续办理完毕就立即回国。这三种人对待"坐月子"的态度有非常大的差别。嫁给外国人的女性通常不大认同中国的"坐月子"，而心甘情愿地接受西方的产后护理方式，在没有娘家人介入的情况下，几乎完全融入当地习惯中。为生孩子而暂时出国的女性则通常在联系好月子中心后动身，即便身在国外，月子却坐得一点儿都不马虎，这种情况在电影《北京遇上西雅图》中有很真实的反映。长期定居国外的华人夫妇对"坐月子"的态度就显得较为暧昧模糊，或是因为特殊的食材难以购买、没有合适的伺候人选，或是象征性地坐一下，情况各不相同。但可以确定的是，其对"坐月子"的奉行与国内的情况相比，粗糙马虎了不少。在没有文化氛围与家族支持的状况下，"坐月子"习俗的生命力可以说相当脆弱。生活在国外的华人女性对传统月子的认知尽管存在，但若在月子中发生了身体的不适，对疾病的解释与国内女性往往大相径庭。这种现象只能证明，无论疾病还是习俗都是结构在社会－文化中的，对"坐月子"习俗的研究无法脱离具体场境与文化背景。基于此，本文引入了详细的中医理论文献，并在充满细节的案例中展现传统礼教中的忠孝、礼义、面子等概念在现代化背景下所发生的情感与观念碰撞。通过对"坐月子"习俗的一次小小俯瞰，或可在一个具体的场景中将形而上的"伦理道德"与形而下的"过日子"结合起来。在汉族社会文化逐渐符号化的当代，"坐月子"习俗以鲜活的生命力连接着过去与当下，超越着传统与现代，简单、真实地存活在汉民族的定式思维体系中，存在于家庭亲历的经验里。而只有在经历后产生的情感与认同才可内化于心、外化于礼。我们更可从中明确一点，只有在真正的生活中，才能寻找、体会到传统的意义。

参考文献

（南宋）陈自明，2011，《妇人大全良方》，北京：人民军医出版社。

杜靖，2011，《"理念先在"与汉人社会研究——庄孔韶人类学实践中的"理念观"》，《民族论坛》（学术版）第 12 期。

高国仁，1988，《中国古代的粟》，《种子世界》第 6 期。

何红中、赵博，2010，《古代粟名演变新考》，《中国农史》第 3 期。

黄崇岳，1979，《从出土文物看我国的原始农业》，《中国农业科学》第 3 期。

马良坤，2008，《安心分娩坐月子》，长春：吉林科学技术出版社。

齐国力，2004，《健康新语》，《首都医药》第 5 期。

吴飞，2009，《浮生取义：对华北某县自杀现象的文化解读》，北京：中国人民大学出版社。

吴凌云，2005，《产后恢复与坐月子常识》，北京：人民军医出版社。

王毓瑚，1981，《我国自古以来重要的农作物》，《农业考古》第 4 期。

徐贲，2007，《和谐社会的人际伦理》，《福建省社会主义学院学报》第 1 期。

张立升，2008，《中国人的"礼"性思维》，《社会学家茶座》总第 11 辑。

庄孔韶，2000，《银翅——中国的地方社会与文化变迁》，北京：生活·读书·新知三联书店。

庄淑旂，2006，《女人的三春》，海口：海南出版社。

《母子健康手账》，2010，日本：名古屋天白保健所。

Douglas, M., 1973, *Natural Symbols*, New York, Vintage.

哺乳、失序与主体性重构

——基于北京母乳会的田野

谢　文　杜婷婷

对于女性而言，生孩子并成为妈妈无疑是一生中最为独特的事件之一，具有里程碑式的意义。从十月怀胎到婴儿呱呱落地，再到看着他/她一天天长大，孩子的每一个成长阶段对母亲来说既充满了未知与挑战，又总能带来意想不到的惊喜与快乐。当然，也有例外的情况，比如作为新手妈妈，母职初体验与需要应对的第一件事——哺乳喂养给女性带来的更多的是未知与挑战。

传统农业社会中，生儿育女是女性最重要的家庭与社会责任，往往在大家庭与社会网络的参与和支持下共同完成。女性不仅在成长过程中受同性长辈喂养婴儿行为的耳濡目染，在生孩子前已经具备了一定的哺乳与育儿知识，而且在分娩后很长一段时间内都能够得到女性长辈的照顾与强有力的支持。尤其是生了男孩的女性，常常成为婆家的"功臣"，在月子期间受到以婆婆为主的家人无微不至的照顾，因此对她们而言，哺乳喂养可能相对要容易一点儿。即便如此，产后的各种生活、饮食等禁忌也常常使她们备受熬煎，"坐月子"常常以坐出"月子病"为终结。

与传统农业社会的女性相比，城市女性面临更大的挑战。一方面，从儿童期进入学校开始接受教育，她们就基本上脱离了家庭的生活场景，缺乏对哺乳喂养及婴幼儿生长发育直观而感性的认识；另一方面，一旦离开学校步入社会，她们就有了自己的工作与事业追求，这使她们在经济上获得独立的同时，也面临着生育与工作之间内在的冲突与张力问题。由于远离原生大家庭，很少能够得到来自家庭/社区的有效的经验指导与支持，城市女性在生育后疲于应付，生活与工作常常同时陷入失序与混乱状态，很多女性不得不为此舍弃工作，在家专职育儿。这对于受过较高教育、有着强烈的自我意识与事业追求的城市女性来说，无疑是一件痛苦甚至难以接受的事。看到生育后需要放弃自我并围绕新生命安排生活的现实，城市女性在权衡利弊之后采取了不同的态度，并发展出了多样化的应对策略，丁克家庭、独身主义、雇月嫂、代孕等。这些策略不同程度地与生育及其对女性的影响有关，它们极大地塑造了当代城市的婚姻家庭形态、青年的生存状况、城市人口变动以及生育率等重要议题。

生育是医学人类学关注的主题之一。传统上，人类学较为关注与生育相关的信仰及实践，如助产、生育的技术控制、生育的健康影响、生育调节、不孕不育与提高生育力等，20 世纪 70 年代后则转向了对不同文化出生系统的比较研究（张有春，2011：146-154）。在中国，早期人类学家多将生育纳入大的社会制度与框架中加以探讨，费孝通先生对包括求偶、结婚、生育、抚养在内的生育制度做了系统的结构功能分析（费孝通，1998：99-266），而林耀华则详细介绍了闽东乡镇与出生相关的各种习俗，包括祈子、怀孕、生育、人生礼仪等（林耀华，2000：108-115）。伴随着计划生育政策的推行，人们将越来越多的注意力与资源投放在了孩子身上。改革开放及市场化进程的推进，则使得儿童食品市场焕发出巨大的活力，以电视广告、科学话语、地方性知识为主的不同力量之间持续互动、博弈，强力塑造着儿童食品的生产与消费。与此相应，与生育相关的研究也集中在医疗护理及公共健康（public health）领域，偏重影响母乳喂养的因素、母乳意愿、产妇与婴儿的健康等议题。国内人类学在关注"坐月子"等传统生育观念与习俗的同时，也开始将注意力转向婴幼儿，考察婴幼儿的成长发育、食品消费、濡化教育等（景军，2017），反映了对儿童的社会态度所发生的深刻的历史转变。

在受各种食品广告影响的同时，不断曝光的毒奶粉等食品安全问题也促使家长们开始理性对待婴幼儿食品的消费问题。在这种语境下，母乳喂养作为纯天然、对婴儿最有营养也最卫生的喂养方式，不仅成为科学话语所推崇的科学育儿实践，也被认为是"母爱伟大"的集中体现，被提高到了母亲天职的道德高度（林晓珊，2011；陶艳兰，2013；沈奕斐，2014；许怡、刘亚，2017）。

支持母乳喂养固然有其合理性，但以婴儿为中心的科学与道德话语完全忽视了女性的主体性，压制了她们的声音。生育及哺乳的相关研究也很少从女性的身体体验出发，探讨生育及哺乳的社会意义。然而，作为女性生命历程中经历的最大的身体转变经验和长时段的身体实践与体验（Martin，2001），母乳喂养对女性的身心影响不言而喻。那么，哺乳期女性"活生生的身体"（Lock & Farquhar，2007）体验究竟是怎样的？它们对女性的身体与心理产生了哪些影响？

在社会公众看来，母乳喂养天经地义，自然而然。但对于城市女性而言，它却早已不那么"自然"。世卫组织在《婴幼儿喂养全球战略》中指出："泌乳是一个自然而然的过程，而母乳喂养本身是一个社会行为，需要后天学习。"由于脱离了观察母乳喂养的家庭与社会环境，没有经历相关知识的学习与濡化过程，在生育前后又大多得不到来自家庭、社区的支持，生育及哺乳对城市女性而言已经成为一个全然陌生的事件，一个需要学习的过程。

这个陌生事件对城市女性究竟意味着什么？它带来了哪些困境与问

题？女性又是如何应对的？笔者希望通过对以上问题的探讨，将生育研究的重心从家庭与婴幼儿转向女性及其身体体验，呈现其"活生生的身体"体验与实践，使在该领域长期受到忽视的女性进入社会公众与学术研究的视野，丰富人类学的身体研究传统。

在婴幼儿照料——包括抱孩子的姿势、如何喂奶、如何换尿布、如何给婴儿洗澡等——成为哺乳期城市女性需要专门学习的知识与技能的大背景下，一个巨大的育儿服务市场空间出现，催生了月子中心、月嫂、母乳会等各种培训与服务机构，为城市女性提供专业指导与服务。其中，发端于美国的国际母乳会（La Leche League International，下文简称"母乳会"）因建立时间长、经验丰富，目前已成为具有世界影响的育儿培训服务机构。

母乳会由七位女性于 1956 年在美国发起，最初只是她们在生育后进行互助的自发性组织，后来该组织在西方国家迅速发展，并正式注册为国际非政府组织。母乳会由经过官方认定的专门机构培训并认证的志愿母乳辅导组成，她们在掌握了母乳喂养的管理技巧与相关知识后，通过每月一次的聚会，为哺乳期女性提供理念支持与实践指导。母乳会的宗旨是：通过"母亲对母亲"的帮助、支持、鼓励、信息提供及培训，促使人们更好地认识母乳喂养对婴儿成长的重要性，帮助世界范围内的母亲顺利进行母乳喂养。迄今为止，母乳会已在 70 多个国家与地区建立了分支机构，其中包括我国的北京、上海等城市。

2017 年 6 月，我们了解到北京有母乳会育儿服务机构的存在，便通过网络联系母乳会的工作人员，得知北京母乳会共有四个小组，每个小组由 1~3 名不同的母乳辅导负责，她们每月组织一次小组活动，活动地点分别在四家不同医院的会议室。

8 月的一天上午，在征得工作人员同意后，我们第一次到母乳会其中一个小组的活动地点——A 医院的会议室参加小组活动。那天来的女性大都带着新生儿，有刚出生 3 个月、只能被妈妈抱在怀里的婴儿，也有已经满 1 岁、开始蹒跚学步的幼儿，只有一位刚生了二胎的忠实会员带着自己的妈妈一起来。当天参加活动的有十几名女性、1名母乳辅导，以及我们。

活动由母乳辅导组织主持。辅导让会员们逐个做了自我介绍后，开始组织她们围绕当天的主题——"夜奶的苦恼"——进行分享和交流。我们默默地坐在会议室的角落，完整地观察了第一次活动。活动结束后，我们与母乳辅导进行了沟通，向她介绍了我们此行的目的与研究设想。她表示支持，向我们介绍了北京母乳会的基本情况，并协助联系其他几个小组的母乳辅导，给了我们这些小组的活动时间、地点等相关信息。之后，我们从北京的四个小组中选择了三个——分别称为东南小组、东北小组和西北小组——作为研究对象，开始了田野工作。东南小组活动的地点在东城区某医院后院的一个蒙古包会议室，每次参加活动的人数多则20人，少则10人左右；东北小组活动的地点位于朝阳区某医院八层会议室，每次参加人员稳定在15人左右，多的时候超过25人；西北小组建立时间最长，开会地点位于海淀区某医院五层会议厅，每次参加人员在10至20人之间。其中，东南小组有经国际母乳会认证的母乳辅导1名，东北小组和西北小组则都有母乳辅导2名。三个小组的成员基本没有重叠，他们有待产的孕妇、哺乳期女性，还有女性的新生儿、丈夫、婆婆等。

此后，我们每次会准时参加三个小组的活动，慢慢地与母乳辅导及小组成员们熟悉起来。也许是由母乳会本身作为一个交流互助平台的性质决定的，参与活动的女性都很和善且乐于倾诉、分享，她们对本研究表示了极大的支持，使本项研究的田野得以顺利进行。

母乳会在使我们顺利接触到数目可观的哺乳期女性的同时，也在一定程度上限定了我们的研究对象，使研究聚焦在母乳会成员这样一个特定的群体，我们所研究的问题随之变成：母乳会成员怎样叙述她们在哺乳过程中的体验与感受？母乳会如何帮助她们顺利哺乳，并应对哺乳过程中遇到的各种问题？虽然母乳会成员不足以代表城市女性，但是作为新手妈妈或曾经的新手妈妈，她们在母乳喂养过程中的遭遇在很大程度上具有普遍性，因此透过对该群体的考察，可以使我们对城市女性在哺乳期面临的困境及应对策略有一个较为全面的认识。

本研究以田野工作方法为主，主要在三个小组聚会活动的场所展开，田野时间持续 4 个月左右。田野过程中，我们接触到的主要成员有 50 人左右（不包含孩童），其中哺乳期女性 37 人，另外有来学习育儿知识的婴儿的爸爸 10 人、奶奶 3 人。这些人中，年龄最小的 23 岁，最大的超过了60 岁；参加母乳会活动时间最长的有 2 年多，最短的是第一次参加。为了减少对小组活动及成员的干扰与影响，我们没有在活动期间对女性及其家属做深入访谈，而是以参与观察为主，留意观察并记录她们在活动过程中的交流互动。小组活动结束后的逗留期间，我们对部分女性进行了短暂的非正式访谈。

此外，依托母乳会，本研究共正式访谈了 20 位有过母乳喂养经历的女性，访谈对象年龄在 25 至 35 岁之间，全部为大专以上学历。她们的哺乳期在 2 个月到 2 年以上不等，其中 2 名已经结束了哺乳。除 2 名全职妈妈外，其他 18 名受访者都有固定的工作，其中有教师、公务员、企业职工等。访谈对象中，1 名女性有三个孩子，3 名有两个孩子，其余 16 名都是一个孩子。出于学术伦理的考虑，受访的女性及母乳辅导均使用化名。

除母乳辅导外，访谈全部在访谈对象的家中进行。由于婴儿随时会出现吃奶、大小便、哭闹等各种状况，所以访谈时间长度不固定，有一两个小时的，也有一下午待在访谈对象家的，这也使我们对城市女性的日常生活与育儿实践有了一些直接的观察。也许是由于同为女性并且需要倾诉，她们总是乐于和我们分享自己的哺乳经历与体验。

通过对在母乳会的田野笔记及访谈资料的分析，本文以"哺乳与失序"、"求助与实践"、"哺乳体验与主体性重构"三个部分作为文章主体与叙述框架，试图通过分析城市女性关于哺乳期的叙事，考察她们的身心体验与哺乳经历，揭示母乳会的理念与文化如何影响与塑造了她们对哺乳的认知与实践，在哺乳实践过程中女性的自我与主体性所产生的变化，以及主体性的重构策略。

一 哺乳与失序

母乳喂养是女性做母亲之后首先要尝试的母职实践，也是一种复杂的身体实践，具有时间不固定、持续时间长、质量要求高等特点。母乳喂养对女性的影响全面而深刻，使其在身体秩序、心理状态、生活节奏、家庭与社会关系等方面都发生了很大的变化。

（一）哺乳与身体失序

哺乳首先是一种身体实践，它使得女性不得不放弃自己对身体的支配权，而是围绕婴儿的饮食需要展开身体实践。它彻底打乱了女性的作息安排、饮食习惯、生活规律，造成她们在睡眠、饮食、健康、情绪等方面的紊乱与失序状态。

1. 夜奶与失序

在出生后很长一段时间内，婴儿的进食时间与需求量是不固定的。这意味着妈妈需要 24 小时随时准备给婴儿喂奶，并设法保持充足的奶水。原本较为固定的作息时间被完全打乱，生活没有了白天、黑夜之分。由于基本的睡眠与休息得不到保证，连轴转的生活状态使哺乳期女性身心俱疲。

> 我已经完全没有白天、黑夜的概念了，每天是昏昏沉沉的。月嫂常常在我上厕所的时候在外面喊："赶紧啊赶紧啊，孩子又饿了。"晚上（我）常常喂着喂着就睡着了，醒过来看到孩子还在吃奶，自己的胳膊都麻掉了。
>
> （敏娜，25 岁，自由职业，4 个月哺乳期）

相对而言，白天随时喂奶对于女性来说还可以忍受，但是夜里随时可能哭闹、频繁吃奶的孩子则彻底打乱了她们的生物钟，使她们痛苦不堪。在谈及过去几个月的育儿经历与身体体验时，25 岁的敏娜表露出睡眠被彻底剥夺的无奈："睡眠不够，黑眼圈重了，皮肤不好了，每天邋里邋遢的，根本想不起来收拾自己。"访谈时，我们很难把眼前这位憔悴不堪的妈妈和她朋友圈照片中生孩子前的那个时尚靓丽的女子联系在一起。

> 问："要是再让你选一次的话，你还会愿意母乳喂养吗？"
> 敏娜："可能不会了吧。"

相比于敏娜模糊的回答，也有部分女性对这个问题给出了肯定的答复：

> 能让宝宝吃饱对我来说是一件很幸福的事，虽然这让我几乎没有了什么完整的睡眠时间。宝宝吃奶要每隔 4 个小时喂一次，有时候根据宝宝的不同状况，（我）基本上时不时就要醒一次，但这让我有一种满足感。
>
> （小蝉，30 岁，企业职员，2 个月哺乳期）

小蝉属于高龄产妇，她说："每时每刻给孩子喂奶，让我感受到自己真正是妈妈了。"面对夜奶造成的生物钟紊乱与身体失序，她认为这是作为母亲应该做出的牺牲，而且等以后孩子大了，"你想让他黏着你都不可能了"。

几乎所有女性在哺乳期都经历了生物钟紊乱与睡眠被剥夺的状况。面对这一问题，部分女性对于是否继续坚持母乳喂养产生了动摇，而另一些则选择牺牲身体自主性来换取履行母职带来的满足感。

2. 追奶与饮食

追奶是由于女性乳汁不足而采取的各种下奶方法与举措，是母乳会小组聚会中必不可少的话题。关于追奶的讨论，涉及如何科学地追奶、追奶的饮食支持、追奶应避免的误区等内容。由于婴儿生下来后奶水一直不足，小双在过去的几个月里想尽办法追奶，倍受追奶过程中饮食失控的折磨。

> 你知道我每天要喝多少汤吗？早晚鲫鱼汤，午饭还有鸡汤。每天还要吃下奶的通草（中药）。生孩子前我特别喜欢吃辣，现在好了，什么都吃不成。现在吃什么都是为了孩子，这个不能吃、那个不能吃，天天喝粥，（我）都快喝吐了。
>
> （小双，26岁，企业员工，7个月哺乳期）

为了分泌更多的乳汁并且保证质量，哺乳期女性在科学话语或传统习俗的要求下，不得不把自己的身体降低到一个客体的位置，由个体的身体变为"哺乳的身体"。吃什么、不吃什么，什么时候吃，吃多少，这些都不再根据女性自己的身体需要，不是为了满足她们的胃口、喜好甚至食欲，而是围绕婴儿的需求展开。刺激性的不能吃，凉的不能吃，油腻的不能吃，多喝小米粥，多吃清淡的食物，一次不能吃太多，要少吃多餐，等等。喜欢吃的不能吃，不喜欢的每顿必有，没有胃口也要强迫自己吃……围绕追奶的饮食要求使女性失去了对饮食的自主性与把控，也失去了对身体的控制。对于注重个人形象、追求苗条身材的现代城市女性而言，这又是一件痛苦但又不得不忍受的事。

> 我一直很在乎自己的身材，这个年龄的女性大都是这样的……怀孕的时候我体重控制得很好，刚出产房的时候完全看不出是个产妇。但从"坐月子"的时候开始，为了保证充足的奶量，我硬是吃胖了10多斤，到现在身上到处都是赘肉。
>
> （小君，30岁，国企员工，1年哺乳期结束）

在讲到自己的追奶经历时，小君皱着眉头掐了掐自己腰间的赘肉。

"母乳最好"的科学话语使很多女性不得不通过各种方式追奶，以增加自己的奶水，延长母乳喂养的时间，似乎只有这样才能证明自己是一个合格的妈妈。"（追奶是）为了孩子好，不然别的孩子都吃母乳，你不给孩子吃就会觉得自己是不是亏待孩子了，没有尽到当妈妈的义务。"小蝉的这句话代表了大部分女性的心声。为了做一个合格的母亲，让孩子吃到充足而高质量的奶水，她们加入了追奶队伍，放弃了对自己饮食与身体的控制。

3. 堵奶与健康

哺乳期的女性很容易出现乳腺炎、母乳过量等情况，从而引发堵奶，进而影响到正常的母乳喂养。晓凌是一位刚生了二胎的女性，由于母乳过量造成堵奶而没有给大女儿提供母乳，这使她至今想起来都觉得愧对女儿：

> 生大女儿的时候就有堵奶的情况，当时费了很多工夫，最后实在是太痛苦了，就没有坚持母乳喂养，换成奶粉了，觉得亏欠她似的……现在老二又堵奶，但是这次我想再试试。
>
> （晓凌，35 岁，陪产师，2 个月哺乳期）

除了精神上的压力，堵奶还给女性带来了健康问题。由于身体不适与疼痛，她们不得不临时改变婴儿的喂养方式。在喂奶的过程中，由于宝宝乱踢乱蹬伤到乳房，造成了炎症，大米不得不放弃了母乳喂养：

> 我喂奶的时候左边乳房被宝宝踢了，肿起来了，大概有三四条乳腺管堵了，挤出来的奶是黄色的。我担心是化脓了，不敢给宝宝吃，也不想去医院看，怕要打针、吃药什么的，就换奶粉了。
>
> （大米，30 岁，淘宝店主，3 个月哺乳期）

一旦因堵奶或其他原因乳房出现炎症，女性就不得不去接受治疗。如果炎症范围过大，打针吃药难以消除，就只能进行手术。东北小组有一位28岁的女性，在母乳喂养过程中引发了严重的乳腺炎。在一次小组活动中，她讲述了自己的身体体验：

> ……特别疼，生孩子前没想到还要遭这个罪，我当时做的手术切了发炎部位，可能是切多了，出院时候乳头都黑了，医生说之后还可能会坏死。①

出现堵奶、生病等情况时，一般很难继续母乳喂养。因此，哺乳期女性最怕的就是生病。由于害怕吃药、打针会影响乳汁的质量，有时生病能抗的话她们也会选择硬抗过去。

> 堵奶的时候，很容易就开始发烧。又不能打针吃药，怕变成"毒奶"，只能靠自己硬抗。经常发烧烧得人脑袋晕晕的，然后就是漫长的自愈时间。喂奶的时候真的是不敢生病，害怕生病。真是不知道该怎么办了。
>
> （晓凌，35 岁，陪产师，2 个月哺乳期）

在分享过程中，另一位会员讲述了自己堵奶以及靠婴儿的吮吸解决问题的经历。晓凌听说后，忍痛让孩子继续吮吸，终于解决了堵奶的问题。

4. 哺乳与审美需求

都市女性大多受过高等教育，注重自我形象的塑造与管理，有着自己的审美需求。在苗条与健美作为现代女性审美要求的影响下，她们极为看重身材，将其作为自我认同的重要组成部分（吉登斯，1998）。而哺乳对女性身材的影响显而易见。

---

① 个别访谈材料由于种种原因不列出或部分列出访谈者信息，特此说明。

怀孕以前我是75C，胸型也不错，但是喂奶之后，胸部就开始下垂，乳晕周围还有很多的褶皱，特别难看。别说什么"都当妈了，胸还要那么好看干什么"，要知道，对于一个女人来说，胸是多珍贵的东西！现在连你自己都不愿意看了，你说这是多痛苦的感受啊！

（晓薇，32岁，全职妈妈，3个月哺乳期）

作为女性的重要性别特征之一，乳房早被建构成了凸显女性气质的重要组成部分。母乳喂养不可避免地导致乳房变形，这不仅意味着女性体形变丑，更深层地指向了女性性别形象的残缺（黄盈盈、鲍雨，2013）。研究发现，无论访谈对象年龄大小，在叙述过程中都会提到乳房的变化以及对自己心理的影响。在她们看来，只有坚挺、饱满的乳房才是美的，是女性年轻、性感的标志，这构成了女性自我认知的一部分。

我怀孕的时候感觉自己还是个少女，皮肤变得特别好。我生完孩子都觉得自己还是年轻人，身材好，恢复得也快，孩子有家人帮忙带，还有时间化妆、和朋友逛街。断奶之后，可能是激素的原因，我觉得整个人都暗沉了，眼看着断奶后的胸一天比一天小。我不是觉得自己变丑了，我是觉得我真得变老了。这种感觉就像打满气的气球被针扎了，它"噗"地边飞边漏气了。我欢天喜地打了28年的气，就这一刹那，全放没了。

（雪芳，28岁，企业员工，8个月哺乳期结束）

乳房的改变带来女性心理方面的变化，她们不得不面对这样的现实：自己变老、变丑了。面对这种情况，个别妈妈安慰自己："都是做妈妈的人了，还追求什么完美身材、丰满的乳房？"然而这只是自我安慰，哪个女性不希望自己拥有这些呢？访谈发现，身体的恢复与保养是哺乳期女性们极为看重的，而其中乳房、皮肤与身材倍受关注。

（二）哺乳与生活失序

在进行母乳喂养的过程中，城市女性不得不围绕哺乳实践安排自己的时间，这使她们正常的生活与工作秩序受到了极大的影响，甚至陷入混乱与失序状态。此外，她们的家庭关系与工作中的同事关系也受到不同程度的影响。

1. 哺乳与家庭关系

哺乳不是女性可以独立完成的行为与实践，它需要其他人的指导、配合与支持，涉及一系列人际关系与互动。其中，丈夫、婆婆/妈妈、其他家人的参与及支持必不可少，他们的语言、行为、态度等均会对新手妈妈的哺乳认知与体验产生不同程度的影响。而由于观念、出发点、角色地位等的差异，哺乳期女性与他们之间的摩擦与矛盾也就不可避免。

生孩子之前，美亚和婆婆之间的关系非常融洽。然而进入哺乳期，她们的关系开始发生变化，遭遇了前所未有的困境。

> 从出院的那一刻起，做了妈妈的美好（感觉）就全都没了。回到家发现，原本我精心布置好的卧室全变了，并且没有任何人和我商量过。虽然在我的要求下又改了回来，但是我心里还是不爽，为什么我才离开了几天，回来就变了呢？（婆婆）都不和我商量就乱动我的东西，有种不被尊重的感觉。
>
> （美亚，27 岁，小学老师，3 个月哺乳期）

婆婆擅自改变卧室的布置，使美亚有种受到冒犯的感觉。对于这种情况的发生，美亚的丈夫这样解释："我妈只是觉得这样摆放床，可以方便她帮忙抱孩子。"虽然出于好意，但是婆婆没有经过她允许的做法还是让美亚很不舒服。而后来发生的事进一步激化了婆媳之间的矛盾：

因为乳腺发炎很严重，我没有办法一直给孩子喂奶。婆婆就经常用这个借口把孩子带到她的房间，还经常说一些"宝宝和奶奶最亲"这样的话。有时候我也想抱抱孩子，给孩子喂喂奶，但是没一会儿婆婆就又把孩子抱走了。

（美亚，27岁，小学老师，3个月哺乳期）

在讲述自己过去几个月的哺乳经历时，美亚表现出了对婆婆的不满，并且对常常向着婆婆说话的丈夫产生了抱怨与不满情绪。伴随着孩子的到来，原本和谐的夫妻、婆媳关系开始发生微妙的变化。在母乳会的小组交流分享中，不少新手妈妈遭遇了家庭关系的变化，并希望在分享过程中得到启发或建议。

在传统农业社会，女性只有通过生育与哺乳才能提升自己在婆家的地位，并被接受为家庭的正式一员。然而，随着社会文化的转型与个体的崛起，横向的夫妻关系成为家庭关系的主轴，青年女性崛起，父权逐渐衰落（阎云翔，2012）。在城市场景中，核心家庭成为主要的家庭模式，老人多被排除在外。由于对传统生育及哺乳知识与习俗的掌握，青年女性的哺乳期就成为妈妈或婆婆等家属进入小家庭、改变关系格局与权力结构的一个契机。虽然商业化"坐月子"给老一代带来了冲击（赵芮，2016），但由于相关服务机构少、市场不健全，很多女性还是不得不寻求女性长者的支持与帮助。

在分享与交流中，所有与家庭关系相关的案例都指向一个模式：夫妻与双方的血亲尤其是与母亲之间关系的处理。当婴儿出生后，女性的妈妈或婆婆就会不同程度地介入哺乳过程，这既是亲属关系的情感表达，也是女性长辈通过对哺乳机会的把握与争夺，使自己融入小夫妻家庭，进而改变自己在小家庭中的地位的实践。为了避免长辈过多地介入自己的小家庭，城市女性往往会尽可能选择母乳喂养并牺牲自己的休息乃至工作的时间，以削弱婆婆/妈妈在哺乳期的作用与地位。围绕婴儿哺乳的实践就这样不知不觉演变成婆媳之间争夺与孩子亲密关系的场域。

2. 背奶与工作失序

我国法律规定产假为 98~178 天，因此最迟在孩子六个月大的时候，妈妈就要重返工作岗位，然而很少有婴儿能够在这时候断奶。为此，重返职场的女性不得不选择在上班期间"背奶"，即利用上班空闲时间挤出母乳，或通过专门工具把母乳吸出来，并冷藏保存，下班的时候再把乳汁带回去放在家。这样，在女性上班时，她的婆婆或妈妈等其他照顾婴儿者就可以用提前保存的母乳喂养孩子。

雅乐是一位五个月大孩子的妈妈。孩子刚满 2 个月时，她因各种原因提前返回工作岗位。从此，她就开始了漫长的背奶时光，每天背着大瓶、小瓶穿梭在北京拥挤的地铁上。

> 刚开始的时候确实觉得很辛苦。为了保证奶的量，吸奶的时间间隔基本要均衡，还要保证每天一定的次数。我每天 8 点前到公司，每隔 4 小时吸一次，基本保持每天 800 毫升的量。有时候上班很忙，没有办法停下手头的工作，连上厕所、喝水都没时间，但也不能误了吸奶。有时候正在干活，乳房涨得很难受，还得去挤奶。经常出现这种情况：领导有事找不到，我正躲在什么地方挤奶……
>
> （雅乐，27 岁，企业员工，5 个月哺乳期）

除了早晚在家的时候亲自喂奶外，大部分女性每天在上班期间要挤／吸奶 2~3 次，每次 300~500 毫升，每次耗时半个小时以上。也就是说，她们要在上班时花近两个小时去挤／吸奶，这打乱了其工作节奏，影响了工作效率。

> 休完产假回公司后，考虑到家庭压力大，领导把我调到了相对清闲的后台部门。即使是这样，每 4 个小时挤一次奶，而且时不时地涨

奶，让我根本没有办法专心工作。

（小双，26 岁，企业员工，7 个月哺乳期）

在现代城市，很少有单位／公司会配备专门的背奶间或母婴室，女性只能到洗手间或储藏室等空间去挤奶，外部环境相当恶劣。

公司没有配备母婴室，我就见缝插针地找地方。有时候在储物间，找把椅子背对窗户一放，再加一个插座就成了。把门在里面锁上就赶紧吸，因为随时会有人进来。

（小双，26 岁，企业员工，7 个月哺乳期）

返回职场的女性不得不把很大一部分精力放在婴儿与哺乳上，这降低了她们的工作效率。在提倡效率至上、时间就是金钱的现代都市，这无疑会把激烈职场竞争中的女性推到相当不利的地位：

每天的工作量我没有办法按时完成，只能请同组的同事帮忙，长期的话谁能受得了呢？除了同事关系，和领导的关系也会因为（我）背奶受到影响。（领导）理解归理解，但是每个人都有业绩的压力。

（雅乐，27 岁，企业员工，5 个月哺乳期）

领导偶尔容忍、同事间或帮忙是可以的，但"长期的话谁能受得了呢"？把本属于家庭领域的哺乳实践带到工作场合影响了女性与同事、领导之间的关系，降低了她们及部门的工作效率和业绩。在这种情况下，重返职场的女性普遍感受到挫败感，转岗、降职、被辞退等成为她们职业生涯中的普遍遭遇，个别女性返回工作单位后很快失去了自己的位置。

综上，孩子出生后，哺乳给城市女性带来了巨大的影响：身体失序，生活节奏被打乱，家庭关系紧张，职场生涯受挫，等等。为了应对这些问题与挑战，她们开始寻求专业的帮助，而母乳会就是部分女性找到的一个服务机构。

二　求助与实践

"要是你曾经历过母乳喂养的困难，要是你曾参加过国际母乳会的聚会，你就能体会到在那个房间里，这些母乳妈妈们带来的力量与重要性。"这是母乳辅导方方在我们参加过两次小组活动后说的一句话。正是这句话引起了我们的好奇，使我们产生了探访母乳会并考察其实践的想法。

（一）母乳会的活动内容与特点

母乳会的活动主要分为线上和线下两部分，即线上的随时交流与线下的定期分享。线上有官网、微信群及微信公众号，它们共同担负着对外宣传和推广母乳会，发布母乳会线下活动信息，以及分享母乳相关知识的职责。微信群由母乳会北京各小组的母乳辅导建成，女性有什么想法或者疑问都可以在群里提出并讨论。

线下活动是每月一次的定期聚会。母乳会北京分会举办活动的日子通常是在周末的上午9点到11点，参加活动的女性也可以带其他人参加，包括新生儿、儿童、丈夫、婆婆、妈妈等。在活动现场，大家围坐在活动区域周围，中间区域供母乳辅导进行实践讲解，妈妈们给新生儿换尿布、喂奶，孩子们玩耍等。活动主要包括两方面内容：一是根据每期的主题开展分享与交流活动，母乳辅导提供专业指导；二是参会者自由提问，互相交流相关经验，最后由母乳辅导或专门邀请的医生做出较为全面、专业的解答，进行知识分享。

母乳会的母乳辅导全部由有过哺乳经历并且深谙母乳会理念与价值的女性担任，她们在接受专门培训的基础上经筛选产生。西北小组的母乳辅导方方是两个孩子的妈妈，目前是一位陪产师，同时也是母乳会资深的母乳辅导。作为母乳会的权威人士，方方既承担着组织活动并维持秩序的责任，也承担着为成员解答困惑、排忧解难的角色。西北小组每次活动开场前，方方都会强调："我们活动现场是不让进行产品推销的。"在母乳会的活动现场，的确会有假扮哺乳妈妈来参加活动的销售员，她们在开场的自我介绍部分很快被识破，并被请出活动现场。

母乳会每期线下活动分享的主题各不相同，但都是妈妈们在哺乳过程中经常遇到的问题，如"温柔分娩"、"如何更好地夜奶"、"追奶的技巧"等。初次参加母乳会的女性都会有一个熟悉期，参加过几次活动之后，就会被母乳指导的专业知识及其所倡导的理念所吸引，并对她们产生信任与依赖。在随后的哺乳过程中，她们会通过线上线下的方式经常性地寻求获得指导。

不同于传统家庭将关注点放在婴儿的健康与营养上，母乳会在倡导母乳喂养的同时，强调应给予哺乳期女性足够的关注、肯定与鼓励。"你是很棒的母乳妈妈。""先别急，宝宝特别正常。""你一直亲自照料宝宝，这样非常棒！"在母乳辅导与妈妈们的交流互动中，这样的话经常出现，这对于在家庭中一直被忽视的女性来说，无疑是正面、积极的。在享受到被理解、被认同带来的快乐的同时，她们对母乳会产生了认同与信赖。在随后的日子里，随着与哺乳相关的知识的增长及自信心的增强，她们与母乳辅导之间逐渐变为一种平等交流的朋友关系。

除了获得母乳辅导的专业支持外，哺乳期女性的相互交流与沟通也非常重要。母乳会线下聚会的另一项主要活动，就是让她们围坐成一圈，大家敞开心扉，彼此倾诉在哺乳过程中遭遇的困难与挫折、收获的快乐与喜悦，等等。共同的经历与体验使她们在分享时很容易产生共鸣，大家纷纷讲述自己的经历，发表自己的见解，紧张、焦虑的情绪得到有效的舒缓，这本身是一个很治愈的过程。

由于各种原因，27岁的苹果在生育后放弃了工作，成了一位全职妈妈，独自照看3个月大的孩子。由于缺乏育儿相关知识与体验及来自同性长辈的支持与帮助，她最初连怎么抱婴儿才能让他舒服、怎么喂奶才不至于呛着孩子等一些"常识"都不知道。为此，包括丈夫在内的家人都觉得苹果"什么都不会"，不是一个合格的妈妈。自己做出了巨大的牺牲，又被孩子弄得筋疲力尽，却得不到家人的理解与认可，这使得苹果在很长时间里处于压抑的状态。后来，经朋友阿紫介绍，她加入了母乳会的微信群，在里面获得了一些有益的育儿专业知识，并开始参加母乳会的线下聚会活动。加入母乳会不仅增加了苹果在哺乳与育儿方面的信心，而且使她认识了很多同道女性，有效地缓解了她的压抑情绪。

> 我属于永远在追奶的那种妈妈，经常被人认为奶不好，不会带孩子，自己坚持得很辛苦，又遭人说，很痛苦。阿紫一直支持我，（阿紫）照顾小馒头（阿紫孩子的乳名）已经很辛苦了，还要经常给我安慰。我想，要是参加聚会是不是能给自己一些心理支持？后来到了这里，确实感觉很好，不仅获得了哺乳的知识和技巧，还认识了很多可以倾诉的朋友。
>
> （苹果，27岁，全职妈妈，3个月哺乳期）

在一次聚会活动中，交流的主题是"堵奶了怎么办？"母乳辅导先让妈妈们分享。有堵奶经历的晓凌首先发言：

> （孩子）三四个月的时候，我的左边乳房堵奶了，几条乳腺不通，孩子没有办法吃饱就一直哭、一直哭。我觉得自己好失败，连孩子都喂不好……
>
> （晓凌，35岁，陪产师，2个月哺乳期）

回想起自己堵奶的经历，晓凌忍不住哽咽起来。坐在她旁边的一位会员轻轻拍抚了几下她的后背，不停地安慰她："没关系的，放心。孩子不会被饿到。我理解你的心情，我当时也是这样的……"也许是话题勾起了她相同的痛苦经历，这位会员也失声哭了起来。会场随之出现叹气声、抽泣声，现场气氛异常沉重。沉默了一段时间后，母乳辅导将话题引向如何正确应对堵奶问题的讨论，会员们又开始分享自己的经验。通过类似的分享，会员们找到了情感共鸣，学到了相关知识，同时发泄了长期压抑的负面情绪。

（二）母乳会的文化理念

母乳会之所以能够得到哺乳期女性的支持与信赖，不仅仅在于辅导们所具有的丰富的哺乳经验与知识，更由于母乳会"以妈妈为中心"的文化理念与哺乳策略。"妈妈们所做的决定都是正确的"，母乳会所宣扬的这一理念不同于围绕婴儿的营养与健康展开的科学话语，也不同于围绕如何防止"月子病"展开的传统习俗与话语，而是倡导从哺乳妈妈的身心感受与婴儿的需要出发，以一种较为平和的态度去认识与应对哺乳问题。正如母乳辅导兰兰在一次活动中的分享：

> 在哺乳喂养中遇到的很多情况，其实都不是问题。只不过太过于关心则容易慌乱，这容易让新手妈妈们陷入惊慌的状态。比如宝宝连续睡了 5 个小时都没有醒过来，我们就会很紧张：怎么回事呢？宝宝为什么睡这么久？这么久不吃奶行吗？其实我们反过来想，这不是说明妈妈的母乳让宝宝吃得很满足，（宝宝）感受到了安全感，从而拥有了一个这么美好的睡眠吗？

> （兰兰，母乳辅导）

母乳辅导经常强调："要透过自己的亲身感受去思考并采取适当的行动，最后实现问题的解决。"母乳会所倡导的理念极大地缓解了哺乳期女性的焦虑情绪，使处于慌乱无序状态的她们获得了应对问题的信心与勇气。

阿丽是一位 3 岁孩子的妈妈，由于她决定哺乳孩子到自然断乳为止而为周围的亲友所不理解，这使得她对自己的决定一度产生了怀疑。参加母乳会后，阿丽不仅得到母乳辅导的认可与鼓励，而且听到不少要哺乳孩子到自然断乳的妈妈的故事。通过经验分享与交流，阿丽不再犹豫了：

> 对于母乳喂养孩子到 1 岁，大部分人都会理解和支持。但是超过
> 1 岁的孩子还要哺乳的话，就会招来别人不解的眼光……自从知道母
> 乳会后，（我）每个月就都来参加聚会，就认识了北京小组的母乳辅
> 导方方，她给了我很大的帮助；还有一起参加活动的妈妈们，也有我
> 这样的情况，是她们让我能够从不自信到现在的从容、淡定。
>
> （阿丽，32 岁，自由职业，3 年哺乳期）

在母乳会，不仅像阿丽这样选择哺乳孩子到自然断乳的女性得到了理解与支持，因各种原因选择奶粉喂养的女性也同样获得了认可与尊重。母乳会认为，科学权威与传统权威都有偏颇之处，因为每个妈妈和孩子都是独特、不一样的，只有她们最清楚什么对自己和孩子是恰当的。因此，在哺乳的姿势、断奶的时间、添加辅食的时间等方面，母乳辅导会提供一些专业的咨询与建议，但最终的决定权还在女性自己。

> 我们希望来这里的每一位妈妈都可以自由地分享自己的观点，对
> 于你认同的观点你可以随心地带回去，能够帮助到你我们很开心；
> 而对于你不太认同的观点，也没有关系，让它安静地留在我们这里
> 就好。
>
> （方方，母乳辅导）

母乳会所提倡的哺乳文化理念是辅导们自己哺乳经验的总结与升华，它对于消除哺乳期女性的焦虑与不自信有着积极的作用，这是很多妈妈愿

意参加母乳会活动的原因。

除了给予专业的哺乳辅导与建议，母乳会还鼓励会员们在具备了解决问题的能力之后，力所能及地去帮助其他有需要的女性。

阿紫是母乳会的老会员了。据她称，"我在母乳会中收获了属于自己的生活哲学"。在苹果生产与哺乳的过程中，作为好朋友的阿紫的帮助与鼓励对她来说意义非凡：

> 我是在北京妇产医院生的孩子，当时医生说我盆骨小顺产不了，让我剖宫产。我和阿紫姐姐沟通了好久，最后决定自己生。我想用最自然的方式让我的孩子来到这个世界，最后我成功了。
>
> （苹果，27 岁，全职妈妈，3 个月哺乳期）

有时候，参加聚会、倾听分享本身就为哺乳期女性提供了一个反思自身处境的机会。雅乐一度患有产后抑郁症，到母乳会后，她在倾听新手妈妈们讲述哺乳经历时发现了自己的影子，这使她有机会客观地审视自己，并最终走出困境。

> 在活动时，从新手妈妈的讲述中，你可能会看见曾经的自己，也就能用一种全新的角度去认识和对待当初那个自己……
>
> （雅乐，27 岁，企业员工，5 个月哺乳期）

调查发现，会员们在母乳会学到最多的是如何客观地认识并分析自己的处境，如何关注自身的体验与感受，并从自身的角度与孩子的需要出发做出决定，而不是听从来自外部的育儿专家或传统权威的建议。这样，很多原本困扰她们的问题就不存在了，这使她们对母乳会产生了强烈的认同。参加活动的女性中，有一些是生二胎的妈妈，她们在生第一个孩子的过程中接触并加入母乳会，之后持续关注。也有度过了哺乳期仍来参加活动的。如今孩子已经 6 岁的小君不仅坚持参加母乳会每月一次的聚会，有时还带着孩子来。

> 我是带着我 6 岁的女儿一起来参加的，我当初母乳的时候就参加了（母乳会的）活动，现在每个月有时间的话就带孩子一起过来……每次参加活动的时候，就感觉像回到了自己的家。在这里可以和妈妈们互相分享自己的想法，感觉很轻松。
>
> （小君，30 岁，国企员工，1 年哺乳期结束）

母乳会为城市女性提供了一个友好平等的交流平台与文化空间。在这里，她们可以获得哺乳喂养的专门知识与技能，获得同伴们的认同与支持。基于相似经历的分享与倾诉，也使女性们获得了审视自己、进行反思的机会。

（三）母乳会理念的实践及影响

会员们在母乳会习得的，主要是处理生育及哺乳期所面临的问题的基本原则，即相信母乳喂养的意义与价值，并基于女性自己的身体体验与直觉判断，把握哺乳实践的主动权并做出决策。这一原则对于帮助哺乳期女性摆脱慌乱失序的状态，从容应对各种状况有着极为重要的作用。

> 有一次，我的孩子开始莫名地发烧哭闹，怎么哄都没有办法。婆婆慌了，就要带孩子去医院，被我拒绝了，我相信我的乳汁可以帮助到孩子。然后，我就一个人抱着孩子待在房间里，把婆婆、老公都关在外面。后来，孩子慢慢吃饱就睡着了，就这样睡了吃、吃了睡，第二天早上孩子烧退了。因为这件事，婆婆和老公之后对我全力支持并且不再插手了，完全听我的指挥。
>
> （雅乐，27 岁，企业员工，5 个月哺乳期）

母乳会的理念与实践使妈妈们摆脱了医学专业、传统权威等各种话语的干扰，掌握了哺乳喂养的主导权。一度由哺乳所带来的失控状态得到了控制，而且家庭关系中的权力结构也得到重塑。

由于城市女性缺乏与生育及哺乳相关的知识与实践经验，其生育过程常常成为娘家或婆家的女性长辈插手小家庭事务、改变家庭关系格局的契机。以婆婆、妈妈为主的长辈以"过来人"的身份对哺乳期女性进行指导，然而她们的知识却是零散和不系统的，甚至互相矛盾。以催奶为例，民间流传的就有喝小米粥、喝鸡汤、吃猪蹄等各种方法，可谓五花八门，长辈们也是道听途说，并不知道哪种办法更有效。针对哺乳过程中家庭成员的角色与分工问题，母乳会提出"以妈妈为主，其他人协同照顾"的原则。受过较高教育且追求独立的城市女性将母乳会的原则贯彻到哺乳实践中，改变了育儿过程中众声喧哗的混乱局面。而她们有效的实践也成为母乳会很好的宣传，吸引更多的女性甚至其家人到母乳会"取经"。在西北小组的一次活动现场，一位初次参加聚会的爸爸自我介绍：

> 我是从一位女同事那儿打听到母乳会的，她几年前参加了，说这儿（提供的知识和信息）挺实用。媳妇因为还没有出月子，孩子太小了就没有敢带过来，我就先过来听一听。我觉得女性生孩子本身就是一件很伟大的事，生孩子的时候我没办法帮太多，孩子生出来之后，我肯定得帮忙照顾孩子，所以希望在这里能学到有用的知识。

有研究发现，丈夫参与对女性健康的调整与恢复，以及促进夫妻关系与大家庭关系的和谐具有积极的意义（李洁、刘婧，2016）。母乳会也积极鼓励丈夫参与和配合，以帮助哺乳期女性应对困境。在东北小组的一次分享会上，另一位新晋爸爸自豪地谈到他疏导妻子的事：

> 我媳妇因为奶量不够经常自责，我就安慰她："没事，没事，你

看咱孩子不是长得也白白胖胖的嘛。这不是你的问题，你不需要自责。"后来她没有那么焦虑了，奶水反倒正常了。

意识到以丈夫、婆婆为主的家人支持的重要性，一些女性在生育前后会让他们参加聚会活动。受访者大米是两个孩子的妈妈，生第一个孩子后她参加了母乳会。到了生第二个孩子前，她特意让自己的婆婆来参加活动：

> 我儿媳（大米）马上要生了，她给我发信息让我过来参加这个。现在毕竟时代不一样了嘛，我就过来学习学习，等儿媳妇生了之后能好好帮帮她。

（大米的婆婆）

由于成长过程远离家庭日常生活场景，缺乏对生育及哺乳的直观了解与认知，城市女性在生育过程中不得不向外界求助，求助对象首先是以婆婆、妈妈为主的家人。然而，当婆婆或妈妈等家人介入小家庭与哺乳过程后，如何正确处理家庭成员之间的关系，就成为哺乳期女性面临的巨大挑战。

女性长辈持有的是传统生育习俗，这些习俗几乎完全忽视哺乳期女性的自我与主体性，即便预防产妇得"月子病"的各种禁忌，也严重忽视产妇的身心体验，其结果是女性的身体失序，心理问题严重（李婉君，2014）。在传统农村，对同性长辈言听计从的女性普遍面临"月子病"的风险；而在城市地区，有着强烈自我意识的女性并不会完全听从长辈的话。在这种情况下，要是不能与长辈进行充分而有效的沟通，就会使家庭矛盾重重，以养育婴儿为目的的哺乳最终演变为不同主体争夺话语权与主导权的场域。最终，要么婆婆、妈妈被排挤出小家庭，要么她们居于主导地位，而压制了哺乳期女性的声音。对哺乳期女性而言，显然两种结局都不是自己想要的。城市女性产后抑郁的普遍存在，一定程度上是她们家庭矛盾激化、身体透支、心力交瘁的征兆。

在寻求帮助的过程中，城市女性由初步了解到参加活动再到最终融入母乳会，是一个不断深入母乳会的文化空间，逐渐接受并实践母乳会理念的过程。换一个角度讲，是她们在母乳会的帮助下排除外界干扰，获得哺乳的主导权，进而恢复身心与生活秩序的过程。"以妈妈为主，其他人协同照顾"的原则为城市女性的哺乳实践确定了基调。在这一原则的基础上，她们与同性长辈进行了充分而有效的沟通，并最终就分工与各自的角色地位达成共识，使哺乳实践得以顺利进行。同时，女性们不再忽视与压抑自己的身体体验与心理感受，而是通过分享、交流与叙述找到问题症结，最终达到重构身心秩序、找回自我、恢复主体性的目的。

三　哺乳体验与主体性重构

哺乳是女性独特的身体实践与生命体验，对她们来说意义重大。然而，无论营养学、医学、人类学等相关学科还是一般民众都将关注点放在婴儿身上，即便关注女性身体，也将其作为哺乳的工具，关心它能不能为婴儿提供充足而富有营养的奶汁。在这种语境下，女性的身体成为科学话语、传统权威、商业广告等各种力量施加影响与控制的场域，女性的身心体验与主体性被严重忽视，她们被迫经历了"去主体化"的过程（张秀如，2006）。然而，尽管哺乳期女性为了婴儿的健康成长不得不压制自己的声音，但其自我与主体性并不会因此被完全抹杀，她们通过身体的疼痛、不适，心理的焦虑、抑郁，表达了对被工具化的反抗与不满。这些身心问题恰恰反映了"作为哺乳工具的妈妈的身体"与"作为体验主体的女性的身体"之间的内在矛盾与张力。

（一）哺乳叙事中的身心体验及变化

20 世纪 80 年代以来的社会变革使家庭的亲属关系与权力结构发生了转变，父权衰落，青年女性崛起（阎云翔，2012：1-200）。而计划生育的推行，则使孩子逐渐成为家庭的重心。如何服侍好这些"小皇帝""小公主"，力所能及地给他们提供好的食品、教育等，成为大多数家庭生活的核心内容。在这种背景下，无论与生育相关的研究还是实践，都将关注点放在了孩子身上。

在怀孕和生育之前，女性是一个独立的行动主体，对身体有着主观认知、审美要求与主体把控。然而，自怀孕直至分娩并进入哺乳期，由于自身生育知识与体验的缺乏，她们不得不求助科学话语、女性长辈与同龄女伴等，这些话语和亲友大多要求其涉及身体的各种实践围绕婴儿的需要展开。妈妈们在这些力量的作用下不知不觉地将自己的身体客体化，降低为一个哺乳的工具。母乳会的微信交流群中，一位正处在哺乳期的妈妈发消息抱怨：

> 生完孩子后，没有人来关心我累不累、伤口疼不疼。每个人都在问："你有没有奶？"好像我不是一个人，只是一头奶牛！因为月嫂说我奶少，每天我都得喝下七八碗各种名目的汤，甚至被家人逼着吃中药。从早到晚就想着下奶、下奶，像着了魔一样。

科学的育儿话语指出，母乳喂养作为对婴儿来说最有营养也最卫生、干净的喂养方式，是最科学的育儿方法。"母乳最优"的科学话语与"母爱无私"、"合格的妈妈应该哺乳喂养孩子"等道德话语一起，绑架了哺乳期的女性，也塑造了她们的哺乳实践。女性不得不尽其所能选择哺乳喂养，并遵循"能下奶、多下奶、下好奶"的原则展开饮食、睡眠、穿衣等身体实践。要是因为某些原因没有选择母乳喂养或由于工作需要而早早地给婴儿断奶，女性就会产生愧疚的心理。受访者丹丹由于患有严重的乳腺炎放弃了母乳喂养，在一次聚会分享时她谈到了自己的感受：

> 因为乳腺一直发炎，我本来不打算母乳喂养的。但是周围的人好

像都在母乳喂养，包括同事、朋友，家里人也一直让我先试试，不行再想办法……虽然最后还是喂奶粉，但是我总觉得愧对孩子。

（丹丹，27岁，公司职员）

由于被作为哺乳工具客体化，在哺乳过程中，尽管女性身体遭受了生物钟长期紊乱、关节疼痛、乳房肿胀等之前没有过的各种紊乱与不适，却未引起家人的关注，女性自己也选择咬牙承受。

他一口咬上来，真的是很疼。而且我是剖宫产，每吸一次子宫就剧烈地收缩一次，真的剧疼，没想到生完孩子之后还会有这么疼的事，不过觉得是应该的。

（敏娜，25岁，自由职业，4个月哺乳期）

在谈到孩子吸奶的身体体验时，敏娜眉头一皱，音调也变了，仿佛正在经受婴儿吸奶带来的疼痛。即便如此，由于受"母爱无私"观念的左右，当后来发现自己并不能顺利哺乳时，她仍产生了自责、愧疚的心理：

生完孩子之后，原本以为就没什么太大的问题了，结果没想到哺乳还遇到了很多问题。我原本就打算母乳喂养的，但是后来发现母乳不是那么简单的，就会想连孩子都喂不好，觉得自己很没有用。

（敏娜，25岁，自由职业，4个月哺乳期）

由于哺乳喂养的姿势等问题，敏娜每次喂奶时宝宝都会哭着不吃，这使敏娜很崩溃，产生自我怀疑，甚至觉得自己不是一名合格的妈妈。"连孩子都喂不好，觉得自己很没有用。"敏娜这样描述自己在哺乳过程中的挫败感。

问："为什么会觉得妈妈一定要会哺乳呢？"

敏娜："因为别人都是这样的啊，你看老一辈她们不都是这样的？"

敏娜叙述时声轻眉皱，情绪比较低落。"没有人教这个啊，后来我就自己去网上找各种资料，还参加了母乳会的活动，就是想学一些东西。"通过在母乳会的学习，她改变了一定要母乳喂养、不能正常母乳就是妈妈失职的观念，这极大地舒缓了她的愧疚感。

在母乳会的时候我学到了很多，也发现并不是所有妈妈都会哺乳，母乳时总是会遇到各种各样的问题，我一下心里就舒服了很多。

（敏娜，25岁，自由职业，4个月哺乳期）

讲到这里，敏娜的眉头渐渐舒展开，声音也恢复正常了，叙述语气开始趋于平静。

哺乳过程也是女性的身心体验渐变的过程。一开始由于缺乏经验，放弃了自我与主体性，她们不可避免地陷入了混乱与失序状态，身心受到极大的折磨与考验。随着哺乳过程的推进，以及对母乳会理念的接受与实践，她们对待哺乳的态度发生了变化，比如孩子啼哭时不再慌乱，无法正常母乳时不再焦虑，身体不适时不再硬撑，等等。这使得她们的心理压力得到了有效缓解，身体失序的状态也逐渐改观。这时，哺乳带给她们的心理体验也发生了很大变化，妈妈们开始收获越来越多的快乐。虽然不知道怎么形容被宝宝需要和依赖带来的幸福感，但这种幸福感是切实的。

现在我就很享受喂奶这种感觉。宝宝抱在怀里，小小的那么可爱，睁着大大的眼睛盯着我，有时候忽然对我一笑，那一瞬间我觉得都要被融化了。

（敏娜，25岁，自由职业，4个月哺乳期）

在谈及哺乳过程中体验到的"为人母"的快乐时，晓凌用了"神奇"、"幸福"、"满足"这样的字眼：

> 喂奶时候，最神奇的感受就是孩子对你的依赖感，还有孩子吃奶时候的幸福与满足。这个时候作为妈妈是特别开心和幸福的，一个这么可爱的生命完全需要你，真的也是特别满足。

> （晓凌，35 岁，陪产师，2 个月哺乳期）

尽管科学育儿及传统习俗等话语将女性的身体工具化，忽视了她们的主体性，然而哺乳过程中女性的身体却是"活生生的身体"，是"体验着的身体"（experienced body）。身体体验带给她们的不只是疼痛、不适，还有创造出一个新生命的成就感与幸福感。与婴儿身体与情感的持续互动与交流，使城市女性享受到了初为人母的快乐，她们的心理悄然发生了变化。

同时，女性对自己身体的关注也在逐渐发生变化。重返女性身体是主体性觉醒的前提，因为主体性就在身体本身（庞蒂，2005），女性重构主体性的首要条件便是回归到对自我的关注，这突出地表现为消费品的变化。当被问到"在哺乳期除去买喂奶的辅助用品外，你们如何分配消费支出？"时，被访者的回答是：

> 我会买一些比较好的产妇能用的护肤品，还有一些能遮挡身材的衣服，毕竟刚生完孩子，身材都走样了，加上喂奶太累，感觉自己老得很快，需要保养一下皮肤。

> （大米，30 岁，淘宝店主，3 个月哺乳期）

> 除去买一些喂奶的辅助用品之外，主要花销就是产后恢复了，会做一些胸部保养啊，防止（乳房）下垂。

> （晓薇，32 岁，全职妈妈，3 个月哺乳期）

我十分注重产后恢复。生完孩子一个月后我就开始去健身房了，也买了很多防下垂内衣，还专门去美胸机构办了卡。胸部变瘪的感觉太不好了，所以我差不多一大部分的支出都在这上面。

（雪芳，28岁，企业员工，8个月哺乳期结束）

调查发现，无论是线上微信群还是线下活动，消费都是母乳会成员谈论最多的话题之一。消费内容主要有两类。第一类是围绕履行母职的身体消费，如吸奶器、下奶的营养品、安全的化妆品等。这些产品的消费者虽然是女性，但最终却是为婴儿哺乳服务的，因此真正的消费主体是"作为哺乳工具的妈妈的身体"，而不是女性的身体。与之相关的消费内容还包括通乳师、月嫂、月子中心等个体与机构提供的服务。

第二类是以女性为主体的身体消费。随着哺乳实践从慌乱无序步入正轨，孩子一天天长大，母乳喂养在女性生活中被摆放在相对合适的位置。在逐渐恢复生活秩序后，女性开始注意到自己身体的变化：皮肤变得暗黑粗糙，失去弹性；乳房松弛，下垂；身材不再匀称，腹部堆满了赘肉；等等。在很多社会文化中，身体对女性的自我认同有着巨大的影响。在现代城市，社会所认可的理想女性的身体形象是苗条紧实。面对形象受损与即将回到职场的现实，城市女性对乳房恢复、体形恢复、美容及化妆等产后修复表现出越来越高的热情，带动了相关产品与服务的消费。"作为哺乳工具的妈妈的身体"逐渐转向"作为体验主体的女性的身体"。女性们努力通过购买与消费各种产后修复服务和产品改善自己的外观，实现对自我身体与气质的重塑。

（二）哺乳期城市女性的主体性重构

在传统农业社会，女性的角色与任务是生儿育女、相夫教子，她们的人生价值主要在这一过程中实现，因此其角色与主体性是一贯的。尊重并遵从长辈的意见，既是传统社会对晚辈的道德要求，也是对长辈所具有的乡土知识与智慧的尊重。因此，在生育过程中，农村女性习惯于对同性长辈言听计从，这不会带来自我迷失与主体性丧失的问题。而现代城市女性追求经济独立，有自己的事业与价值追求。生育之前，她们多有稳定的职业；虽然个别女性在生育后放弃了工作与事业专事子女的养育，但大多数女性还是会回到工作岗位，这使她们即便在生育及哺乳期也不能全然不顾之后的工作与职业发展。然而，哺乳实践的紧迫性与自身相关知识的缺乏，使城市女性不得不听从科学话语与女性长辈的话，把自己的身体降低为哺乳的工具，在遭遇身体、生活及工作失序与紊乱的同时，迷失了自我，丧失了自己的主体性，导致身心失序状态的恶化与加剧。

主体性强调以个体自身为中心来认识与理解事物，然而它又不是孤立存在的，而是存在于切实的身体体验及与他者的互动过程之中。然而对于女性而言，怀孕生孩子却是一件极为独特的体验与经历。因为婴儿不是一般意义上的"他者"或互动的对象，从女性身体中孕育出的婴儿一开始就被认为是女性的组成部分。"孩子是妈妈身上掉下来的一块肉"，朴素地表达了母子之间部分与整体的关系，它模糊了两个主体的界限。即便一朝分娩，婴儿脱离母体成为一个独立的个体，母亲也依旧把他／她视为自己的一部分。也许，这可以解释何以世界上唯有母爱最为无私。对孩子的爱，归根结底是女性对自己的爱。

生育是一种十分独特的身体体验与主体分裂经验。怀孕期间，女性体内慢慢长出另一个个体，这个个体又与母体作为一个整体存在。分娩后两个个体发生分离，女性在身体激素、内分泌、饮食等各方面发生很大变化，婴儿的各方面也处于一种不稳定的状态，需要依赖母亲的帮助才可以存活。脐带虽断，但母子之间血脉与情感相连，难以割舍，双方进入了既分离又共存的阶段，女性的主体性仍是模糊的、不完整的。

然而，这种情况并不能否定母子终究是两个独立个体的事实。随着生活秩序的恢复，女性自我意识逐渐觉醒。面对自我迷失的困局，她们求助于母乳会等专门的指导与服务机构，踏上了恢复自我主体性的旅程。

分析发现，城市女性大体采取了两个步骤来解决生活混乱与身心失序的问题。首先，通过哺乳叙事（narrative）找到问题的症结；其次，针对问题采取不同的应对策略来重构主体性。

1. 哺乳叙事

医学人类学在"疾病"（disease）与"病痛"（illness）之间做出了区分，认为疾病是身体整体或部分结构功能的异常，而病痛是个体对身心不适的主观体验与认识（张有春，2011：32–33）。如果把哺乳期女性的身心失调与各种不适视为一种病痛的话，那么她们在母乳会关于哺乳的交流与分享，以及在接受访谈时对哺乳经历的讲述，则构成了可供我们分析的哺乳叙事文本。

在当代医学领域，叙事已经被发现具有重要的认知与治疗功能。它既可以呈现讲述者的认知、思想与情感，也能够表达她/他所观察与理解的外部世界。哺乳叙事作为女性对其哺乳体验的讲述，不仅反映了女性的身体体验与心理感受，还有助于其认识哺乳过程。在母乳会的交流分享过程中，城市女性讲述自己的体验与感受、发生的重大事件、独特的情境，通过这种方式表达她们对哺乳的认知与理解。

分析发现，城市女性的哺乳叙事主要涉及哺乳、身体、心理及家庭关系等几个方面。关于哺乳的叙事呈现出从听从长辈到自主学习的转变，包括购买哺乳相关书籍、参与母乳会等组织、加入母乳论坛等；关于身体的叙事在哺乳叙事中占很大比例，表现出哺乳叙事的身体叙事特征。最初，女性体验到难以忍受的疼痛，随着哺乳有序展开、身体秩序得到调整，她们开始关注哺乳导致的身体变化，尤其是胸部、皮肤与体形的变化。哺乳带来的心理变化最为复杂微妙，有工作中断带来的焦虑，整天给婴儿喂奶、洗尿布带来的无意义感，生物钟被打乱带来的烦乱，无法正常哺乳带来的焦虑，自我迷失的焦虑，等等。然而，这些负面情绪有时在孩子的一个微笑、孩子吃饱后满足的样子，或者孩子在自己怀中熟睡带来的温暖与满足感中瞬间消失得无影无踪。女性讲述较多的还有家庭与工作。在家庭方面，主要涉及家庭成员在哺乳过程中的观念冲突，家庭成员在育儿方面的分工，以及家庭中权力关系的变化，等等；在工作方面，主要是对未来职业发展的迷茫和焦虑，重返岗位后对各种关系的处理，等等。

在分享哺乳经历与体验的过程中，每个女性都会得到来自其他女性与哺乳指导的帮助。她们会帮助分析讲述者的处境、面临的主要困境，并结合不同家庭的具体情况提出处理原则：家庭成员在孩子的哺乳与照顾方面应该有明确的分工，各司其职，不能陷入混乱无序的状态；女性在哺乳阶段应从自己的身心体验出发，兼顾自己的职业发展，不能盲目听从外部意见、任人摆布；女性应正确认识并平衡孩子与自己之间的关系，不能为了孩子丧失自我。

在这些原则的基础上，不同妈妈针对自身面临的主要问题采取了不同的策略。一些妈妈积极争取在家庭关系中的主动权，以恢复自己的主体性；一些妈妈将照料婴儿的主要责任交给家庭中的同性长辈或保姆，自己重返职场，以缓和家庭矛盾，并实现家庭与工作的平衡；一些妈妈放弃了痛苦坚持的母乳喂养，改用奶粉；等等。

通过哺乳叙事，妈妈们被工具化并受到压抑的身体获得了"发声"的机会，得到充分的重视，她们失去的自我意识与主体性也逐渐觉醒，一度混乱无序的身体状况和生活状态得到了系统梳理与组织，哺乳与工作之间的张力也凸显出来。这些叙事构成了女性找回自我、重构主体性的前提与契机。问题已经得到揭示，后面的应对自然顺理成章。

2. 重构主体性

导致哺乳期女性主体性丧失的，既有科学话语、传统道德等外部压力的因素，也有女性自身的原因。找到问题的症结后，如何正确处理哺乳与工作、自我与孩子之间的关系，成为城市女性重建主体性的关键。研究发现，她们大体采取了两种不同的策略重构自己的主体性。

一种是将孩子作为自我的重要组成部分，将抚养孩子健康成长作为人生目标。在母乳会等服务机构掌握了与哺乳相关的母职技能后，女性将照顾孩子的主要责任移交给保姆或家中的女性长辈，自己返回职场。尽管白天大部分时间无法陪伴孩子，但她们深信自己工作的目的是给孩子提供更好的成长环境。通过这种方式，城市女性在哺乳与工作之间找到了平衡，生活秩序逐渐恢复。只是，她们的自我构成已经增添了新的内容，发生了很大变化。

另一些女性则彻底摆脱了母职至上的话语，视孩子为与自己一样独立的个体，认为哺乳是家庭而不是个人的责任，任何人不应该为了孩子而牺牲自我，丧失自己的主体性。持这种观点的城市女性能够将母职与母爱区分开，并把工作放在比哺乳更为重要的地位，上文提到的大米就是一个例子。大米是一家淘宝店的店主，也是一位事业心很强的女性，她的策略是：通过家人之间的明确分工与相互合作，由家庭成员共同担负哺乳任务，形成婴儿与家庭成员之间多元而稳定的情感连接。因此，在第二孩子快要出生时，她就让婆婆与丈夫都去参加母乳会的聚会活动，以便在孩子出生后进行合理分工，共同担负哺乳的职责。与前一种策略相比，这种策略中的女性在哺乳过程中虽然承担的任务不一定少，但在心理上，她们的自我意识更强烈，重建起的主体性也更为完整、独立。

结　语

在中国社会文化转型、个体化与市场化的大背景下，城市女性的自我意识越来越强，她们追求经济独立、职场与事业成功、社会认同，也追求美好的体形与外貌。对正值青春且事业刚刚起步阶段的女性来说，生育与哺乳实践无疑是一个巨大的挑战与考验。相关知识与经验的缺乏，来自家庭、社区的支持的阙如，进一步加大了城市女性应对生育、哺乳的难度，现代科学话语的介入则对母职与哺乳实践提出了更高的要求。

通过在北京母乳会的田野工作，借助观察、听取哺乳叙事等资料收集方法，本研究发现：哺乳给城市女性带来的，主要是身体、生活、社会关系等方面的失序问题，究其根本，则是"作为哺乳工具的妈妈的身体"与"作为体验主体的女性的身体"之间的对立与张力。

"作为哺乳工具的妈妈的身体"是客体化的身体，是作为婴儿的哺乳工具而存在，它没有体验，没有情感，没有声音，即便有消费需求也围绕更好地履行母职而进行。"作为体验主体的女性的身体"是一个独立的主体，有疼痛、不适、紊乱等身体体验，有焦虑、愧疚、满足感、幸福感等心理与情感体验，也有作为一个职场女性对自己的形象要求——坚挺饱满的胸部，光亮弹性的皮肤，苗条紧实的身材，等等。这两种身体的背后，是母职实践与女性主体之间的矛盾与冲突，是母亲角色对女性主体性的侵蚀。

每个人首先应该是一个独立的主体，才能更好地扮演丈夫或妻子、儿子或女儿、爸爸或妈妈、同事或朋友等各种不同的社会角色，履行相应的社会义务。哺乳期女性的特殊性在于，婴儿虽然是一个主体，却不独立，需要有人照料与看护才能健康成长。而这个职责，毫无例外地落在了女性身上。"母爱伟大"、"母乳最优"、"母职神圣"等科学与道德话语将女性绑架，使她们从一开始怀孕就从胎儿角度出发考虑自己的饮食、作息、运动、工作等问题，不自觉地放弃了对自我的关注，让渡了自己的部分主体性。她们不再是独立的主体，而是怀着另一个更重要个体的妈妈。随着婴儿的出生，本以为可以松一口气的女性却发现自己又遇到更为严重的主体性丧失问题，她们不得不围绕孩子的需要安排时间与生活。长时期工具性的存在状态不仅使她们身心疲惫，也使她们自我迷失，主体性彻底丧失，产后抑郁作为一种特殊病症，无疑与此有着莫大的关系。找回自我并重构自己的主体性，成为城市女性解决哺乳期身心失序问题的关键所在。

主体性首先呈现为意义的世界，需要借助语言才能表达出来（佟新，2003）。通过母乳会的分享与交流，以及向研究者作的叙述，城市女性不仅作为主体"发声"，对其经验进行描述，而且组织并梳理了对这些经验的认识（杰华，2006），自我迷失与主体性丧失问题凸显出来。

在调查中，我们见证了一些女性在母乳辅导的帮助下摆脱困境，重建生活秩序与自我的过程。这些女性大体采取了两种不同的叙事方式与应对策略。一些女性认同"母职神圣"、"母爱无私"的话语，并把孩子作为自我的重要组成部分。她们返回职场"为孩子的美好未来打拼"；回到家履行哺乳、陪伴等母职。就这样，策略性地在工作与母职之间取得了平衡，为自己找到了重构生活秩序与主体性的空间。另一些女性则认为"爱自己"先于"爱孩子"，自我价值实现与履行母职同等重要甚至更重要，哺乳是家庭而不是母亲个人的责任。在这种认识的基础上，她们制订了团队应对策略，将哺乳的责任分配到了家庭成员们的身上。这种团队策略虽然不多见，但更充分地体现了城市女性强烈的自我意识，也使她们更有效地实现了主体性的重构。

参考文献

吉登斯，安东尼，1998，《现代性与自我认同》，赵旭东译，北京：生活·读书·新知三联书店。

费孝通，1998，《乡土中国　生育制度》，北京：北京大学出版社。

黄盈盈、鲍雨，2013，《经历乳腺癌：从"疾病"到"残缺"的女性身体》，《社会》第 2 期。

杰华，2006，《都市里的农家女：性别流动与社会变迁》，吴小英译，南京：江苏人民出版社。

景军，2017，《喂养中国小皇帝：儿童、食品与社会变迁》，钱霖亮、李胜译，上海：华东师范大学出版社。

李洁、刘婧，2016，《丈夫参与对妇女产褥期恢复与家庭关系的影响——以北京市常住人口调查数据为例》，《妇女研究论丛》第 2 期。

李婉君，2014，《"坐月子"与"过日子"——对北方传统产后习俗的文化解读》，博士学位论文，北京：中国人民大学。

林晓珊，2011，《母职的想象：城市女性的产前检查、身体经验与主体性》，《社会》第 5 期。

林耀华，2000，《义序的宗族研究》，北京：生活·读书·新知三联书店。

庞蒂，梅洛，2005，《知觉现象学》，姜志辉译，北京：商务印书馆。

沈奕斐，2014，《辣妈：个体化进程中母职与女权》，《南方社会科学》第 2 期。

陶艳兰，2013，《世上只有妈妈好——当代城市女性的母职认同与实践》，《妇女研究论丛》第 6 期。

佟新，2003，《话语对社会性别的建构》，《浙江学刊》第 4 期。

许怡、刘亚，2017，《母职初体验：基于自我民族志与网络民族志的城市女性哺乳实践研究》，《山东社会科学》第 8 期。

阎云翔，2012，《中国社会的个体化》，上海：上海译文出版社。

张秀如，2006，《怀孕第三期妇女身体改变经验之研究》，博士学位论文，台北：台湾大学护理学研究所。

张有春，2011，《医学人类学》，北京：中国人民大学出版社。

赵芮，2016，《新老博弈：商业化坐月子与家长权威的式微》，《思想战线》第 4 期。

Martin，E.，2001，*The Woman in the Body：A Cultural Analysis of Reproduction*，Boston：Beacon Press.

Lock，M. & Farquhar，J.，eds.，2007，*Beyond the Body Proper：Reading the Anthropology of Material Life*，Duke University Press.

疾病与体验

——关于当代"烟"话语形构的研究

项颖倩

我不吸烟，但我办公室的中间抽屉里一直放着一包烟，而我的工作不需要递烟。遇上困扰或沮丧时，或者去健身时，我会带着这包烟，捎上它好像就带上了一股神秘力量。不过，在运动之后，这包烟通常没有机会在生理层面发挥作用。我从没想过自己为什么会有这样的行为，好像这就是自然的状态。现在要着手对我的硕士学位论文进行再创作，回忆起很多在田野里的片段，忽然意识到这是那段田野经历带给我的。尤其是我买的那包烟，是其中一位访谈对象唯一爱抽的品牌系列。每一段经历都会在潜意识里为日后一些不经意形成的习惯埋下线索，田野经历尤为如此。

我不吸烟，所以于我而言，香烟的世界是个烟雾缭绕的遥远异邦，吸烟的体验是某种意义上的"他者"世界。但身边太多我喜欢的人兜里都会揣着一包烟，比如我爸，比如昊子、雷子、小金、鲍老板。有趣的研究应该与"附近"形成观照，既与之保持陌生，又与之产生联系，这是我选择围绕一支香烟完成硕士毕业论文的缘由。

导言：围绕一支香烟展开讨论

烟草在中国历史上属于舶来品，于明朝末年传入中国，烟草的种类和吸食方式因时代、地域而异。经过将近四个世纪的发展，在今天，香烟（又称纸烟、卷烟）已成为最普遍的成品烟。香烟的风靡壮大了烟民群体的规模。数据显示，目前全世界吸烟者总数已达 11 亿人，中国作为世界最大的烟草消费国，吸烟者总数超过 3 亿人。随着烟民数量的增长，烟草从消费品变成有害品，"吸烟有害健康"便是现代医学的论断。人们对健康的认识包含历史和政治上的偶然性、道德假设和价值判断，公共健康的范围亦是不稳定的。随着越来越多的新瘾型实践，成瘾的类型主体以新的方式被制造出来，公共卫生领域不断扩大。随着二手烟暴露使吸烟的危害范围扩大，吸烟行为从伤害自己扩展到害人害己，并引发一系列社会问题。吸烟行为威胁到公众的健康，这自然引发国家层面的重视并推出相应的控制策略和实践。例如，国家意识到仅靠宣传引导难以遏制吸烟危害的扩散，采取政策层面的强制措施是必要的。

在宏观的政策调控层面，2003 年 11 月中国响应世界卫生组织的号召签署了《烟草控制框架公约》，开始有意识地在控烟领域有所行动。一些城市先后响应国家的控烟政策，截至 2018 年 8 月，北京、上海、杭州、西安等 19 个城市施行了地方性"控烟条例"。国家层面竭力呼吁烟民戒烟，但烟民的数量不减反增。2015 年，中国吸烟总人数已达 3.6 亿，比五年前增加了 1500 万人，其中每天人均吸烟数量已达 15.2 支，比五年前增加了 1 支（中国疾病预防控制中心，2015）。强劲的社会动员能力，果断的政策执行能力，一贯是中国政府治理社会之优越性的体现，但控烟议题上的效果反差一定程度上反映了国家对社会的误读。

在微观的生活世界层面，每一位烟民都是独特的个体，他们对同一种品牌的香烟有不同的身体感受。香烟对烟民而言是日常生活的一部分，每一位烟民都有自己的吸烟故事。在与烟民交流的过程中，我意识到香烟的成瘾性原来只是戒烟难的一部分原因。

小小的一支香烟在中国社会语境中具备丰富的文化意涵。吸烟是一种饱含情绪状态的个人行为，同时又是一种行之有效的社交行为，既关乎个体的身体体验，又与医疗健康、国家制度、社会规范等宏观层面的话题相关。国家控烟与烟民数量反弹，不仅仅是一个严肃的公共卫生议题，更是一个值得探讨的文化现象。

围绕吸烟行为的医学介入、现代治理、身体体验三者间的关系，我将研究关注点落在三方面。一是与医学相关的"戒烟"，包括：医学话语如何看待吸烟，吸烟行为在大众认知体系中又呈现出何种话语；吸烟成瘾怎样走上医学化之路，背后有哪些主体在极力推进，这些力量主体之间以何种形式互动；直接针对戒烟而成立的戒烟门诊在医院里处于什么样的地位，目前戒烟门诊的发展状况如何。二是与制度相关的"控烟"，包括：在现代控烟话语的引导之下，烟民个体的戒烟意识发生了何种转变；现代治理需采用何种策略，使烟民个体的观念发生转变，从而实现更有效的治理；控烟和戒烟这两个领域工作的侧重点有何不同，这两个领域的资源是怎样分配的，资源分配的结果又给国家控烟事业带来了何种影响。三是与身体相关的"体验"，包括：烟民在吸烟时有怎样全方位的感官体验，不同的性别主体对吸烟的体验有何差异，各自又从何种角度来形构"烟"话语；社会情境的差异会对烟民的吸烟体验产生什么样的影响，烟味的弥漫如何实现对社会情境的控制，与吸烟相关的话语如何融入个体间的权力关系中；孰为"利"、孰为"害"，"吸烟有害健康"的话语如何与日常生活逻辑的话语展开博弈。

我关注的不仅仅是吸烟这个社会事实，更重要的是围绕这个事实形构起来的话语，围绕管控与反抗、医学化与文化稀释、疾病与欢愉等方面生发出多维讨论。所以，我在选取研究对象时围绕上述研究问题展开，即在"吸烟"、"戒烟"、"控烟"这些词语最可能被使用的环境中寻找受访者。这种研究思路旨在理解烟民被明确告知"吸烟有害健康",且身处政府力推控烟的背景环境之下,仍继续推动"烟文化"的情境化过程实践。

研究对象大致可分为两类:烟民群体、戒烟和控烟领域的专业技术人员。在具体的操作中,我主要采用半结构访谈形式,辅以参与观察。对烟民群体的访谈,我采用了面对面访谈、电话访谈、网络媒介访谈三种形式,其间还借助图片展示的视觉化方法调动被访者的感官体验,使被访者的讲述更加多维、立体。此项研究共深入访谈烟民 37 位,年龄跨度为20~76 岁,烟龄 2~58 年不等,被访的烟民涵盖学生、教师、商人、律师、军人、公司职员、公务员等多种类型。对戒烟与控烟领域的专业技术人员,我采用面对面的半结构访谈形式,共访谈了 10 位专业人员,他们由医院戒烟门诊的医生、北京市疾病预防控制中心控烟办公室的工作人员、辉瑞制药有限公司畅沛①组的负责人组成,这三类人员均掌握了较为系统的与吸烟相关的专业知识与政策。

为了深入了解烟民与戒烟专业技术人员之间的互动,我前往医院戒烟门诊进行参与观察。在辉瑞制药畅沛组负责人的推荐下,我在北京市设立戒烟门诊的 68 家医院②中选取了其中 4 家较为重视戒烟门诊发展的医院作为观察点,分别是:朝阳医院、海淀医院、北京大学第三医院、武警总医院。参与观察的时间为 2016 年 7~8 月。我的观察围绕烟民关于烟瘾症状的自我陈述、戒烟医生的劝诫话语、烟民与戒烟医生的互动场景这三方面展开。

一 病在"瘾"上

对吸烟行为的认知,医学科学与民间文化之间存在对立的理解。长期

---

① 畅沛是辉瑞制药公司研制的一款戒烟药,又名酒石酸伐尼克兰片。
② 该数据由北京市疾病预防控制中心提供。

以来，人们视吸烟为一种习惯或嗜好，而烟瘾在自然科学领域已被视为一种慢性疾病，医学上称烟瘾为"烟草依赖症"。这种病症的机理是什么以及其与民间文化体系的对话，是这一部分关注的内容。

（一）烟瘾的医学化

"吸烟有害健康"的话语在社会中广泛传播，并成为包括烟民群体在内的全民共识，烟盒包装上也必须印刷该警示字样。但这种认识仅停留在知其然而不知其所以然的层面，导致公共卫生部门的宣传、引导流于形式。大力宣传的成效是人人脱口而出"吸烟有害健康"，但对于为什么吸烟有害健康、吸烟具体伤害了哪些方面的健康等具体知识不甚了了。

事实上，吸烟行为已被定性为一个严肃的医学问题。吸烟成瘾的医学学名是"烟草依赖症"，被归类为一种慢性疾病，在世界卫生组织发布的《国际疾病分类》（第10版）（ICD-10）中的国际疾病分类编码为F17.2。我国卫生部门也在医学上把"烟瘾"归为慢性成瘾性疾病，其表现为躯体依赖和心理依赖。官方定义将判断烟草依赖这种疾病的关键放在了成瘾性上，即吸烟行为本身不是疾病，吸烟成瘾才是病态。医学层面的关注点不再仅限于吸烟对肺、咽喉等器官的伤害，而强调"瘾"本身就是一种疾病。

在医学机制上，尼古丁是导致烟草依赖的主要因素，香烟被吸入肺部，尼古丁直接通过肺泡上皮进入血液，与乙酰胆碱受体结合，形成电子脉冲。多巴胺等其他神经递质在脉冲刺激下被释放，使人在吸烟后产生短暂的快感。每次吸烟，多巴胺的水平会大幅上升。长期吸烟的积累，使乙酰胆碱受体产生适应性改变。随着时间的推移，这些改变使得人们必须增加对尼古丁的需求，以保持吸烟带来的愉悦感，从而进入烟草依赖的循环。烟民对于烟瘾的理解多是将其视为一种行为习惯，但其实质是大脑神经改变的生理成瘾与吸烟愉悦感记忆的心理成瘾共同作用的结果。

根据卫生部的《中国吸烟危害健康报告》，早在20世纪50年代，国际上就开展了关于吸烟与肺癌因果关系的研究，研究结果充分表明，吸烟与肺癌发生关系密切，吸烟量越大、吸入肺部越深，患肺癌的风险也越大。从 20 世纪 80 年代开始，我国陆续开展了多项有关吸烟与冠心病关系的研究，结果均显示，吸烟与我国人群冠心病的发病和死亡风险增加相关（中华人民共和国卫生部，2012：87）。不论国际医学界还是国内医学界，最初关于吸烟危害健康的医学研究多是将关注点放在诸如肺病、冠心病等由吸烟衍生的确定疾病种类上，吸烟行为属于诱发因素。到了 1988 年，美国医学界对烟草问题的研究取得突破性进展。《美国卫生总监报告》指出，烟草制品可使人成瘾，烟草依赖的药理学及其行为学过程与海洛因、可卡因等其他成瘾性药物类似（中华人民共和国卫生部，2012：20）。

自此之后，医学领域的关注点回归到吸烟成瘾本身，成瘾的状态即是一种疾病。由于尼古丁是一种具有精神活性的物质，烟瘾作为一种疾病被更多地与"情绪"、"依赖"等精神类治疗话语联系起来。实际上，在 18 世纪以前，社会上很少或根本就没有关于成瘾的概念，成瘾显然是现代医学的产物。虽然烟草成瘾已被医学化，但是"成瘾"是个体性极强的一种状态，所以目前国际上尚无专门针对烟草依赖的诊断标准。

将一类不正常的社会行为纳入成瘾的范畴，使现代医学的名录中多了一种疾病种类，在社会治理的层面也多了一层合法性。成瘾的重要特征是个人不能控制有显著负面作用的行为，当需要社会管控与临床医治介入时，便具有了社会意义上的越轨和失范意涵。柯林斯在研究吸烟仪式与反吸烟仪式时曾提出一个关于"上瘾"的结论，他认为"上瘾"这个概念有助于反吸烟运动，因为它反映了不能控制他们自己的行为的使用者就不是正常人，已经失去了控制自己身体的能力，这就为外部机构的控制提供了正当理由（柯林斯，2009：402-403）。因此，吸烟成瘾的烟民被划出"正常人"的群体范畴，而后便可合法、合理地在医疗体系内开辟出专门针对戒烟咨询与治疗的戒烟门诊，呈现出"成瘾定性—医学实践—药物介入"的模式，这便是烟草成瘾的医学化思路。由此，政府、制药公司、医院体系推动烟草成瘾医学化的实践具备了目的正当性，三者围绕戒烟药形成力量联合体，对成瘾的定性暗含着一种共谋，使医学话语介入控烟领域具备了正当性。

烟瘾已被定性为一种疾病，医院系统也随之配备相应的治疗场所，戒烟门诊应运而生。1996年北京朝阳医院开设了中国第一家戒烟门诊，同年，北京市连续有22家医院开设了戒烟门诊。其他省市随后也有所行动，天津、上海分别于2000年、2004年设立戒烟门诊。然而，戒烟门诊在中国的发展境况并不如预期，北京第一批设立的22家戒烟门诊曾一度只剩3家维持经营。直到2005年中国开始正式履行《烟草控制框架公约》，以及为2008年的"无烟奥运"做准备，政府才开始重新重视戒烟门诊的价值。

以北京为例，根据北京疾控中心2015年的统计数据，20年中北京市戒烟门诊已发展到近70家，其中27家提供包括药物治疗在内的完整戒烟服务，其余的戒烟门诊则主要提供咨询和行为干预。与国外戒烟门诊是独立科室的存在形式相比，国内开设的戒烟门诊依附于其他科室是其处境尴尬、知晓度低的主要原因，目前国内的戒烟门诊通常挂名设立在呼吸科或心内科。通过观察，我发现戒烟门诊的诊室通常被设置在较为偏僻的角落里，不易被患者关注。以海淀医院为例，门诊部大楼三层的走廊尽头是内科门诊，27个门诊室并排分布在南侧，戒烟门诊位于最东边的第27诊室。武警总医院的戒烟门诊同样隶属于内科门诊，其诊室亦被安排在走廊尽头处。由于出诊量小，大部分医院在一周之内通常只安排半天或两个半天时间给戒烟门诊。戒烟门诊坐诊的医生几乎都是兼职医生，这些医生专职的例行工作是在呼吸科、心内科等科室出诊，烟草依赖症并非他们的专业方向。通常情况下，医院从与戒烟相关的科室选取一些对戒烟事业感兴趣的医生，推荐他们参加卫计委和疾控中心组织的关于戒烟的系统培训。只有朝阳医院的戒烟医生全职做戒烟出诊，配备的戒烟医生在攻读医学学位期间便专攻戒烟研究。

在问诊过程中，戒烟医生会使用"吸烟患者戒烟调查问卷"，问卷包括患者基本信息和尼古丁依赖程度测试两部分。登记完烟民的姓名、年龄等基本信息，戒烟医生便开始问诊，向烟民询问一些日常的吸烟问题，根据烟民的回答计算尼古丁依赖水平的分值。若结果在 0~2 分，表示尼古丁依赖水平很低；3~4 分表示尼古丁低度依赖；5 分为尼古丁中度依赖；若数值大于等于 6 分，即被认为是尼古丁高度依赖。以下场景性呈现的是我在朝阳医院参与观察时获取的案例之一：

　　戒烟医生："我先跟您做个烟瘾的评估，先看看您的情况。您早上起床想抽烟吗？"

　　烟民 YL："抽。"

　　戒烟医生："起床多长时间开始抽？"

　　烟民 YL："睁开眼就抽。"

　　戒烟医生："那您一天抽多少烟？"

　　烟民 YL："一盒多一点儿。"

　　……

　　戒烟医生："一般早上起床的时候，您是躺在床上就抽一根，还是去卫生间抽，或者其他？"

　　烟民 YL："我睡眠不好，半夜老醒，醒来我就要抽烟，但可能抽个一两口、两三口就睡着了，好多次把宾馆的被褥都给烫坏了。"

　　戒烟医生："您晚上为什么会醒——就是犯烟瘾了。抽了几口烟之后，烟瘾过劲了，您就能睡着，这也是您烟瘾比较大的一个表现。"

　　……

　　戒烟医生："少抽一些……行，您烟瘾确实挺大的，加起来有 7 分。"

　　烟民 YL："7 分呐？"

　　戒烟医生："对，这是烟草依赖程度的评分表，您是 7 分，属于重度依赖者。依赖程度因人而异，但首先跟您说一下，抽烟上瘾其实是一种病，跟吸毒上瘾是类似的，所以您长期对它依赖了之后，在不抽烟或戒烟时，身体会很不舒服，因为您以前从来没戒过烟……我先大概跟您介绍一下，一般来说在戒烟之后，超过一天您开始在身体上出现一些反应，我们叫戒断综合征……这些反应通俗来说就像吸毒者戒毒一样。它是一种身体反应，是摆脱烟瘾的挣扎过程。烟瘾越大，这种反应越明显。所以我估计您这次如果是凭毅力干戒，身体反应肯定会特别明显，您会觉得戒烟很难受，很难坚持下去。所以为什么很多人戒烟戒一两天行，超过一个星期的人不多？这就跟身体的戒断反应有关。所以像您这么大的烟瘾，必须要配合药物来戒烟。"

烟民 YL："得吃药啊？"

戒烟医生："对。您有什么不舒服的情况吗？有没有慢性的咳嗽、慢性咽炎？"

烟民 YL："那有，我抽烟得有 20 多年了。"

戒烟医生："抽烟对身体的影响主要在肺，肺里会沉积很多烟灰和焦油。如果现在您做个肺部手术，一打开胸腔，您的肺表面是斑斑点点的，黄点是焦油，黑点是烟灰，这些东西沉在您肺泡里，要想真正排出来，时间比较慢……然后跟您说戒烟这个事，我们现在推荐一是配合药物，二是医生对您进行行为干预。配合药物的话，现在主要有三种戒烟药，一种是外用贴片，两种是口服的。贴片的药物成分就是尼古丁，它起到一个替代的作用。口服的戒烟药对于控制您戒烟之后那些难受的感觉效果较好，尤其是精神和情绪上，比如烦躁、心情低落，很难集中注意力。有种药是尼古丁受体的阻断剂，它起效之后，一方面您会不想抽烟，另一方面抽烟时会觉得烟的味道发生变化，很难抽。所以，后两种口服的药先有一个准备的过程，您吃上药没奏效之前想抽烟还可以抽，等两周左右，药起效了之后再戒。戒起烟来是先减量，之后再戒，这就是一个非常自然的过程了。"

（访谈于 2016 年 7 月 22 日）

从以上问诊过程中可以看出，戒烟医生用专业知识告诉烟民仅凭个人毅力戒烟是不够的，并有意识地向烟民传递"烟瘾是病，需配合药物治疗"的观念。实际上，医院和戒烟药制药公司是推动吸烟成瘾医学化的两股主要力量。《全球药物》中提出"药物联结体"的概念，以此描述在药物全球化的背景之下，会发生一系列政治和社会转型，产生不可预知的社会、生物学结果（佩特里纳、科拉夫等，2010：25）。在本研究中，我将政府力量、制药公司与医院视作推动烟瘾医学化的联结体，戒烟药成为联结体行动的关键要素。尽管在共同推进"烟瘾即病"理念，但三个主体的出发点相异，所以在联结体的合力之中又有独力。例如，制药公司极力倡导将戒烟药纳入医疗保险的范畴，医院对此支持，而政府考虑到戒烟药纳入医保之后的巨大财政支出，搁置联结体成员的意见。

卫生部和全国爱卫办在 2008 年发布《无烟医疗卫生机构标准（试行）》，第十条明确指出无烟医院需在相应科室设戒烟医生和戒烟咨询电话，医院在戒烟门诊投入人力和物力成为一种硬性指标。医院方面在引导大众形成"吸烟成瘾是疾病"的认知上做了很大努力，希望增加戒烟门诊就诊量。然而，前来问诊的烟民依旧寥寥无几，出现这样的情况，一方面是因为大众对戒烟门诊的知晓度较低，除了我在戒烟门诊参与观察时访谈到的烟民，其他烟民鲜有知道医院里有戒烟门诊。而来问诊的烟民，多是通过亲友推荐，这种熟人网络口耳相传的推广方式较为局限。另一方面是缘于公众对吸烟行为的非疾病认知，烟瘾被视为习惯，而改掉一个习惯只需凭借自律意识而不用求医问诊。实际上，医院内关于戒烟门诊的宣传海报也未取得理想的宣传效果。在我的观察中，从海报前经过的人们通常直奔目标科室，坐在休息区等候的人们通常在低头看手机。我在医院公共区域随机询问一些病人或陪同家属是否留意到医院戒烟门诊的宣传广告，得到的回复通常是否定的。

对制药公司而言，推动烟瘾医学化是一种经济理性行为，背后的商业动机不言而喻。大型制药企业逐渐成为医学领域举足轻重的主体，《全球药物》以不同国家的案例揭示了药物市场的扩张及治疗范围的扩大影响了各种形式的不平等和健康实践。佩特里纳等（2010：95-123）通过聚焦美国药物销售代表的造市行为，提供了一个生动的例子来说明制药企业控制过程是如何实现的。美国营销人员试图将新型抗抑郁剂推广到全球市场，面对日本这个素有不可渗透之名的国家，采取兜售的方式来打开日本市场，将创新作为一种全球专业标准和教化策略，从而使日本的管理人员一致认识到自己的方法是落后的。

当社会公众视烟瘾为一种疾病，下一环节的逻辑行为便是用药戒除。制药公司借助烟瘾医学化的话语引导大众舆论，以迂回的方式向烟民阐释想要摆脱烟瘾，凭借个体意志力的干戒方式不可行，用"药"治"病"才是科学理性的方式。为了向社会大众普及烟瘾医学化的观念，辉瑞制药公司做了很多努力。因为中国的戒烟药市场尚未完全打开，目前辉瑞制药公司的戒烟药项目还处于亏损状态，但公司仍在不遗余力地推动烟瘾医学化的落实。

> 医院戒烟这块做得好的特别少，因为干戒烟这行，医院医生不挣钱。戒烟问诊费时，也没有检查费用，医生也提不了成，戒烟药又是自费药，医生也拿不到回扣，自然就不愿做了。现在全中国最好的戒烟门诊在北京朝阳医院，这是我们一手扶植起来的医院，里面的戒烟医生是我们手把手带起来的，从学生时代就跟着朝阳医院做戒烟研究……我们的团队非常不好做，跟辉瑞的其他药物相比，畅沛的发展很弱势，但是中国的烟民群体那么庞大，我们的覆盖面是巨大的，这也是一个公益事业，所以明知道畅沛在中国卖不好，我们也赔钱在做。有时受到烟草公司的干扰较大，我们是最直接的利益相关方，畅沛亏了几个亿，能坚持到现在已经很不容易。以前疾控中心倾向于电话戒烟，这是在模仿美国模式，但美国先把戒烟药解决了，再来电话戒烟。从中国控烟办的角度，J主任起先对药物戒烟不太认同，后来我

影响到他的观念了，让他认识到药物戒烟是必要的，当然这是后话了。

（WC，辉瑞制药畅沛组负责人；访谈于 2016 年 8 月 8 日）

制药公司与医院、政府合作，在戒烟议题上形成利益共同体，合力推动烟瘾医学化进程。由于戒烟药是处方药，不允许做药品广告宣传，所以辉瑞制药便通过医院门诊等渠道来推广。我在参与观察时看到医院均贴出"戒烟大赛"的宣传海报，台前由医院牵头组织，幕后策划者是辉瑞制药。"戒烟大赛"实质上是一场造势活动，为了营造医学戒烟的氛围，也为了提高戒烟门诊的知名度。政府部门划拨经费，医院系统和爱卫办为主办方，辉瑞制药于其间协调组织，控烟协会也乐意加入，共同促成"戒烟大赛"活动。其间，国家的力量始终隐晦地嵌在烟瘾医学化的过程中。

（二）一种"快乐的疾病"

在医学科学的认知体系中，烟瘾是疾病。在烟民的认知体系中，烟瘾是不被大众认可的医学话语，吸烟行为是习惯、嗜好，甚至是一种生活方式。医学化的定性挑战了大众的分类系统，烟民关于吸烟的表述通常是："男人总得有个嗜好，不抽烟就不是一个完整的男人"；"其实一直想戒烟，无奈抽烟已成为一种习惯"；"两个人坐着，多少弄点儿，烟嘛，就是有个话说"。医学科学和民间文化在如何看待烟瘾方面产生分歧，形成几乎对立的观点。一方面，这与香烟长久以来在中国社会的社交场合发挥的作用密不可分。另一方面，在惯常思维中，戒烟的关键在于意志力，而非与疾病相对的药物，所以烟瘾是疾病的观念难以得到普遍认同。

中国社会是人情社会，在你来我往之间建立或加固彼此的关系。香烟交换是建立友谊，或至少是建立瞬时关系的一种方式。吸烟的社交功能甚至能超越语言障碍。我爸是一位烟龄超过 30 年的烟民，曾与我分享他在国外机场候机时的"借火社交"。我爸并不懂英文，候机时没带打火机，烟瘾袭来，便揣着香烟去吸烟室，虽然语言不通，但缭绕的烟雾仿佛是这群异国的陌生烟民之间默契的交流密码。从烟盒里取出烟、用手指夹着烟、点烟、吸烟这一系列动作是烟民共享的动作，不需要语言的请求，对方便明白下一步的流程，当一位烟民缺少点烟工具时，其他烟民会很自然地主动帮其点火。两个陌生人之间有点头与微笑的肢体交流，维系双方交流的纽带是指间的香烟。

"控烟条例"颁布之后，室内的楼道、洗手间不再是烟民"合法"的吸烟聚集地，写字楼门口三五聚集的烟民成为城市楼群间的新景象，参与吸烟意味着融入群体。

> 在公司里，大家一起抽烟时，你要是不去，大家可能就觉得你不合群，是不是不屑于跟大家一起抽烟？大家会在抽烟时互通一些信息，有时就会在这时候迸发一些新灵感。多数时间，大家会在抽烟时交流一下工作以外的事情，聊聊最近发生的有意思的事情、自己的兴趣之类的。平时大家各忙各的，真的就是同事，出来一起抽烟聊天，倒更像朋友了。
>
> （KXM，男，烟龄 9 年；访谈于 2016 年 7 月 28 日）

柯林斯在《互动仪式链》中将吸烟归为一种作为社会界限式的物质吸食（柯林斯，2009：420-430）。19 世纪的雪茄烟具有社会等级含义，谁在场和谁回避都暗示了社会成员的身份感。香烟的出现逐渐消解了社会等级的意涵，作为一种大量生产和大量消费的产品，香烟越来越便宜且随处可以买到。香烟抹平了社会可见的等级差异，因为它成了每个阶层都消费得起的物品。所有社会层面上的吸烟者都有进行互赠礼物的仪式，一个人不论如何贫穷，都需要在香烟盒里至少携带一支烟，送给别人，目的是从他人那里体面地接受香烟。柯林斯对吸烟行为仪式化的解读，阐释了香烟在不同社会阶层间传递的互动性功能。场景切换至当下的中国社会，礼俗社会的传统使香烟的社交功能被覆上了一层鲜明的礼节色彩。

抽烟怎么能说是病呢？抽烟能让你在应酬上吃得开，礼仪上过得去。抽烟、喝酒是中国餐桌上不可少的礼仪，如果别人给你递烟，你说不抽，对方可能会觉得没面子，接下来的交流可能会不顺畅。在餐桌上，我一般会主动给客人递烟，抽完一支烟之后，掐准了点再递，对方会很高兴的。我自己平时抽黄鹤楼，跟客户一起就抽中华，得给客户递好烟，不是我爱装，交际规矩就是这样，南方的餐桌上还是认中华。

（BYC，男，烟龄7年；访谈于2016年7月21日）

我是博一开始抽烟的，当时在新疆基层调研，在基层办事处，是每天出去检查、挨处转的活儿。一进门人家就给你发一支烟，一圈下来能收一包烟，周围年轻人也这样，算是一种社交方式。我当时一过去给人的感觉就是个大学生，尤其还是清华博士，跟当地人会有距离感，但点根烟可能就让我不像个清华博士生了。吸烟是帮我打开当地社交圈的一种方式。

（SPY，男，烟龄2年；访谈于2016年8月10日）

香烟能为商议与谈判事宜营造轻松融洽的氛围，在一些需要向对方传达敬意的场合，递烟被称为"上烟"或"敬烟"。在中国南方的一些城市，香烟是人情往来的载体，宴会酒席的回礼中会放一至两包香烟。相较于医学话语中烟瘾是疾病的判断，香烟在社交场景中的工具性作用是烟民群体对吸烟行为更普遍的认知，甚至已发展成一种民间社会默认的社交文化。

在访谈中，鲜有烟民意识到吸烟成瘾是疾病，即使被告知，烟民多会将自己的吸烟行为合理化为一种经过个体理性选择的生活方式。有人将之类比为女生出门之前化妆、照镜子、整理头发的习惯。有人认为烟瘾就像是戴眼镜的人，突然有一天把眼镜放在额头上，四处寻觅眼镜而不得的那种感觉。也有人认为吸烟并非一种享受，而是一种习惯性选择，就像天特别热的时候你会选择去喝一杯冰水，因为你习惯了这种感觉，在某个特定的场景里，会促使你再去寻找那种感觉，就好比吃完饭抽烟这个特定的场景，你还会需要这种感觉。

在烟民的生活中，没有先验经验告诉他们烟瘾是疾病。对一些烟民而言，饭后一支烟的生活习惯维持了多年，仿佛饭后的那一支烟已成为那顿饭的一部分。烟民认同"吸烟有害健康"这般指向略微模糊的叙述，但不认同"烟瘾是疾病"这样直白的定性。健康与疾病两种状态的对立存在，形塑了人们从疾病状态反观弥足珍贵的健康的思维模式。在 19 世纪晚期，健康已成为一种道德话语，人们通过健康来重申自己的价值，也由此将自己与其他人区分开来（Crawford，1994：1347–1365），所以让一个吸烟成瘾的烟民承认自己处于病态并非易事。诚然，医学研究表明，吸烟与呼吸系统、生殖系统等器官的病变具有一定的关联性，但两者并非在概率意义上完全相关，这让烟民产生侥幸心理。更何况，吸烟对烟民来说是一种舒服的体验，正如烟民所言，吸烟就算是一种疾病，那也是一种"让人快乐的疾病"。

> 烟瘾憋了老半天，然后抽上一根，非常舒服。戒烟还得靠自己的意识，我明白吸烟对健康有影响，但这是个积累的过程，也不是绝对致命的，毛主席、邓小平他们吸了一辈子的烟，不也没事吗？如果说再吸三天就死了，那我保证马上不抽了。
>
> （LLH，男，烟龄 30 余年；访谈于 2016 年 7 月 27 日）

医学领域有一套专门的说辞来解释烟瘾的形成机制，但在戒烟门诊问诊时，戒烟医生不会使用这套专业解释，仍以劝戒为主，将吸烟的危害转为可视化的表述，与烟民现有的器质性病变相关联。归根结底，"烟瘾"作为疾病的分类体系只在医学领域行之有效，它不存在于中国已有的文化体系里。

相较于其他疾病，烟瘾的危害通常通过咽炎等使烟民身感不适。即使烟民萌生了戒烟的念头，想戒除的只是烟草对心、脑、肺等身体器官的次生危害，而非直接针对烟瘾本身。烟瘾作为一种疾病也有其"独特"之处，相较于其他疾病的痛苦，吸烟成瘾更像是一种让人"快乐的疾病"。

香烟是社会关系互动的一种工具，这是一种被默认的社会文化。也正因为烟瘾是疾病的医学话语不被大众认可，烟民更倾向于用自身的精神与毅力来克服烟瘾，而非采用药物治疗。由此带来的医学后果是倾入大量资源设置的戒烟门诊就诊量较少，医学投入未尽其用。在这样的背景下，医院和制药公司致力于推动烟瘾医学化，力图通过普及医学观念，促进社会舆论与文化氛围改变，从而提高医院的就诊量与戒烟药的销量。多方主体参与医学科学和民间文化的丰富互动，扩展了烟瘾医学化的讨论空间。

二　从"为国戒烟"到"为私戒烟"

这一部分围绕戒烟话语展开论述，关注烟民个体戒烟意识的转变，以及国家调整治理策略来引领戒烟话语。正如前文所述，社会大众总体上不认可烟瘾是疾病的观念，但国家的控烟计划必须要继续推进，所以需要在引导烟民个体的观念上做文章。

（一）国家治理层面的控烟策略

国家控烟力度不断加大，通过投放密集的控烟信息来引导烟民的观念，控烟提示随处可见。纵览国家的控烟手段，表现在两个方向上：一个是指向群体意义上的生命政治学，另一个是从"为国戒烟"转向"为私戒烟"的个体规训，两个方向同时推进。

政府的治理思维是理性的，明确治理对象不是一两个人，而是数目庞大的整个人群。福柯曾勾勒出 18 世纪疾病分类的政治学特征，他指出政治和权力将生命尤其是与集体性人口有关的生命纳入自己的考量之中，由此整体国民的健康和疾病作为一个问题出现了（福柯，2015：145-168）。权力的功能也因此发生了变化，变成了预防疾病以保障人口安全的"治安"。

福柯针对18世纪的论述放至当下社会依然有其解释力。在现代治理思路中，为了确保每个人都被纳入治理结构中，统计的方法变得空前重要。从经济发展的角度，国家关注香烟的消费量、烟草税收的数据。从卫生医学的角度，国家关注烟民群体的数量、肺癌患者的数据。在控烟技术方面，北京市控烟协会在官网上推出"控烟一张图"专栏，通过定位技术在地图上实时监控违规吸烟的行为。

除了签署《烟草控制框架公约》，国家还在行政条例、法律等层面逐步完善控烟管理方面的措施。2015年4月修订的新《广告法》全面禁止一切形式的烟草广告，中国控烟协会也积极倡导在《慈善法》中加入与控烟相关的内容，建议禁止烟草行业的捐赠和赞助。政策的层层跟进，意在促使控烟话语深入社会生活的方方面面。

现代权力的不张扬性是通过国家治理策略的微调实现的，形式上不张扬，而实际上更深入，国家的视角甚至覆盖到人迹罕至的山林。斯科特（2012）指出，清晰性是国家机器的中心问题，这个思路使我们能够理解当下中国推广"烟瘾是疾病"的观念因何一以贯之。中国的烟民群体规模庞大，每一位烟民对自己的吸烟行为有不同的阐释，尤其是诸如习惯、嗜好这样的解释极具个性化色彩，难以测量和归类。通过赋予烟瘾一个官方的疾病分类编码，并给出可对号入座的标准格式，国家便可集中地记录和监测与吸烟相关的信息，从而使国家在公共健康领域实现更清晰的管理。

现代治理技术更像是一种"偷懒治理"，国家擅长分类工作。关于疾病范畴的确立和扩展，托马斯·萨斯（Thomas Szasz）认为，医生们特别是精神病学家们，热衷于把观察到的任何一点功能失调迹象均称为"患病"（科克汉姆，2000：149）。如前所述，越轨行为需要社会控制介入，烟草成瘾的话语推动医学层面的实践。宣布烟瘾为"患病"，后续的一系列措施，包括治疗方案的设计、治疗人员的配备、治疗场所的设置等便可有序地衔接上。

（二）控烟话语的"为私"转向

国家治理内含纠偏思维，发展到当下，纠偏手法变得温和，治理过程中日益凸显"为私"的特征，个体健康被置于首要地位。然而，烟民理解的"为私"是国家应把治愈的自由交予自己，正如潘绥铭教授曾在自己的帆布袋上书写了"还我吸烟权"，以此强调控烟话语下烟民的权利。控烟话语的"为私"转向本质上依旧是对个体的规训，控烟治理借由优生学的话语被披上"为私"的外衣，站在道德制高点指挥烟民的戒烟行动。

国家干涉个人的吸烟行为在近代社会便已有之。刘文楠（2015）从历史学的角度研究了近代中国的不吸纸烟运动。她发现不吸纸烟运动具有派生性，对多数支持禁烟的人而言，纸烟从来都只是次要事件，吸纸烟与更宏大的社会政治议题相联系。"吸纸烟是一种危害国家社会的恶习"这一观念在晚清时期被建构，吸纸烟不再仅仅是个人嗜好。个人必须为了国家保持身体健康，为了国家省钱，为了国家变得有道德及表现出进步、文明的民族性。民国时期，戒烟行为有明显的政治意涵和道德意涵。在蒋介石倡导的"新生活运动"中，吸烟被视为会损害国民性的使人堕落的恶习，戒烟是实践"礼义廉耻，国之四维"的途径。

再看当代语境下的戒烟话语，不再追求宏大的民族国家责任感，而是聚焦微观的日常生活，国家的治理策略从"为国戒烟"转向了"为私戒烟"。微妙的是，"为私"并不具备纯粹的个体意义，背后仍是公权力在发声。国家追求清晰化治理的本质未改变，微调的只是宣传策略。国家给予民众新的引导，治理逻辑仍是为了实现对公共秩序的维护和对日常生活的管控。

国家治理技术发展到今天，治理效率提升了，治理方式也更加隐晦了，这归因于对生命权力（biopower）的运用。国家在治理过程中形成了一套机制，使人类的基本生命特征成为某种政治策略的对象，"疾病分类政治学"被应用于控烟领域。烟民的观念潜移默化，戒烟变成完全从己身出发的行动，即你要关爱自身健康、身边的人乃至下一代。最后呈现出"为公"与"为私"双管齐下的格局：为公表现为控烟，为私表现为戒烟。

在对戒烟医生的访谈中，我了解到烟民戒烟最常见的原因是备孕。《黄帝内经》、《千金方》等古代典籍便已论述了环境对优生的影响，优生的观念体现出人类追求美好未来的朴实愿望。大至国家，人口素质是提升国力的关键因素；小至家庭，为人父母者希冀下一代在子宫里就健康成长。进入 21 世纪，吸烟不利于生殖的话语开始流行，并逐渐发展成戒烟领域的主流话语，它对烟民的警示作用甚至超过以往的"吸烟会导致肺癌"。基因学是生物学对生命政治最前沿的开发，它使统治变得更加残酷，通过强调吸烟对生殖系统的危害，国家权力用更隐晦的方式将规训的触角延伸到子宫。

多数人对优生学的原理了解得并不多，但对优生学的信仰坚不可摧，产生了近乎神话般的反应，表现为人们自我强化的"科学真相"。科学的"优生"途径到底是怎样的，"优生"又究竟在多大程度上可以实现，这些并非备孕的父母所关注的，"优生"本身才具有神话魔力。优生理念一旦深入人心，备孕阶段就变得关键。正如柯文在《历史三调：作为事件、经历和神话的义和团》中对如何看待历史的分析，他将义和团视作事件（Event）、经历（Experience）和神话（Myth）（柯文，2000：179-190），其中第三"调"便是将义和团的历史作为一种神话来解读。历史的"真相"到底是什么，对于个人而言并不重要，关于义和团的已有结论一旦被人们认可并记住，且恰好符合人们对历史的想象，这样的历史就是一种神话意义上的真实。

在前现代社会，未来是茫然的，过去才是真理的来源。现代技术的发展增强了人们对生活的把控感，未来变得尤其重要。发展具有前瞻性，当下的行动实则指向未来。未来的健康成为人们的首要关注，烟民开始为了未来戒烟，未来的自己、未来的下一代成为更重要的理由。人们对优生的信仰是如此的坚定，以至于若将备孕作为戒烟的理由，可在短时间内有效地压制烟瘾。年轻的夫妻小心翼翼地遵循着医生的嘱托，戒烟三个月后开始备孕。但这股力量通常不具备持久性，在孩子出生之后，甚至在怀孕成功后，烟民即刻选择复吸。我访谈过一位烟民，他的烟龄将近 20 年，其间曾有过一次短暂的戒烟经历，为了备孕凭毅力戒断三个月，当妻子怀上孩子之后，马上复吸。另一位烟龄 10 年的烟民，同样为了备孕戒烟，戒断持续到妻子的产褥期结束，当他回到工作岗位，又开始吸烟了。

大数据时代为国家治理提供了更有效的统计工具，扩大了国家的"可见范围"。国家全面收集与吸烟相关的数据，实时监控烟民的吸烟行为，对吸烟与控烟的现状了如指掌，因此在制定相关政策时可以有的放矢，推行的控烟话语也能更平易近人。在战略上加大控烟力度，在策略上靠近烟民群体，由此缓和了国家推进烟瘾医学化进程与烟民不认可烟瘾是疾病之间的张力。纵向比较中国近代以来的控烟运动，在话语引导方面总体呈现出从"为国戒烟"到"为私戒烟"的转向。究其本质，"为私"的话语只是在修辞意义上让烟民产生一种自我把控感。烟民自觉戒烟是主体意识驱使下的行动，戒烟是为了自己及身边的亲友、为了下一代的优生。实际上，"为私"话语的流行是国家策略性引导的结果，其背后是生命政治的逻辑，裹挟着"为私戒烟"的话语，实现隐晦的社会控制。

（三）治理的错配艺术

在这场声势浩大的控烟活动中，烟民的戒烟行动并未跟上。"控烟"和"戒烟"这两个词大体上表达了相近的意思，即反对香烟在市场上的无限制蔓延，但实际上这两个词领域界限分明。中国在签署《烟草控制框架公约》之后，专门成立了履约领导小组，包括工信部、卫健委、外交部等8 个部门。[①]

[①] 2007 年 4 月，国务院批准成立《烟草控制框架公约》履约工作部际协调领导小组（简称"履约领导小组"），最初共有 8 个部门，组长单位是国家发改委，副组长单位是卫生部和外交部，成员单位包括财政部、海关总署、国家工商总局、国家质检总局、国家烟草专卖局。当时，国家烟草专卖局隶属于国家发改委。2008 年国务院机构改革，组建工业和信息化部，国家烟草专卖局改由工信部管理，履约领导小组的组长单位也改为工信部，国家发改委退出了履约领导小组的名单。2018 年 3 月，国务院机构改革再次做出调整，国家卫生健康委员会成为新的履约领导小组组长单位。

　　国家烟草专卖局加入履约领导小组，再加上烟草税之于财政收入举足轻重，其中牵扯的部门利益纷繁复杂，控烟的实际操作呈现出雷声大、雨点小的尴尬局面。当时，工信部虽然扮演总牵头的角色，但实际发挥的作用有限。履约领导小组中支持控烟并力推戒烟的部门是国家卫计委，很多控烟政策的立法制定是国家卫计委（后为国家卫健委）在牵头负责。为了切实推进控烟工作，国家卫计委成立了一个纵向的履约小组，包括疾控局、爱卫办、医政医管局、科教司、宣传司等部门，其中组长单位是国家卫计委的宣传司，国家在控烟领域投入的资金也主要向宣传司倾斜。由此可见，国家控烟的工作思路基本是以宣传教育为主，其宣传意义大于防病意义，而未将烟瘾即疾病的实质性工作纳入重要议程。

　　在宣传教育方面，控烟标识在公共区域的投放较为密集，但最常见的香烟宣传载体——烟盒却被忽略。努里松在梳理法国香烟历史时一针见血地指出，在所有广告载体中，香烟盒是最有效的宣传渠道，香烟盒上的内容是大众最易接触到的，也是最直观的（努里松，2013：185）。烟盒的包装与设计日渐受到控烟部门的重视，2016年世界无烟日的主题便是"为平装做好准备"，号召推广平装烟盒，限制烟盒上使用具有美感的标识或文字信息，以此降低烟草制品的吸引力。

　　目前，中国仍未推行平装化烟盒，不仅如此，烟盒上的成分含量标注也避重就轻，上演了一场错配的广告"艺术"。烟盒的侧面会标明焦油量、烟气烟碱量和烟气一氧化碳量，当前烟草公司的宣传话语中强调焦油的危害，并把香烟按照焦油量分为高、中、低三档，将香烟降焦作为宣传卖点。由此，在烟民的认知中，低焦油量的香烟对身体的危害更小。这也是近年来细支香烟流行的原因，因为细支香烟标注的焦油量更低。

　　很多烟民选择低焦油量的香烟品牌，并自我安慰选择细烟能让吸烟行为更加"健康"。事实上，尼古丁含量才是关键，把香烟的危害聚焦在焦油含量上是一种回避重点的选择性宣传。医学科学研究表明，烟民在吸食低焦油卷烟的过程中存在"吸烟补偿行为"，包括通过增加吸烟的支数、增加每支烟的抽吸次数、加大吸入烟草的烟雾量等形式来补偿吸入体内的焦油和尼古丁的绝对量。在低焦油量的市场宣传策略之下，烟民降低了对吸烟引发健康风险的警觉性，且轻视成瘾机制中最关键的尼古丁成分。尼古丁含量在烟盒上被标注为烟气烟碱量，在与烟民的聊天中，我发现多数烟民只知尼古丁而不知烟碱。对于烟民的认知而言，成分含量标注的意义实则被削弱。控烟与戒烟的关系有如一枚硬币的两面，两者的资金走向也存在错配现象。国家将大部分资金拨予控烟部门，然而真正的落实方是与戒烟相关的部门，例如医院的戒烟门诊。若控烟部门视烟瘾为疾病，那应将具体事宜交由医政医管局负责，因为目前开展戒烟工作的主力是医院。宣传司对吸烟成瘾机制缺乏了解，对公共卫生领域、医院运营也无实质影响力，无力盘活戒烟医生的资源。

此外，国家将大部分经费用于宣传领域，烟草的医学科学领域缺乏研究资金，导致专业的医学研究发展滞后。在医院体系的设置方面，也存在科室错配的现象。烟草依赖在医学上的定性是精神依赖，目前中国对烟草依赖的诊断除了参照 ICD-10，还参照美国精神疾病学会制定的《精神疾病诊断和统计手册》（第 4 版）（DSM-IV，1994）。根据烟瘾的定义标准，应该将烟草依赖症设在精神科而非内科或呼吸科。控烟领域和戒烟看似一体，事实却是格不相入。控烟部门推行的宣传教育避实就虚，忽略医学真相，更像是一场仪式性展演，也正是这场精致的展演使控烟部门在资源博弈场上独占鳌头。

资源错配的后果是控烟收效甚微，戒烟工作又未有效开展，结果便是在国家严格控烟的社会氛围下，烟民数量不减——2015 年烟民数量比 5 年前增加了 1500 万。宣传引导工作难以衡量其投入产出，一向热衷于收集数据的国家在控烟成果反馈方面却采取了模糊化做法。作为戒烟领域的一线工作者，戒烟医生认为国家对于控烟态度暧昧，并未做到全力推进。

现在施行"控烟条例"，说是有房顶的地方不让吸，所以那些人在大街上到处吸，原来大街上可没那么多人吸烟，难道在大街上吸烟就不危害别人的健康了吗？一般来说是谁犯罪就逮谁，但"控烟条例"里的规定，对吸烟者是劝告，然后罚餐厅老板，是他没尽到劝阻责任。具体操作上，一般是通过电话投诉举报，但抽烟就是几分钟的事，等你打完电话，那边再派人来，人家都抽完烟走了，你再派人来逮谁？这其实是变相的姑息，北京还是实施"控烟条例"最严格的城市，都没有执行力。执行不下去，也不想执行。

（TXY，北医三院戒烟门诊医生；访谈于 2016 年 8 月 13 日）

政府出台控烟政策的目的在于维护公共秩序。一方面，要肯定国家对个体选择的尊重，在尊重个体吸烟权利的基础上，保护公共区域内不吸烟的他者免于二手烟的危害。另一方面，也要正视国家在控烟领域的摇摆态度，这是一场不全面的控烟运动。不可否认，烟草行业对国家税收的贡献巨大，但它对国民健康的损害也是客观事实，只不过税收收入是可见的 GDP，而对国民健康水平的下降则难以或不愿进行精确的量化统计。控烟和戒烟分别指向国家治理与个人行动，两者看似紧密相连，实则界限分明。戒烟部门承担了实质性的工作，如医学科学研究、临床诊疗等，得到的资金和支持却有限，以宣传教育为主的控烟部门却得到大量资金倾斜。控烟领域与戒烟领域的资金错配、精神科与内科的科室设置错配、国家烟草专卖局加入控烟履约领导小组、烟草有害成分避重就轻的错配宣传等资源错配手法，在很大程度上造成了中国控烟事业停滞不前的局面，出现了国家控烟力度加大而烟民数量不减反增的现象。

三　吸烟的身体体验

前述部分我从医学介入和现代治理角度切入，这一部分我将关注点移回香烟本身。香烟是一种经过精细加工的烟草制品，能给吸食者带来愉悦感，吸烟的身体体验极具个性化，是对主体性的注解。控烟话语和吸烟身体体验之间存在的张力是这部分要探讨的内容。

（一）回到个体的身体感受

我们生活在一个身体意识彰显的时代，人们越来越忠于自己的身体感受，以身体的愉悦来提高生命的质量，即便是像吸烟这种在科学意义上会缩短生命长度的行为，依然无法说服人们掐灭指间的香烟。现象学在阐述身体的各项能力和倾向如何形塑人们对世界的实践体验时，提出"缺席的身体"理论。当我们投入创造我们的环境、主导我们日常例行活动的有目的行动时，身体通常会从我们的体验中"隐身"、"不显"。但当我们患上疾病或感到疼痛，身体的社会生产作用降至最低，身体就会骤然复显，成为关注焦点（希林，2011：62）。如今，身体不再只当有疾病或疼痛时才得以彰显，身体意识已嵌入实践中，人们开始主动追求身体层面的享受。

香烟能给吸食者带来愉悦感，其定语"香"巧妙道出了烟草风靡的原因。香烟一旦被点燃，就好似被注入了生命，同时也点燃了烟民的欲望。吸完一支烟的时间很短，却调动了各种感官，包括嗅觉、味觉，还有看着烟雾飘散的视觉，嘴唇与烟嘴贴合的触觉，吮吸香烟时发出低沉声音而触动的听觉。这些感觉综合体给烟民带来快感。

民国时期的纸烟公司运用精致的视觉材料来呈现吸食纸烟的社会场景，使人相信吸食纸烟是一种摩登、愉悦、卫生的嗜好，并可由此获得体面的社会形象。吸烟在当时的社会语境下外在于身体存在，更多的是精心建构的身份标识。如今，香烟的身份象征意义被削弱，吸烟回到身体感受，从展演性目的回归到追求纯粹的、个体化的快感。对一些烟民而言，吸烟是符合自然天性的行为，好似"饿了就吃饭，渴了就喝水"一般。

> 我没想过吸烟有什么身体体验，但如果不抽烟，会觉得少了点儿什么。抽烟我只抽黄鹤楼的大彩，因为这种烟我抽起来没什么感觉，

就很舒服。那种抽起来很冲或有甜味的烟，我就不爱抽。要是大彩这个系列停产了，估计我就能戒烟。

（Cheuk，男，烟龄 7 年；访谈于 2016 年 8 月 6 日）

香烟对我来说算一种陪伴，我喜欢看它冒烟的样子，觉得特别好看。一直觉得缭绕的烟雾是烟草的灵魂，和火苗有异曲同工之妙，也像墨水滴到水里一样，可以看很久，是一种审美享受。我喜欢抽薄荷味的，清凉解暑，果味爆珠的也很好抽。

（LZ，女，烟龄 1 年；访谈于 2016 年 7 月 20 日）

访谈中，多数烟民认为吸烟的身体体验难以描述，在接受访谈前，他们从未想过吸烟的身体体验。对他们而言，这不是一个需要思考的问题。"抽起来没有感觉就是最舒服的感觉"，这恰是最真实、描述力最强的感受。这与生活在被空气充斥的环境里一样，我们难以描述生活在其间的体验与感觉，而一旦将空气抽离，便会骤然感受到。

国内的卷烟分为烤烟型、雪茄型和混合型，不同制作工艺的烟草气味各异。气味具有社会属性，人们通过气味传递关于自己的信息。有受访者告诉我，"烟味是男人的香奈儿"，烟味在某种程度上是一种标识。在学界流传着一个戏说：在北京大学人类学研究所，你闻到某种特殊的烟草味道，你就知道王铭铭来过；闻到另一种烟草味道，你又可以判断他的大弟子张亚辉来过。

触觉体验让吸烟更具象化。有烟民认为所谓的烟瘾并不仅是对烟草成分的依赖，让烟量大的烟民待在熏着焦油和尼古丁的房间里，他仍不会感到满足，必须要嘴里叼着烟头才觉得舒服，这是对触觉的强调。身体体验的叙述本身就极具个性化，香烟又因成分原料、制作工艺和产地的不同而口感各异，加上感觉的瞬时性和玄妙性，语言难以精准描述吸烟的身体体验。一些烟民会借助比喻的手法来更好地表达身体体验，比如"抽烟时很放松，闻到的烟草味就像栀子花香一样，香烟叼在嘴唇上的感觉就跟接吻似的"（KJY，男，烟龄 2 年；访谈于 2016 年 7 月 28 日）。他以比喻来描摹吸烟时的触觉，甚至从中可以读出这位烟民在某种程度上将吸烟的身体体验与对浪漫关系的想象联系在一起。

对烟草口味的品鉴、对烟草气味的偏好、对烟雾缭绕的迷恋，是身体体验在生理层面的感知。除此之外，吸烟成瘾的身体体验还包含心理及社会层面的感知，表现为仪式性麻醉，有安抚个体情绪的作用。

> 我觉得我依赖烟草跟我的情绪不好、安全感缺失和不自信有很大关系。吸烟对我来说是把一些未知的东西变成一个可控的载体，就是靠吸烟来排解消极情绪。吸烟在表面体会到的感觉很难形容，让烟草带来安全感和纯粹想吸烟是不一样的。想吸烟只是沉浸在吸烟时的感觉里，但有一些事情需要吸烟，比如产生不安全感或对未知事物产生恐惧，会迫使你找一些可控的事情来做，可能是任何事情，我选择的这件事就是吸烟。
>
> （MNN，女，烟龄 10 余年，目前已戒烟；访谈于 2016 年 7 月 22 日）

香烟成为情绪寄托的载体，吸烟被视为自我治愈的手段。在与烟民的交流中，我跟着一起体验了不同内容的仪式性麻醉，比如失恋后用香烟来自我麻醉，压力大时通过吸烟来自我放松，通过吸烟来排解孤独感等，都是把不可名状的心理活动转换到具象的身体感受上。民间流传的吸烟"赛过活神仙"这种近乎幻觉的表达，就概括了吸烟时仪式性麻醉的综合感觉。

（二）烟雾笼罩下的社会情境

社会情境是创造体验的场域，尤其是吸烟行为本身具有丰富的社交意涵。吸烟是场景化的行动，人们在吸烟过程中可以理清思路，通过吸烟来实现对群体的划界、表达亲密关系、维系互惠的礼物关系、对抗性别规范，以及吸烟场景中潜在的权力关系，都是身体体验的社会性表达。

一些创意工作者在创作时要为思绪寻找一个载体。有人认为烟雾发散的视觉效果在某种程度上可以触发思维的发散，因此吸烟成为创作氛围的一部分。一位研究宗教的学者分享自己的吸烟感受说，"在夜里写作时，我会在窗边抽烟，看着弥散的烟雾，才觉得自己此刻是活着的"，他在烟雾弥漫的场景中稍作小憩，整理思绪，拷问意义。

> 点燃香烟能让我平静下来，吸烟帮我切换到一种成熟的方式来看待目前的处境。看着烟雾缭绕，会觉得自己的思路也跟着烟雾飘走了。当我回过头再看自己当时是如何做出决定的，我记住的是吸烟的那个场景，吸烟时的感觉是存在身体里的记忆。
>
> （LXY，男，烟龄4年；访谈于2017年1月19日）

烟民理解的"香烟是一种社交工具"，其实质就是通过递烟创造一种社会情境，进而建立关系。陌生人间，在给对方递烟或向对方借火的间隙会有短暂的语言交流，让双方进入一个共同的社会情境，包括对周围环境、秩序规范的认知。而在熟人间，吸烟是表达亲密关系的一种的方式。以美剧《纸牌屋》的情节为例，男主角弗兰克与妻子克莱尔每次在政治角斗场上经历血雨腥风之后，便会在深夜到窗前同抽一支烟，两人悠闲地吞云吐雾，绵里藏针地沟通，指间互递的烟是两人交流的语言。导演在剧中对弗兰克与克莱尔之间亲密关系的刻画，未采用一个性爱场面的镜头，而用一支香烟串起了两人的感情。

除了爱情这种亲密关系，吸烟在友情中也是增进亲密感的方式。在生活中，吸烟有时被用来划定朋友的界限。烟民LLH认为，"一起抽烟的朋友，交流的实际效果就是比一般人要好些，抽着烟，唠嗑的层次就不一样了，干聊是比不上的"。吸烟为交流营造出一种志趣相投的氛围，拉近递烟者与被递烟者的心理距离，使交流在一个更放松的情境下进行。还有些人在日常生活中并不吸烟，没有生理上的烟草依赖，从严格意义上甚至不能被称为烟民，但在特定场合下会跟朋友一起吸烟。

> 我平时不吸烟，但是遇到一些场合会吸。比如私人聚会，别人递给我烟，我不会拒绝，也会比较开心，吸了跟对方有亲密感，否则会觉得有距离。但是在其他场合我就会拒绝，会觉得这份工作（大学老师），吸烟会被人认为不正经。我吸烟没有吸进肺里去，都会直接吐出来。
>
> （FXX，女，大学教师；访谈于 2016 年 6 月 23 日）

在身份相异者之间，情境中的烟味意味着对场域的控制。在这个意义上谈论嗅觉和味道，是一种对情境的控制。即便烟味会影响到别人，一些话语掌控者仍会毫无顾忌地吸烟，常见的场景是领导在下属面前吸烟，而绝对不是相反。另一种情况是，即便是在吸烟者主导的场合，吸烟者也会在点烟之前征求对方的意见，如询问对方："你介意我抽根烟吗？"社会情境作用于吸烟行为的维度之一是通过个体在特定场景中的自我认知来体现的。

吸烟可以表达性别气质。"把烟点上，像男人一样！"是 20 世纪 20 年代的一句标语，当时香烟和胸罩一起被视为女性摆脱束缚的象征。在中国，30 年代家喻户晓的女演员阮玲玉为香烟品牌代言。女性吸烟的形象在当时是正面得体的，是一种精致生活方式的体现。50 年代后，女性吸烟开始作为不洁、落后的标志，与国家意识形态相联系。从 90 年代开始，女性吸烟被视为不利于生育的健康问题[①]出现，女性吸烟在社会和文化视野中整体呈现为负面的形象。而从 21 世纪开始，女性吸烟开始出现主体意识觉醒，更多女性在意吸烟时的身体感受，思考传统规范与道德在吸烟上对两性的区别化对待。

---

① 医学层面投入大量的宣传教育，指出吸烟对女性的危害更甚于男性，吸烟可引起女性月经紊乱、受孕困难、宫外孕、雌激素低下、骨质疏松以及更年期提前等问题。孕妇吸烟容易引起自发性流产、胎儿发育迟缓和新生儿低体重的情况，妊娠期间吸烟会增加胎儿出生前后的死亡率和先天性心脏病的发生率。

吸烟有一种做坏事般的心里解放的感觉，是有关自我建构，在某种程度上其实也是有意识地对某些束缚的突破，感觉自己有很多种可能，而不是只在别人的期待中活着。这主要是因为在我的成长经历过程中，周围的环境给我很多的压力，基本来自家人，类似"你是个好女孩，你不应该抽烟、喝酒、文身"之类的。我爸妈不知道我抽烟，我妈要是知道了肯定会非常生气，然后严厉地阻止我，她的反对主要是出于健康和女生形象方面的考虑，在她眼里，我还是个清纯的宝宝。在我个人看来，男生、女生吸烟没有差别，我觉得这是人权，都成年了，自己对自己行为负责就行。但是在现在的社会，明显能感觉到女性抽烟遭到的污名化很严重，而且这种污名化还和色情联系在一起，如果一个女生抽烟，会被猜测她的私生活很放荡之类的。可能抽烟的女性毕竟还是少数，而这少数中会有部分代表者，她们给了这个社会一些对吸烟女性固化的坏印象，这个过程可能是媒体的宣传造成的。我记得以前我对吸烟女性的印象也是觉得她们比较叛逆、混社会、比较风尘。一些社会越轨行为的标签感觉是互通的，比如吸烟、滥交、非法赚钱、打架等，感觉沾染了其中一个就会被别人天然地贴上其他越轨标签。但我从高中开始就不这么想了，也没有具体的事件作为标志，就是整体的三观不一样了，开始觉得（吸烟）是个人自由，而且给人贴标签的行为是很愚蠢的。我觉得自己开始吸烟的时候，自我解放已经比较成功了，从前虽然不排斥，但还会有些担忧，比如害怕上瘾之类的，当时就觉得会上瘾也没关系了，不再 care 别人的评价。我也不是全抽女士烟，有时候觉得太"娘"了，总体上女士烟和男士烟一半一半吧。有一次让我印象深刻的是，我和一个认识不久的朋友走在路上，他突然摸出一包中华烟给我，说："我觉得你应该会抽烟，就专门给你带了。"他自己不抽烟。我终于长成了看起来就要抽烟的样子。

（LZ，女，本科生，烟龄 1 年；访谈于 2016 年 7 月 20 日）

吸烟之后要对烟蒂进行处理。虽然吸烟是个体行为，也要与社会情境交互融合。每一种文化环境有其特定的秩序观念，选择吸烟与否取决于吸烟行为在特定的环境中是否合乎时宜，不合时宜便是对秩序的威胁，规范的无声强制使烟民主动掐灭指间的香烟。

> 2012 年我在美国曾有段时间戒了烟，因为我住的地方异常干净，抽完烟不知道要把烟头扔哪儿，感觉扔到哪里都是破坏环境。在这样的情境下会觉得抽烟不合时宜，是件丢人的事。但我从美国回来后又开始抽烟，因为觉得抽烟在我生活的环境里是一件合时宜的事。换一个情形，2008 年我在法国，当时我也抽烟，因为巴黎满大街都是烟头，在那里抽烟不会觉得自己违背了这个社会的一般规则。
>
> （LHT，男；访谈于 2016 年 7 月 22 日）

从更抽象的意义上探讨烟民对烟味的处理，体现的是一种从自然场景向文化情境过渡的社会过程。气味具有社会性，人际交往与价值观念融合在对气味的评判中。在控制烟草观念尚未产生的时代，烟味在任何场景中肆意蔓延。而如今情景中加入了控制的元素，烟民必须要考虑烟味的散发是否得体。曾经，气味都不被控制，体味、烟味等都是一种自然情境的生发，可以被容忍。但现在人的气味、烟味已经过渡到社会性的情境中，社会整体上开始对与人有关的无形气味加以控制，禁烟就是这样一个过程。烟味在当下的社会情境中被归类为不健康、不受欢迎的气味，一些烟民也在吸烟之后用喷香水等方式来掩盖烟味。烟民越来越注重对烟味的处理，将此作为个人形象管理的一部分。

香烟中固然含有尼古丁等成瘾性成分，但吸烟成瘾的机制并非完全源于生理基础，社会性的体验同样是产生烟草依赖的重要解释维度。生理成瘾机制是烟民群体共有的基本项，吸烟的身体体验之所以因人而异，是因其所处的社会情境不同。并非所有烟民都觉得吸烟是愉悦的享受，即便如此，烟民依旧选择继续吸烟。在这样的情况之下，吸烟行为存续于否定状态中，对于烟民而言，这是一个自我协商的过程。

烟味闻着臭，吸着也臭，臭了自己，也臭了别人。上学那会儿去网吧打游戏，看着网吧里烟雾缭绕的，心想：唉，又少活了好几分钟。其实，刚开始抽烟那会儿感觉特别不舒服，人晕晕的，会眼花，后来时间长了就没感觉了。后来工作了要跟客户谈生意，也一直抽烟，身体上没特别明显的不舒服。我每年都体检，器官都很健康，可能跟我保持健身有关，（吸烟）那边少活好几分钟，这边就注意多运动。我知道吸烟有害健康，但看我爷爷的兄弟抽了 60 多年的烟，今年 90 多了还生龙活虎的。

（BYC，男，烟龄 7 年；访谈于 2016 年 7 月 21 日）

我知道抽烟对血管不好，但抽烟时我很舒服、很放松。我知道抽烟对我的病情不利，所以也开始自觉地控制吸烟，现在每天也就抽 5~6 支烟，拣贵的、焦油量少的抽。我不抽烟就不舒服，老伴劝我戒烟劝了 48 年，我现在也没打算戒。这么多年的习惯一下子戒掉也不行，我楼下一朋友也抽了几十年的烟，一戒掉就生病了。"吸烟有害健康"的宣传只是一个形式，如果国家真的坚定地要求公民戒烟，那就干脆连制烟厂都不要了，烟民要抽烟，国家要收税。

（CZH，男，烟龄 58 年；访谈于 2016 年 7 月 21 日）

大家都知道吸烟有害健康，但有害健康的事这么多，北京雾霾那么严重，你吸多少根烟都不如吸一口雾霾的危害大。吸烟的危害是个累积的过程，可能会影响几年的寿命，但人本来就是要死的，老年时活得也没什么意思，提高年轻时的生命质量与乐趣才比较实在。倘若吸烟的危害真那么大，国家为什么不禁止呢？

（GP，男，烟龄 4 年；访谈于 2016 年 7 月 21 日）

一些烟民在吸烟初始阶段有诸如烟味难闻、被呛等不愉快的身体体验，于是找寻吸烟带来的其他方面体验，包括通过吸烟来辅助理顺思路、增进亲密关系、缓解情绪、彰显对情境控制的能力等，从而持续吸烟。这是一种社会情境中的身体体验，烟民权衡吸烟有害健康的"害"与吸烟在日常生活中带来的"利"，转而进入一个自我协商的场域。根据烟民的说辞，自我协商大体上分为自我说服和自我开脱两种方式。

一方面，烟民用日常生活的逻辑说服自己，即吸烟为工作、社交等带来的"利"远大于吸烟带来的"害"。凯博文指出病痛的含义有两层，它既是生理的，也是社会的，在由身体调节的社会现实的鲜活体验中，这就是一座象征的桥梁，是一个社会 – 躯体网络（凯博文，2008：147）。在社会情境之下，烟民有一套适合自己的协商性说辞，把社会现实的体验融入身体过程。

另一方面，享受吸烟体验的烟民面对吸烟带来的"害"，会用自我开脱的方式来应对劝戒话语。不可否认，"吸烟有害健康"的话语在微观上会影响烟民的日常行为。戒烟门诊的医生告诉我，一个烟民一生之中至少会萌生三次戒烟的念头，他可能不会把这个想法搬到前台，甚至对最亲近的人也不知会，默默地下定决心要戒烟，又悄无声息地复吸，整个戒断过程可能极其短暂，但戒烟的念头是真实存在的。权衡身体愉悦的"利"与吸烟的"害"，烟民有一套弥补性的说辞来为吸烟的危害背书。如访谈所述，烟民或以运动来提升身体素质，以此弥补吸烟对身体的伤害，或通过减少吸烟量，抽贵的、好的香烟来自我安慰，还有烟民把"吸烟有害健康"的把关责任推给国家。烟民经过自我协商，将吸烟的"害"模糊化处理，而后不断地自我强化"利"的一面。将吸烟置于社会情境中考量，日常生活逻辑的分量远大于医学话语下的建议。

控烟话语和吸烟身体体验之间存在张力，这种张力促使烟民在特定的社会情境之下审视自己的吸烟行为，衡量自己是否可以点燃那支烟，是否需要对身上的烟味做适当处理，是否需要给别人递烟，等等。烟民注重私人体验，即便审时度势之后选择停止吸烟，这种对吸烟的克制亦是从个人的社会性体验出发。

实际上，愉悦的身体体验是对控烟话语最有力的"抵抗"，它的潜在表达是烟民更在意身体感受而非官方话语。身体体验的社会化情境也仅建立在人际互动的层次上，与控烟话语无关。身体体验影响着国家控烟和烟民戒烟的成效，烟民对身体体验的强调体现了控烟话语在某种意义上的落空。

点燃一支香烟，会调动吸食者的味觉、嗅觉、视觉、触觉、幻觉等综合性的器官感受，在不同的社会情境下吸烟又有相异的体验。即使承认吸烟有害或已经感受到吸烟带来的身体不适，烟民也可能通过权衡生活中的"利"与身体上的"害"，用"多运动等于少危害"等安慰性的说辞来自我协商，获得社会情境意义上的满足感。

结语：烟火撩人

我的研究围绕一支香烟展开讨论，从香烟本身到社会文化体系对吸烟行为的认知、国家制度对吸烟行为的规范，最后回到吸烟的主体。一支细小的香烟可以串起人与人之间的关系、人对物的感情，氤氲的烟圈之中囊括的是整个社会。

从国家的视角"看"到的是国民因吸烟而产生的病躯，以及卫生部门上报的与吸烟相关的疾病种类和患者数量的统计数据，庞大的数字促使国家下定决心治理烟雾蔓延的问题。国家治理追求理性化、简单化和明晰化，清晰的界限可以使治理更加明晰，通过宣布吸烟成瘾者为病患，给这个群体划分出一个边界鲜明的类别。接下来就有一套成熟的规则，引导烟民群体重回社会秩序的框架之内。烟瘾既已被划分为疾病种类，自然就需要被治疗，催生出戒烟门诊这样的医疗空间去承接烟民群体，有畅沛、尼古丁贴片等药物去对症下药，所有流程都井然有序。现代社会的医疗体系发展到了历史最高水平，然而现代人对疾病的恐惧程度同样是前所未有的。由此，将吸烟成瘾归类为疾病，可以潜移默化地让社会大众对吸烟行为敬而远之。吸烟成瘾顺理成章地完成了医学化进程，被定性为一种慢性疾病，医学学名是"烟草依赖症"，国际疾病分类编码为 F17.2。"成瘾"概念在新领域的扩展是合理的，它既准确地反映了成瘾的本质，也可被策略性地运用于有益的目的。但人们通常对公共健康领域的扩大保持警惕，若日常生活的方方面面都被贴上"上瘾的"、"有害的"标签，那么给新生事物留下的空间可能所剩无几。

民国期间，美国传教士丁义华在天津发起不吸纸烟运动，曾任刑部侍郎和驻外使节的伍廷芳在上海发起不吸纸烟运动，蒋介石发起的新生活运动中也有不吸纸烟运动，这三次运动在历史上均有较大影响力，但都以失败告终。这些不吸纸烟运动的共同点是政治动员色彩浓厚，戒烟行为被拔高到是关乎民族和国家之前途的行动，戒烟被高度道德化，戒烟话语依托的是国族观念与公民意识。鉴于历史上的失败经验，如今国家在控烟领域调整策略，使戒烟话语从"为国戒烟"转向"为私戒烟"，关注点回到公民个体，使人们认识到戒烟是为了自身健康以及自己的亲友免于二手烟的危害。由此可见，国家对烟草的治理采用了双管齐下的策略：一方面指向群体，表现为宏观的控烟卫生运动；另一方面指向个体，表现为微观的对日常生活的规训。在具体操作上有所偏倚，戒烟话语放弃了宏大的话语体系，转而聚焦微观的日常生活，这与当下个性彰显的社会氛围相契合。

现代社会在本质上是"期待型社会"。与前现代社会注重"过去的经验"不同，现代社会指向未来，而最具"未来性"的是生命的传承与延续。现代父母对下一代的关注始于受精卵阶段，优生学被奉为神话。控烟行动应景地结合了优生优育的话语，国家的控烟宣传重点从吸烟对呼吸系统的伤害转移到吸烟对生殖系统的危害。通过利用生命政治学这个工具，"为私

戒烟"的观念进一步深人人心。值得注意的是,"为私戒烟"的背后仍是
国家话语的体现,国家通过建构与个体健康相关的话语及社会规范,形成
非正式的社会控制,以更加迂回的形式实现有效治理。由此,"为私"的
背后依旧是"为公"的逻辑,调整了策略而目标从未改变,观念是国家引
导的,为了实现对公共秩序的维护和对日常生活的管控。

在中国的熟人社会网络中,香烟作为人际交往的重要载体嵌入社会情
境中,扮演着与时宜相合的角色,或作为一种身份标识,或作为一种权威
的潜在表达,或是一种性格的外显,抑或是借此建立关系、分享食物、表
达友善。作为符号的香烟,不仅满足人们生理上的需求,而且服务于社会
生活中的各类场景。吸烟行为具有社会性,所以即便吸烟成瘾在医学上被
定性为疾病,这个判断也不被大众日常生活的逻辑认可。在民间的社会文
化场景中,吸烟依然被烟民甚至包括非烟民群体认为是一种习惯或嗜好。
一支香烟之上附着了层层社会关系,点燃一支香烟犹如点燃了一垄文化。

经过现代文明的洗礼,社会进入了愈加重视身体体验的时代,私欲的
价值被重新发现。香烟回到它最简单直白的定义——芳香的烟草,吸烟给
人带来愉悦感。吸烟是一场感官的盛宴,吸烟时会调动味觉、嗅觉、触觉、
听觉、视觉等,使吸食者获得全方位的快感。烟雾营造了社会情境,烟味
标识了个体身份。回望 20 世纪,香烟的定位仍是时髦物件,是时兴的现
代广告培养了一群忠实的烟民。如今,吸烟从一种追求时尚的表演回归到
身体感受,是愉悦的体验培养了忠实的烟民。如果说人类学者通过田野工
作可以最大限度地参与并理解当地人的文化,那么在身体体验这个领域,
人类学者只能作为倾听者和记录者,无法做到真正意义上的共情。也正是
基于这一点,我在田野笔记里写下:"身体体验的领域是当之无愧的迷人
的他者世界。"

在明知吸烟有害健康的情况下,烟民用日常实践的逻辑权衡吸烟对生
活的"利"与对身体的"害"。通过不断的自我协商,自己的吸烟行为变
得可接受,这一点在烟民为吸烟而展开的辩解中体现得尤为生动。烟民看

待自身健康是一种基于统计学意义上的解读，认为吸烟致病是概率事件，他们援引最多的例子是身边或老一代国家领导人吸烟且长寿。既然吸烟与患病之间没有必然的关联性，"人生苦短，及时行乐"心理就有了生存空间。退一步来看，即便烟瘾是病，也是一种"快乐的疾病"。身体层面的快乐消解了其背后的治理话语，强调身体的愉悦实则体现了烟民对控烟话语的潜在反抗。从医学的角度看，吸烟对身体健康的伤害是去性别化的，男性和女性在烟瘾面前被一视同仁。对于男性吸烟与女性吸烟的差别，无法用医学去定义，却可用道德来评价。在大众影视文化的呈现中，吸烟的男性角色通常是充满男子气概的、英雄式的形象，而吸烟的女性角色则通常给人留下"不正经的"、"越界者"的刻板印象，甚至在女性群体内部也有自我贬抑的现象。也正是因为这样的社会偏见，一些女性以吸烟行为来对抗道德规范，打破吸烟的性别偏见。

关于一支香烟，可以从当下的控烟政策与制度追溯到历史的发展进程，从医学层面的疾病分类谈到社会文化的呈现，从挖掘个体的身体体验过渡到社会性别的视角。关于"烟"话语的形构是多主体参与、多方向发展的，所以即便现代社会的控烟力度越来越大，有关香烟的故事仍会以不同的形式继续演绎。

参考文献

中国疾病预防控制中心，2015，《2015年中国成人烟草调查报告》，北京。

中华人民共和国卫生部，2012，《中国吸烟危害健康报告》，北京：人民卫生出版社。

柯林斯，兰德尔，2009，《互动仪式链》，林聚任、王鹏、宋丽君译，北京：商务印书馆。

佩特里纳，阿德里安娜、科拉夫，安德鲁等，2010，《全球药物：伦理、市场与实践》，许烨芳译，上海：上海译文出版社。

福柯，米歇尔，2015，《18世纪的健康政治》，载《福柯文选Ⅱ——什么是批判》，赵文译，北京：北京大学出版社。

斯科特，詹姆斯，2012，《国家的视角：那些试图改善人类状况的项目是如何失败的》，王晓毅译，北京：社会科学文献出版社。

科克汉姆，威廉，2000，《医学社会学》，杨辉、张拓红译，北京：华夏出版社。

刘文楠，2015，《近代中国的不吸纸烟运动研究》，北京：社会科学文献出版社。

柯文，2000，《历史三调：作为事件、经历和神话的义和团》，杜继东译，南京：江苏人民出版社。

努里松，迪迪埃，2013，《烟火撩人：香烟的历史》，陈睿、李敏译，北京：生活·读书·新知三联书店。

希林，克里斯，2011，《文化、技术与社会中的身体》，李康译，北京：北京大学出版社。

凯博文，2008，《苦痛和疾病的社会根源：现代中国的抑郁、神经衰弱和病痛》，郭金华译，上海：三联书店。

阿普尔·鲍姆，2010，《为全球精神健康提供教化》，许烨芳译，见佩特里纳，阿德里安娜、科拉夫，安德鲁等《全球药物：伦理、市场与实践》，上海：上海译文出版社。

Crawford，R.，1994，The Boundaries of the Self and the Unhealthy Other：Reflections on Health，Culture and Aids，*Social Science & Medicine* 38：1347-1365.

医患纠纷协商中的家庭叙事与医院叙事

梅求军

在医患纠纷不断增加、伤医事件屡屡发生的大背景下，为保障正常的医疗秩序，国务院于 2002 年 2 月 20 日颁布《医疗事故处理条例》，为医患纠纷的解决界定了三条合法途径——医患双方自行解决、卫生行政部门处理与人民法院审判，也就是所谓的"协商、调解和诉讼"。在这三条途径中，协商以其方便快捷、成本低、耗时少的特点成为当前医患纠纷处理的主要途径。此外，调解是另一条解决医患纠纷的主要途径。

北京市的相关法律条文规定，北京市医院发生的医患纠纷案件，如果通过协商不能解决，则由北京市医疗纠纷人民调解委员会进行行政调解，或由北京市各区中级人民法院进行判决（陈贤新、张泽洪，2010）。调解与判决的依据是作为独立于医患双方之外的第三方鉴定机构，如北京医学会或北京市尸检中心提供的医疗鉴定报告。按理说，如果鉴定结果证明医院不存在违反医学规范或操作错误的情况，那么医院不用承担任何责任。在现实中，确实有家属在得到第三方鉴定结果后，认同"医院无责任"的报告，双方达成共识，医患纠纷得到妥善解决的情况。但也存在这样的案例：第三方鉴定机构已经做出了"医院不存在医疗过失，不承担医疗责任"的鉴定结果，但病人及家属仍旧认为医院存在过失，他们继续到医院投诉，并有辱骂医生、围堵科室以及破坏医院设施的行为发生。

案例1：2016年1月11日，北医三院产科一名产妇因主动脉夹层破裂死亡。1月15日，产妇家属数十人聚集并滞留北医三院产科病房，在病房大声喧哗辱骂，打砸物品，追打医务人员，并索要1000万元的赔偿，一些产妇在此期间被迫转院。经上级主管部门与各级公安机关介入，患者家属方离开产科病房。产妇生前就职于中国科学院理化技术研究所，在产妇死后，中科院理化研究所以公函的形式要求北医三院对产妇的死亡原因做出"公正、透明、翔实"的调查，并给出"真实、完整"的结论。而北医三院也于官方微信中发布了针对该产妇死亡事件的说明，并指出死者家属的"医闹"行为极度影响了医疗秩序。在社会舆论中，产妇的医患纠纷上升为中科院与北医三院的对抗。

案例1中，产妇生前就职的中科院也介入其中，并且以公函的形式要求北医三院对该产妇的死亡给予"合理"的解释，北医三院也通过官方微信发布相关说明，表明医院的医疗行为不存在过失，且经由第三方尸检鉴定，结果为产妇主动脉夹层破裂出血，而一旦发生主动脉夹层破裂导致心脏压塞，抢救成功率很低，死亡率极高。但是北医三院的说明未被死者家属接受，所以出现了后来的"医闹"事件。

为什么会出现第三方鉴定为"医院无责任"，但病人及家属仍不接受的情况呢？基于这样的疑问，本文试图探讨这样的问题：在医患纠纷的处理过程中，医生与患者及其家属如何看待和解释同一医疗事件，又是如何最终确定医疗事件真相的？同时，从北医三院产妇案中可以看出，在医患纠纷解决过程中，涉入的不仅仅是医生与患者，甚至主要不是医患双方，而是有更大的组织与机构卷入。那么，在具体的医患纠纷处理过程中，究竟有哪些主体卷入？它们的地位与作用是怎样的呢？

带着这些问题，2015 年 5 月，笔者进入了北京市杏林医院医患关系促进部（以下简称"医患部"），[①]进行了为期三个月的人类学田野调查。

杏林医院始建于 20 世纪 50 年代末，是一所大型三级乙等综合医院。医患部是该医院的行政部门，成立已有十几年了，其职责是专门接待与处理医院所有大大小小的投诉，并代表医院的立场，与患者及其家属协商解决纠纷。医患部共有 4 名工作人员，分别是赵主任、钱副主任、孙医生和李护士。4 名工作人员的简要介绍如下：

> 赵主任，50 多岁，医患部一把手。在杏林医院从事医患纠纷处理工作十余年，在医院有一定的地位，目前已经不是主要负责医患纠纷的接待与谈判了，偶尔因为人手紧张会处理。但更多时候，他主要负责对接外部机构，如医学会、医疗纠纷人民调解委员会和法院等。每次需要外出参会或出庭时，都由他出面。
>
> 钱副主任，医患部副主任。2015 年入职杏林医院，承担医患部的所有投诉及纠纷的接待和谈判任务。钱主任是本研究的重要研究对象。
>
> 孙医生，由杏林医院的 ICU 重症监护中心转入医患部，协助钱副主任接待医疗投诉与谈判。
>
> 李护士，医患部员工。部门中唯一一名女性，负责财务工作，偶尔也接待医疗投诉与纠纷。

初到杏林医院时，正赶上医院从"三乙"升"三甲"的关键评审阶段，整个医院上下在忙于营造一种积极、阳光、快节奏的氛围，医患纠纷在当

---

① 本文涉及的地名、人名等均为化名。

时无疑是一个很不合时宜的话题。但由于熟人的关系，笔者得以约见医患部赵主任，并在他的帮助下，以医学实习生的身份进入该部，顺利地展开了田野工作。

一开始接触，赵主任使笔者产生一种很强烈的敬畏感。经过一天天的相处，笔者发现了他幽默风趣与平易近人的一面，而且感受到自己逐渐被接纳，最明显地体现在他对笔者称呼的改变上。在对外介绍时，他对笔者的称呼由"这位小朋友"变为"这位小同志"，最后变成了"我们这位同事"。在为期几个月的共同工作中，赵主任已经接纳笔者为医患部的一员了。

不仅被医患部的员工逐渐接纳为其中的一员，笔者自己在田野过程中也经历了身份认同的变化。笔者以医学实习生身份进入，部门主任向医院报备，并在后勤部申请办理了服务卡，为笔者在院内的饮食与出入提供了便利。医学实习生并非仅仅是研究者身份的一种掩护，还是一种切实的角色。田野工作期间，笔者按照医院规定每天穿着白大褂按时上下班，参与医患部的一些工作。虽然最初笔者对自己的研究者身份有明确的认同，但在田野过程中，这种认同却逐渐模糊。医学实习生的着装、言行与角色要求，使笔者不知不觉产生了"我就是医患部医生"的感觉与认同。每天，笔者与医患部的工作人员一起上下班，当有患者家属来投诉时，和他们一起到医患部办公室旁边的患者接待室参与谈判协商过程；有其他工作时，就随他们去不同场所处理事件或参加活动。这样，笔者得以参与观察医患部的工作流程、医患部与患者及其家属的互动，等等。比如，针对一名小孩注射疫苗后双眼失明、浑身无力的案例，作为医患部成员之一，笔者加入了由司法鉴定员、疫苗生产企业的代理律师与医院组成的团队，对杏林医院疫苗注射时的视频监控取证；针对一名新生儿夭折案，笔者跟随医院医生到北京尸检中心参加尸检；针对一位女士因风湿性瓣膜转入杏林医院并在医院死亡的案件，笔者同医患部同事及外聘律师参加北京市某区人民法院的庭审，等等。

除参与观察外，开放式访谈是本研究另外一种重要的资料收集方法。

访谈对象包括 2 名杏林医院行政人员、4 名医患部工作人员、4 名医护人员，以及 4 名患方相关人员，共计 14 人。此外，工作过程中与医患部工作人员的闲聊是重要的资料获取方法。

一 协商解决纠纷过程中医患主体的缺席

在医患纠纷中，"医"、"患"是两个内涵丰富的概念。狭义上，"医"指医疗事件中涉及的医务人员，本文称之为"涉事医生"；"患"指因健康检查或因疾病而接受医务人员治疗的自然人，本文称之为"患者"。广义上，"医"指以涉事医生为主体的、与医疗实践相关的人员或机构，即"医方"；"患"指以患者为核心的、与患者存在社会关系的人员或机构，即"患方"（李大平，2007：134）。无论从狭义还是广义上讲，涉事医生与患者都处于医患纠纷中的主体地位。然而笔者在田野过程中发现，在医患纠纷协商过程中，作为医患主体的涉事医生与患者通常是缺席的。实习期间，医患部共接待和处理新发生的医患纠纷案 28 起、以往遗留下的医患纠纷 3 起。在这 31 个医疗纠纷案例中，患者本人未亲自到医患部的共 18 个，占比 58%；而涉事医生未出现的案例共 30 个，占比 97%。

医患主体缺席描述的不仅仅是涉事医生与患者在空间上的缺席，即他们往往不出现在医患关系促进部的患者接待室；更主要的是他们失去了话语权，处于一种无声的状态。明明是医患纠纷案的主要当事人，为什么在讨论如何解决纠纷的整个过程中，却很少看到涉事医生与患者的身影呢？

（一）患者的缺席

针对患者缺席的现象，赵主任的解释既风趣又合理：

> 是啊！来谈判的的确都不是病人本人。一是病人死了，他来不了；二是病人还在手术什么的，躺手术台上呢，也来不了。

赵主任的解释说明了患者在空间上"缺席"的原因。而钱主任谈到的他在之前就职的医院工作时经历的一个案例，则表明即使患者在空间上"在场"，他们也不一定能发出自己的声音、表达自己的观点：

> 在我还在之前那家医院的时候，有一个来投诉的（案例）。当时病人本人也是在场的，但是一直低着头没有说话。病人的家人一直在说医院出了问题，医疗有问题，一定要医院赔偿。谈话结束后，一家人都走了。但是后来那个病人又折回来找我，给我道歉，说家里人不应该这样说，她自己不觉得自己受到了家人说的那些损失。可是在双方谈判的时候，她家人根本就不允许她说话。

在钱主任提供的案例中，即使在物理空间上在场，但由于家人不让患者在医患纠纷协商过程中说话，患者不得不处于"无声"的状态，因此也可以说是"缺席"的。通过对类似案例的分析，笔者认为，患者的缺席在很大程度上是由家庭伦理与利益导致的。

在传统的农业社会，家庭是基本的生产与生活单位，是个人生存与发展的基础，而个人则承担着相应的家庭责任与义务。尽管在过去的几十年中，中国社会发生了很大的变化，个体崛起，家庭关系发生了结构性转变（阎云翔，2012），但人们的家庭观念仍然强烈而牢固，个体首先作为家庭成员而存在，家之于个体的重要性不言而喻。这样的观念使得医疗纠纷中的患者常常不是以独立个体，而是以一个家庭成员的身份出现的，是孩子的父亲／母亲，爸爸／妈妈的儿子／女儿，等等。由此，医患纠纷也不再是患者个人的事情，而成为一件家庭事务。进一步来说，在中国文化中，权利义务的主体是家庭而非个人，"权利为一家之权利，而非个人之权利；义务为一家之义务，而非个人之义务"（吕元礼，2004）。作为家庭成员的患者卷入医患纠纷后，其中涉及的权利与义务就不由患者个人拥有或承担，而是其家庭的权利与职责，这也是家庭成员积极卷入医患纠纷处理过程的重要原因。

中国的传统家庭伦理的另一大特点，就是家庭凌驾于个人之上，个人必须服从家庭。相对于家庭利益，个人的意见被忽视，这也解释了钱主任所举案例中的现象：患者本人认为医疗服务没有问题，但其家庭成员坚持认为存在问题，他们不允许患者本人说话，并要求医院给予赔偿。面对家庭成员追逐经济利益的行为，患者本人只好选择沉默，否则会被认为是"胳膊肘朝外拐"。

由此形成了这样的局面：在协商解决医患纠纷的过程中，患方叙事的主体是其家属而非患者本人，患者在整个医患纠纷协商的场景中"被"缺席了。

（二）涉事医生的缺席

在协商解决医患纠纷的现场，涉事医生缺席的情况更为普遍。这种缺席不仅仅表现在涉事医生在协商过程中没有话语权，实际上，作为涉事的主要主体，他们在协商的物理空间中也是缺席的。孙医生指出了涉事医生缺席的主要考虑：

> 因为顾忌病人家属们对当事医生有负面情绪，可能在协商过程中引发"袭医"事件，所以我们尽量不让医生出现。

为避免双方情绪激动甚至发生正面冲突而使协商陷入僵局，在医患纠纷协商中，医院方会尽量避免让涉事医生到场。但这是涉事医生不出现在医患纠纷谈判现场的很重要的原因，却不是全部原因。在笔者所接触的一个案例中，死者家属在到医患部投诉之前，就已经与涉事医生有了接触，双方并没有发生肢体或语言冲突，而是心平气和地进行了沟通。在家属到医患部投诉时，涉事医生本想一同参与协商谈判，却被钱主任请出了接待室。

这个案例是笔者在这次田野期间唯一经历的一次例外，即在医患纠纷的沟通谈判过程中，涉事医生走进了处理纠纷的接待室，但他还是很快被代表医院的钱主任请了出去。涉事医生走后，钱主任对现场的死者家属做了解释：

> 在医疗过程中，这位副主任是老大，但现在出了问题需要解决的时候，是需要医院来出面解决，而不是由副主任个人来解决。

从钱主任的话中可以听出，他强调的是医院的职责分工。该案例中的涉事医生在医院中只承担医疗诊治的工作，而医患纠纷处理则由代表医院的医患部的行政医生们来共同完成。之所以存在这样的分工，一是因为作为机构的医院基于亚当·斯密提出的"要提供生产率应该依靠分工劳动"这一分工理论，为提升医院各临床科室的服务水平，水平分化出专门处理医疗纠纷的医患部，以专业化的分工使各专业板块的功能最大化，最终实现对医院医疗服务体系的科学管理。二是因为临床医生一般不熟悉处理医患纠纷的各种规章制度、医院处理医患纠纷的立场与原则，他们的参与不仅可能使谈判过程复杂化，而且会影响他们正常的业务工作。三是由于他们是当事人，参与其间难免带有主观情绪，容易影响谈判的进程，即便他们很客观公正，但当出现在谈判现场时，可能会引起患者家属的情绪激动，导致医患矛盾激化，发生伤医事件。基于这些原因，涉事医生在医患纠纷协商解决的过程中与患者一样是缺席的。

综上，在患者与涉事医生双方缺席的情况下，患者家属与医院职能部门就接手了医疗纠纷的协商谈判权，这种谈判权首先是一种叙事权。叙事权本质上是一种叙事的"资格"（舒曼、赵洪娟，2016），可依据热拉尔·热奈特的叙事"三分说"进行理解。热奈特从三个层面对叙事的内涵做了界定：其一是叙事话语，即承担一个或一系列事件的叙述陈述，包括叙事的口头或书面话语；其二是叙事故事，即通过话语表达出来的故事；其三是叙事行为，即叙事者实施叙事的行为（热奈特，1990：6）。医患纠纷中的叙事权是指，医生、患者及家属为解释医疗事件的起因、过程及确定医疗事件的真相，采取一定的叙事话语与策略、发生叙事行为、讲述叙事故事的资格。

在日常生活中，每个人都在讲述自己的生活经历、见闻与想象，也在聆听、阅读或目睹他人的经历后讲述他人的故事。但是讲述别人的故事与替别人讲述是两个概念，后者首先需要获得别人许可，并在交流情境下具有互动主体许可的合理性。因此，本文提及的叙事"资格"，更强调"三分说"中的第三个层面——叙事行为，也就是谁在叙事，以及谁有权叙事。由此我们看到，在医患纠纷协商过程中，代表患者的家属与经历了医疗事件的患者享有了同样的叙事权，代表医院的职能部门的医生与经历了医疗事件的涉事医生享有了同样的叙事权。

患者家属从患者处接手医疗纠纷的叙事权后，开始介入医患纠纷的解决过程。如果患者已经死亡或由于病情等原因无法参与，其叙事权就完全归家属所有。如果患者依然健在，其家庭成员将视情况做出不同选择：要是患者的意见符合家庭利益，并同意由家庭全权代表其处理医患纠纷，那么就由家庭代表患者行使叙事权；要是患者的意见不符合家庭利益，那么家庭其他成员往往会剥夺患者的叙事权，上文钱主任所举的案例就是如此。而根据组织制度与职能分工，医院的行政部门也接手了涉事医生在医患纠纷协商中的话语权。由此，涉事医生与患者都失去了在现场的发言权，处于缺席状态。并且关键在于，不管是家庭取代、行使还是剥夺患者的叙事权，家庭与机构都接受双方作为当事主体——涉事医生与患者——代言人的事实，认为对方具有代表涉事主体处理相关事宜的资格。

这也就解释了在田野过程中观察到的现象：在医患部的患者接待室里进行沟通协商的，基本上是代表患者的家庭成员与代表医院的行政医生，患者与涉事医生很少出现在现场，或者即使出现，他们也不会是医疗纠纷的叙事主体。

二　协商解决纠纷过程中的家庭叙事

所谓家庭叙事，指的是患者的家庭成员代表患者对其所涉入的医疗纠纷及其日常生活经验所做的叙述。叙事的目的是通过描述纠纷发生的过程，呈现医疗纠纷的真相，从而提供家庭对医疗纠纷起因与责任主体的解释。在医患部的办公室与办公室旁的患者接待室里，笔者记录了来这里投诉的患者及其家属关于医疗纠纷的叙述，这些叙述构成了本部分要分析的家庭叙事。家庭叙事主要有两种模式：家庭作为患者的代言人进行病痛叙事，以及家庭作为申诉主体进行叙事。

（一）作为患者代言人的家庭及其叙事

作为患者的代言人进行叙事时，家庭成员主要从患者在医疗过程中的遭遇，尤其是由于涉事医务人员不当的处理而使其遭受的身心伤害出发，描述患者所经历的疾痛体验。

> 案例 2：2015 年 6 月 14 日 13 时左右，杏林医院产科出生了一名男婴，出生时一切指标正常，半小时之后，男婴出现窒息，因抢救无效，于当天 16 时宣布死亡。
>
> 婴儿死亡的第二天，男婴的奶奶、父亲、父亲的表哥，以及另一个看起来特别壮的身份不明的男子共 4 人到医患部办公室投诉。由于身体原因，男婴的母亲没有出现在办公室。谈判还未开始，男婴的奶奶一直在擦眼泪。
>
> 协商过程中，钱主任是院方的谈判代表，孙医生与笔者负责笔录；婴儿父亲的表哥是家属方谈判的代表，婴儿的父亲和奶奶则不时插话进来，表达强烈的悲痛与不满情绪。由于尸检的有效时间是在确定脑死亡后的 48 小时之内，所以在一番激烈的争论后，钱主任与婴儿父亲的表哥首先敲定了在医学部尸检中心做尸检的各项事宜。
>
> 尸检的事情刚确定，在现场沉默了一阵子的奶奶又哭了起来，婴儿的父亲也对钱主任提出了质疑："产妇从开始怀孕到最终生产，一直都在你们医院，为什么婴儿在腹中还好好的，生下来一会儿就死

了？为什么你们医院不让产妇剖宫产，非要她顺产？"听到这里，奶奶忍不住开始哭诉："我儿媳妇的羊水都破了，都干了，都忍着，医院要她顺产，不剖腹，我儿媳妇多疼啊？都扛着啊！现在孩子死了，我们冤啊！你们要是不给我们一个合理的解释，我就抱着孩子的尸体在你们医院不走了！"

这是一个特殊的案例，涉及的患者主体有两个：产妇与男婴。男婴已经死亡，产妇仍在病床上无法参与，因此由其家庭成员作为代表进行协商谈判。协商过程中的家庭叙事也围绕这两个主体的遭遇展开：一是婴儿死了，一是产妇因顺产羊水破了，受了很多罪。

在传统社会，孕产妇主要在家庭分娩，生产过程完全是自然分娩/顺产而没有剖宫产之说。这种情况下，作为正常的生命现象，无论婴儿的死亡还是产妇出现羊水破的情况都极为常见。然而，现代医学将生育医疗化了，它将孕产妇纳入了医院，将其作为病人对待。越来越多的孕妇到医院生产，剖宫产的比例也越来越高。女性的生殖过程一旦进入医疗领域，便被定义为疾病，产妇生产也成为病理现象（范燕燕、林晓珊，2014）。本来很正常的疼痛、死亡等生命现象，一旦进入医院，人们就不再正视与接受，而认为医生有责任避免疼痛乃至死亡等情况的发生，这是当前导致医患矛盾的原因之一。

阿瑟·克莱曼强调，患者对于病痛体验的叙事意义不在于呈现一种与疾病相关的表面征兆，更重要的是医生能够透过这种病痛体验的叙事，去理解复杂的内在语言所表达的伤害、绝望与苦楚，而这些苦难正是临床医护的关注重点（克莱曼，2010：31）。只有关注这些苦难，才能改善与提高医疗照护的质量。在医患纠纷协商过程中，患者的病痛体验不是由本人而是由作为其代表的家属来进行陈述的。家属对患者本人病痛体验的陈述，背后折射出来的仍然是一种苦难，这种苦难不仅仅是患者个人的苦难，而是整个家庭的苦难。家庭叙事的目的不是为患者的遭遇讨说法，而是为家庭讨说法："我们冤啊！你们要是不给我们一个合理的解释，我就抱着孩子的尸体在你们医院不走了！"因此，家庭叙事的投诉对象也不是涉事医生，而是"你们医院"这个谈判对手。

（二）作为申诉主体的家庭及其叙事

如果说，案例 2 中的家庭视患者的苦难为家庭苦难的一部分，以患者代言人的身份进行病痛叙事并提出申诉的话，那么在案例 3 中，由于患者去世，其家庭就作为申诉主体，直接向医院提出申诉。

> 案例 3：马老太太 70 多岁，河北人氏，背有点儿驼了。2014 年初，马老太太的老伴儿住进了杏林医院的重症监护病房。没过几天，她收到医院的消息，被告知老头儿已去世。
>
> 马老太太有两个儿子，均未婚，一个在广州，另一个在北京待业，和老太太住在一起。老头在世时，家里的经济收入全靠他支撑。老头去世后，两个儿子都不过问，马老太太就自己到医院来申诉。由于至今没有得到妥善解决，老太太时不时会来医院。
>
> 老太太到医患部后并不进去投诉，而是站在门口将自己早已熟识的李护士轻声叫出去，向她讲自己的诉求。老太太最不满的是医生们事先没通知自己的老伴儿病危，就直接告知了死讯。另外，根据老太太的生活经验，人死了两个小时后身体才会凉，但自己接到死讯后半小时，老伴儿的身体就凉了，所以她认为老伴儿是被医院治死的，是冤死的。老太太一边讲述，一边抹眼泪。她接着诉说，老头死了之后，自己没有经济来源，过得很可怜，日子很艰难。
>
> 讲完老伴儿的医疗事件，马老太太又开始讲自己的经历。十几年前，她到杏林医院的中医科做小叶刀，背部的肌腱被切断了，造成了今天的驼背。主刀的医生跑了，至今没有找到人，所以自己也是被治坏的。老伴儿的死和自己的驼背都是医院的责任。

最后，她提出诉求，希望李护士能让她继续在医院的中医科接受免费按摩，而且她不喜欢新按摩医生，态度不好，希望能够换回原来的医生。

马老太太投诉的主要是自己老伴儿"死得不明不白"，而关于自己被治驼背的事，则是在叙事过程中顺带提出来的。因此，本案例是老太太作为死去老伴儿的代理来进行叙事与申诉的，叙事的内容更多的是患者死后给家庭带来的负面影响，即老太太叙事中反复强调的：老头死了之后，她没有经济来源，过得很可怜，日子很艰难。

阿瑟·克莱曼认为，患者、患者家属及医生的解释模式在临床医学中具有重要意义，这些解释模式中的非正式表述，都体现了人们生活经历中的文化之流。是否重视解释模式，将决定医生能否在尊重患者意愿的前提下对患者实现"全人"的关怀（克莱曼，2010：43）。与此类似，在医患纠纷调解的过程中，患者及其家属对纠纷的叙事也极为重要，它反映了患者及其家庭的主要诉求，只有对这些诉求做出合理的回应，才能使纠纷得到妥善的解决。从马老太太的叙事中可以看出，作为患者的家属，她不是要为患者的死亡讨一个说法，而是由于患者死亡后，自己失去了经济来源，希望医院给予救助。

与前一种家庭叙事模式相比，在作为申诉主体的家庭的叙事模式中，叙事的核心由患者转为家庭，叙事的内容也从为患者讨说法转变成为家庭讨公平。在这种叙事模式中，家属主要围绕患者的遭遇给家庭带来的负面影响进行叙事，包括给家庭成员带来的精神与心理伤害、对家庭经济的破坏，等等。然而，在医患纠纷解决过程中，两种家庭叙事模式并不是非此即彼的关系，两种模式通常会出现在同一个家庭的叙事中。此外，在家庭内部也会出现不同的声音。然而，在与医患部进行协商时，与家庭叙事的主调不协调的成员会选择沉默，从而使家庭叙事呈现出一种声音。

不可否认，在很多医患纠纷尤其是涉及患者伤残与死亡的医患纠纷谈判中，家庭叙事的背后常常是追求金钱利益的目的与动机。一些医疗纠纷能否得到解决，完全取决于患者家庭与医院方是否能够就家属的赔偿诉求达成一致。但是如果认为家庭叙事与申诉背后的驱动力都是对经济利益的追逐，那么就会将工具理性极端化，漠视人类的情感与精神追求。以下是钱主任讲述的一个案例。

案例4：去年有一个陈老爷子死在了医院，医生们都坚持医疗操作不存在过错。我坚持认为没有过错就不赔偿，但是老爷子的儿子就是不肯接受。他儿陈麟40多岁了，老爷子住院期间，他尽心尽力照顾，很辛苦。自老爷子死后，陈麟一直揪着我不放，要赔偿，纠缠了有半年时间。最后我说，就我们俩这样私下谈不行，我们要把所有相关科室的医生都找过来，大家坐在一起谈。我就给他准备了这样的一个小舞台。

当着所有科室医生的面，我说老爷子住院期间，你来来回回地在医院奔波照顾老爷子，孝心我们都看在眼里，所有的护士医生都知道你是一个大孝子。现在老爷子没了，作为儿子，你肯定特别难过，接受不了这样的现实，这个我们都可以理解。但是我们的医疗行为是没有问题的，尽管你一直在为这事与我们纠缠，最终也没有用，而且还让老爷子难以安息。你是个大孝子，更应该让老爷子早日安息才是啊！

结果我说这些话的时候，这个儿子听得一直点头，特高兴，脸上泛着金光。最后什么赔偿都没要，跟我握手言和，离开了。反倒是这些坐着没说一句话的医生们，结束的时候怪我，说根本就没有用到他们，还把他们找来干吗。其实啊，这个儿子需要的根本就不是这些医生关于手术的说明，他需要的是一个舞台，让大家知道他。

从最终纠纷解决的结果来看，本案例中患者的儿子陈麟并不是以经济利益为导向，不是为达到获取经济赔偿的目的而进行叙事与诉求。在陈老爷子住院治疗过程中，陈麟尽心尽力照顾父亲，希望得到好的结果。然而一旦患者去世，他所做的一切都落空了，没有得到回报，也没有得到认可，这使得他很难接受。在与陈麟的沟通过程中，钱主任发现他需要被认可的需求，便请各相关科室的医生一起搭建了一个"舞台"，并向所有医生叙述了陈麟对父亲的孝心。由于自己的付出得到了认可，陈麟最终放弃投诉。

三　协商解决纠纷过程中的医院叙事

医院叙事指医患部的行政医生代表医院，对涉事医生所经历的医疗事件及医院处理医患纠纷的机制与规则所做的陈述。其目的与家庭叙事一样，是对医疗事件的起因、过程及如何确定事件真相做出解释与陈述，以促进医患双方的相互理解，促成纠纷的解决。

作为院方代表，以钱主任为首的医患部医生在与前来投诉的患者及其家属进行协商的过程中，会使用一些固定的叙事话语及套路，笔者将这种叙事话语称为"医院叙事中的脚本"。所谓脚本，是一种认知模式的变体，是用来解释生活经验中那些经常、反复发生并以成因链连接在一起的更大的事件序列（管振彬，2012）。脚本蕴含的是一些已经定型的日常生活情景，以一种常规化的策略与模式出现，通常不会出现大的改变。比如去餐厅吃饭的脚本，就应该是："进餐厅，找座位，坐下，点菜，上菜，用餐，买单，离开餐厅"。脚本反映的生活中反复发生的事情的序列，是客观且具有较强逻辑的（陈安玲，2007）。

钱主任的医院叙事脚本大体有两个：一是针对医院认定自身不存在医疗失误、无须承担责任的医疗事件所使用的叙事脚本；一是医院认定自身存在医疗过失，需要承担责任的叙事脚本。在与前来投诉的患者及其家属进行正式协商谈判前，医患部会与涉事医生及相关科室的医务人员进行充分的沟通与交流，了解医疗事件发生的全部背景。在此基础上，决定在协商过程中使用哪一种脚本。

（一）无过失情况下的医院叙事

对于医院认定自身没有责任的医疗事件，钱主任在与患者及其家属协商沟通时，会特别注意强调其所代表的杏林医院"不存在医疗过失"这一立场，所以他开场的第一句话是："我们是没有问题的。"这句话一方面表明涉事医生的医疗行为不存在过失，另一方面如果患者家庭在叙事中指控涉事医生态度不好、存在医德等问题，钱主任也会代表医院予以坚决否认。自然，患者家属并不会因为钱主任的这一句话而放弃申诉，因此随后钱主任会针对患者的病痛体验进行原因分析，指出医学是有风险的，患者经受的疼痛、出血、呼吸不畅等不适及病情的反复乃至死亡在临床上都有一定的概率，属于合理范围。这样，就将患者及其家属对医疗产生不满的原因归于概率与医学实践中不可避免的风险。这时，可能会出现两种情况：其一，在患者家属不断驳斥，钱主任反复说明，分别代表医患双方的行政医生与患者家属反复沟通之后，家属认同机构叙事中的概率说；其二，家属不认同概率说。

在家属认同医疗事件存在不得不面对的概率问题的情况下，由于医疗事件的原因不在医院方，医院叙事开始朝着解决该事件的方向发展。"没有问题就不赔偿"，这是医院叙事中"医院对于该事件的态度"，当然，这个态度总是被家属驳斥和不接受。因为尽管医院没有责任，但是医疗事件对患者及其家庭造成的影响却常常是很大的，否则也不会有家庭愿意花时间和精力把事情推到医患纠纷这一步。在这种情况下，即便医院没有过错，但仍需要有一定的补偿，才能使投诉方停止纠缠与申诉。

案例 5：2015 年 5 月，一位 50 多岁的河北农村妇女因脑动脉瘤血栓入院，在神经外科做了手术。手术结束后医生发现病人脑中有两条血管被粉碎后的血栓堵塞了，只好进行二次手术通血管。疏通手术后不久，病人又出现了手脚不能控制的情况，医生检查发现病人的脑血管存在出血症状。医生告知家属需要进行开颅手术，并告知了手术的危险性。手术结束后，家属将病人接回河北老家，并未继续在医院住院观察，最终病人死在家中。

2015 年 7 月 28 日上午，死者的丈夫、2 个儿子，以及死者的 2 个弟弟共 5 人到医患部投诉。面对投诉的家属，钱主任说："主刀的陈主任跟你们无冤无仇，肯定是不会害你们的。另外，医院也实施了抢救，手术风险非常高，抢救无效病人死亡的情况很正常，所以我们医院的医疗没有问题。"

死者的一位弟弟说："医院怎么也要给点儿精神损失费吧？姐姐有 2 个孩子，他们都是农民，家里比较穷，还欠着外债。现在母亲没有了，家里更困难了。就算不谈过失，不谈责任，医院也应该减免一下治疗的费用。另外，出于人道主义，医院还应该有一定的补偿。"之后，死者的丈夫提出了 6 万~10 万元的补偿要求。

听完家属的诉求，钱主任沉默了一会儿说："专家委员会认为，这次医疗行为没有过失，医疗没有问题，所以不应该赔偿。但因为陈主任德高望重，所以我们今天才能坐在这里谈……我们的专家委员也讨论、商量过了，你们的治疗费全部给退了，也是对家里人的一种帮助。另外，我们也考虑补助你们 8 万块，你们看能不能接受这个结果？（不接受的话）可以走法律途径。"

之后，钱主任等医患部的医生全部退出谈话室，交由家属们讨论确定是否接受这个方案。讨论结果，家属们接受了这一方案，医疗纠纷得到圆满解决。

对于这一结果，医院方是很满意的。因为在家属投诉的前一天，赵主任就已经从涉事医生陈主任那里知道了这件事，并且了解了医疗的全过程，认定医院没有责任，但赵主任还是预期得给家属赔偿 20 万元左右才能了事，他还给负责谈判的钱主任一个协调原则："10 万到 20 万之间，就一次性谈妥；如果他们开口要 30 万，那还可以再继续谈；要是开口 50 万、100 万，那就只能走法律途径了。"家属接受了 8 万元的补偿建议，远低于赵主任的预期，因此他认为这次谈判很成功。当笔者问赵主任"为什么医院没有责任，还要给补偿？"时，他回答说："家里突然失去了母亲，失去了劳动力，而且农村的家庭经济条件也不怎么好，医院出钱是帮助家人渡过失去亲人的难关。"赵主任表示，这家人太老实了，又那么可怜，自己宁愿他们多要点儿，但医院又不能主动给太多。主动给多了，家属会怀疑自己是不是要少了，一下"狮子大开口"，医院又很难办。

另外一种情况，要是患者及家属不认同医院叙事中的概率说，钱主任会进一步为医院的医疗行为进行辩护：医院不存在医疗问题，之所以家庭认为有问题，是因为"你们不懂"。而且医疗事件经过了"专家鉴定"，因此医院不存在问题的结论是建立在专家与专业的技术权威之上，有科学的依据，这无疑是对家庭叙事的有力驳斥。要是患者家属在面对专家及专业权威时不能进行有力的反驳，那么医院叙事会将谈判过程引向下一步，即"没有问题就不赔偿"。要是患者家属仍然不服，钱主任就会根据自己的经验，判断双方后续是否还有谈判协商的余地。如果有，那么下次再谈；如果没有，那么患者家属自己看着办，继续闹或诉诸法律都可以。在某一个案例中，由于对医患部提供的解释与解决方案不满，在医院治疗过程中夭折的一个小男孩的家属到医院院长办公室去闹。赵主任对笔者说："反正我们是吃这碗饭的，每天做的事情就是这个，他们还是请假过来的，让他们闹去吧，我们就跟他们耗着，最后他们还是得乖乖地回来跟我们谈。"由此可见，作为专门协商解决医患纠纷的部门，医患部的医生有足够的耐心来应对家属们的各种申诉行为。如果实在没有协商的余地，那么后续的流程很有可能转变为另外一种解决方式：行政调解或者司法审判。但大多情况下，患者及其家属还是愿意回到医院，找医患部协商解决的，这样耗费的时间、精力少一点儿，回旋的余地也大。

（二）有过失情况下的医院叙事

在医院无过失的情况下，医院的叙事脚本从医院的立场出发，认为不承担责任，这是合乎情理的，很容易让人接受。即使是在医院认定自身有过失的医患纠纷中，医院的叙事脚本与"医院无过失"情况下使用的脚本实际上也所差无几，仅有的差别是医院承担"部分责任"。

即便在事先向涉事医生及相关科室了解了情况后，认定医院方在医疗事件中是有责任的，钱主任所使用的医院叙事脚本中的开场的第一句话仍是"我们是没有问题的"。也就是说，哪怕医院方意识到自身的医疗的确出现了问题，但在医患纠纷协商过程中也不会主动承认，仅在患者及其家属有力的家庭叙事面前才会被动承认。而且，一般医院方也仅仅承诺自己承担"部分责任"，而不会承担医疗事件的全部责任，从而对患者及其家庭的赔偿也只能是"部分赔偿"。这类叙事总是会受到患者家属的驳斥，最终医院不得不接受患者家属提出的赔偿要求。即便在这样的情况下，钱主任在医院叙事中也会着力强调医院出于人道主义最终给予了家庭这么高的赔偿，它远高于患者及家属所遭受的损失。在诉求得到满足的情况下，患者家属并不太在意这些说辞，于是纠纷得到了妥善解决。

在医院有过失的医患纠纷中，存在两种价值取向：一是让医院承担其应当承担的责任；二是通过掩饰或刻意减轻医方的责任，使患者及其家属将医疗事件视为一种概率性的存在，最终减少患者及家属对医生、医院乃至医疗领域及日常生活的不满，接受现实。在这两种取向中，钱主任选择了后者。正如家庭叙事并不完全出于经济利益最大化的考虑，医院叙事也不完全是从医院的经济利益出发，为了减少医院的损失。医院主动承担的责任越大，给予赔偿的案例越多、数额越大，越会滋生与助长人们对医生及医院的不信任感，进而使医患关系进入一种恶性循环之中。当前紧张的医患关系，背后是否有面对强势的患者方，医院妥协让步而导致患者愈强势的原因呢？

需要说明的是，在医疗纠纷协商过程中，患者及其家属并非处于被鱼肉的地位。纠纷解决的过程，是家庭与医院讨价还价的过程，也是家庭叙事与医院叙事争夺主导权与话语权的过程，其间彼此利益的消长，有时取决于具体案例中当事人的强弱。此外，医院叙事同家庭叙事一样，并不完全是一种声音，其内部也存在分歧。这种分歧表现在两个方面：其一，同一行政医生在前台与后台采用不同的叙事话语；其二，在同一个场景中，不同的行政医生会有不同的叙事话语。

"前台"与"后台"是欧文·戈夫曼拟剧论中的两个重要概念。"前台"原指戏班子表演时的表演场地；"后台"相对前台而言，是为前台表演做准备的地方。表演者在后台做准备时，不需要掩盖那些在前台不能表现的东西，因此后台的现实总是与前台的表演相矛盾（戈夫曼，1989：10）。就医患纠纷的处理过程来说，医患部办公室旁的接待室作为空间设置，是医院代表表演的前台；而从情境设置来看，行政医生与患者家属协商的情景，也是行政医生表演的前台。这两种前台同时也是家庭表演的前台。后台相对于前台而言，涉及的空间和情境特别多，为了便于理解，本文将除接待室这一空间与家庭和医院协商谈判这一情境之外的空间与情境都界定为医患纠纷处理的后台。

在案例5中，当与患者家属在接待室协商谈判时，钱主任不断强调医疗过程没有过失，医院不应该补偿。之所以补偿，是出于人道主义的考虑。而且他与家属讨价还价，以压低补偿数额，并表明补偿金额已经足够彰显医院的人道主义情怀。但回到办公室等待家属商讨结果时，钱主任又觉得这家人太老实了，提出的要求太低，希望家属主动索要更多的赔偿，因为数万元的赔偿对这个失去主妇的农村家庭来说实在微不足道。

即使是在同一个前台或后台，因接待投诉的行政医生不同，医院叙事也会有很大不同。在杏林医院，钱主任主要负责接待投诉与谈判，所以前述医院叙事脚本主要基于他处理的案例总结的。赵主任只在钱主任应付不来时偶尔接待投诉。而也就是这偶尔的几个投诉案例，使笔者发现两人的医院叙事策略存在很大差异。以下是一个由赵主任接待的投诉案例。

> 案例 6：2013 年，一名中年妇女因妇科疾病在杏林医院妇科接受手术。由于主治医生的失误，手术过程中她的一个血管或类似组织被堵塞，导致右肾出现肾积水。医院发现后，开始进行肾积水手术，结果手术失败了，右肾只能切除。
>
> 2015 年 8 月 17 日上午，这位妇女与丈夫一起到医患部投诉。投诉过程中，妇女哭了好几次，不断说自己失去了右肾就像是失去了大半条命，自己连活下去的心都没有了，无论医院赔偿多少钱，她都是不愿意牺牲一个肾的。赵主任说："你的这些痛苦我们都表示同情，医院在你身上的确出现了问题，我们也都承认。这不，我们不是找你和你爱人一起过来，谈谈如何解决这个问题的吗？……不是光说你多痛苦就够了，你得有个具体的想法，这样我们才能选择哪一种解决方法啊！"妇女问如何解决，赵主任开始慢条斯理地说："有四种解决方式：1 万元以内院内解决；1 万元以上，医患纠纷人民调解委员会一个月内解决，卫生行政部门一年解决，法院诉讼要一年……你们觉得你们的损失在 1 万元以内吗？"妇女的丈夫回答："怎么可能不到 1 万呢？！"赵主任说，"那就医调委，最快也是最方便的。"之后，赵主任又开始对该名妇女讲了医院的保险机制，并告诉患者夫妇应该怎样向医调委提出申请，怎样准备材料，注意哪些事项，等等。
>
> 患者走的时候，赵主任跟着送出大楼，问："你预期是要多少的赔偿呢？"患者说："100 万。"赵主任说："太高了，不靠谱。"患者反问："多少靠谱呢？"赵主任回答："二三十万吧。"

显然，赵主任与钱主任在处理医患纠纷过程中的叙事策略有很大的差异。在赵主任的叙事中，开门见山的第一句话不是钱主任的"我们是没有问题的"，而是主动承认医院存在医疗过失，以及给患者本人及其家庭带来的伤害与损失，并且表示医院会积极承担责任。

四 医院与家庭争夺叙事主导权的策略

协商解决医患纠纷，并非简单地揭示医疗事件的事实真相，并在此基础上做出处理决定。代表医院的行政医生与患者及其家属出于不同的目的与考虑，在患者接待室不断进行博弈、冲突，以争夺对医疗事件的叙事主导权，力求最终达成自己的目的。

叙事主导权指，在解释医疗事件为何发生、如何发生、发展过程以及如何确定医疗事件的真相时，引导、控制与改变医疗事件的解释方向与结果的主导权力。叙事主导权的归属将最终决定医患纠纷的解决结果究竟对患者家庭还是医院更为有利。为了在解决医患纠纷的过程中掌握主动，实现利益最大化或达成其他目的，患者家属与代表医院处理医患纠纷的行政医生会在谈判过程中采取不同的策略，争夺叙事主导权。

（一）医院争夺叙事主导权的策略

在医疗过程中发生事故，引起纠纷，这对于医院而言无论如何是很头疼的事。维护医院的正面形象，并把医院的损失降到最低，是医患部行政医生的公关职责所在。为了达到这两个目的，医患部行政医生在与患者家属协调谈判的过程中主要使用的策略是，充分利用医生的医学知识权威夺得对医疗事件的解释权，进而夺取处理事故的主导权。

医疗是一项专业性很强的活动，如果没有经过专门的学习与训练，一个人很难针对医疗问题发表任何意见。正是利用这一点，在与患者家属争夺叙事主导权时，凡是涉及对医疗过程中医疗操作及医学知识的描述，行政医生都会通过强调医生的技术权威来凸显家属相关知识的匮乏。"这个问题你们不懂，听我给你们解释。""跟非医学专业的人员解释专业问题，也是解释不完的，你们也不一定能听懂。"这是医患部行政医生经常用的措辞，也是最能为医院叙事争夺主导权的强势策略。听到医生这么说，家属通常的反应是默不作声。借助医学技术的权威，医患部常常能够在谈判过程中为自己确立一种绝对的、不容置疑的优势地位。

然而，即便专业知识能够使医院方在医疗事件的协商谈判中处于优势，也不可能把事故完全摆平。因为既然患者家属投诉，就说明他们有一定的理由，有不利于医院方的证据。在这种情况下，患者家属不可能轻易偃旗息鼓。面对不接受医患部的任何叙事与说辞的患者家属，医患部只好改为拖延，这是得到医患部全体工作人员认可的一种策略。赵主任常常为被患者家属纠缠得没了脾气的工作人员打气："没事，问题总会得到解决……时间可以治愈家属们的痛苦，等到他们不那么痛苦的时候，我们再来谈，问题就好解决多了。"

对于医患部而言，拖延是一个很有效的策略，也是钱主任在与患者及其家属谈判时经常使用的一个策略。在谈判过程中，要是不管医方代表说什么患者家属都要驳斥，钱主任就会建议说："今天出不了结果，你们把你们的要求、依据及相关证明，以书面形式提交上来，我们十个工作日内回复您。"就这样拖着拖着，一些患者及其家属不再来医院投诉，医患纠纷最后就不了了之了。即使他们还来，也会改变策略，使双方的谈判能够继续下去，最终促成纠纷的解决。

（二）家庭争夺叙事主导权的策略

一般情况下，家庭在医患纠纷中相对于医院来说处于弱势，这并不意味着家庭就会任医院摆布。其实，任何权力或者地位不对等的双方发生争执时，处于相对弱势的一方都会采用弱者的武器来捍卫自身的权利，达到自己的目的。在《弱者的武器》中，斯科特提及弱势的农民通过偷懒、装糊涂、开小差、假装顺从、偷盗、装傻卖呆、诽谤、纵火、暗中破坏等手段，与强势的、意欲从这些农民身上榨取劳动果实和金钱利益的人进行对抗（斯科特，2007：2）。利用着这些"弱者的武器"，农民与强者进行了持续不断又平淡无奇的斗争。

在医患纠纷协商解决的过程中，患者家庭争夺叙事主导权的策略之一也是使用"弱者的武器"，如诉苦、哭泣、示弱、放狠话、暗中威胁、变通、推诿等。在案例 2 中，夭折男婴的奶奶在谈判过程中不时地哭诉，目的就是引起医患部医生的同情，获得道义或者行动上的支持；同时，也是发泄对医院的不满，为自己下一步提出申诉奠定基础。案例 6 中患者的哭诉，也是出于同样的目的。案例 5 中，死者弟弟对死者家庭情况的介绍，以及死者两个儿子的到场，无疑也是为了引起医患部医生的同情，从而赢得叙事主导权。

患者家属争夺叙事主导权的另一种策略是很多家人及亲友一起到场，造成一种声势，也给代表医院谈判的医患部医生造成心理压力，使他们不得不屈从于自己的意见，满足自己的赔偿诉求。只有极少数投诉医疗服务态度差，且不涉及人员伤亡或经济赔偿的案件，前来医患部投诉的家属才会只有一到两个人。通常情况下，医患纠纷中患者的伤亡程度越严重，要求经济赔偿的数目越大，前来医院投诉的家属人员数目就越多。不仅人数多，而且多是身强力壮的青壮年，这样无论就人数还是气势而言，在医患纠纷处理现场患者家属都压倒了医院的谈判代表，便于夺取叙事主导权。针对这一现象，林护士表示理解：

> 他们要来的话，肯定还会多叫上几个人，起码还要多叫三个男的。这样人多力量大，气势足，壮胆！

代表医院的行政医生与患者家属凭借各自的策略，在谈判过程中竭力争取叙事主导权。在争夺过程中，医疗事件的真相已然不重要，而且确实并不存在一个独立于个体认知之外的事故真相能够被挖掘与还原。对医患双方而言，更为重要的是如何能够通过不断的博弈、协商共同建构出一个医疗真相，在此基础上确定各自是否应承担责任，以及责任的大小，最终通过签订协议书这一仪式性行为，将医疗纠纷案件引向一个双方都认可的结局。

结语与反思

在过去的二三十年中，医患纠纷问题越来越成为我国社会的一个热点，备受社会各界的关注。近年来，医患纠纷更是愈演愈烈，有上升为经常性暴力伤医事件的趋势。每一次伤医事件发生后，都会引起社会公众的愤怒、热议与思考：这个社会究竟怎么了？这些人怎么会这样？究竟是谁之过？法学、伦理学、社会学等相关领域的研究也陆续展开，以探讨发生医患冲突与伤医事件的社会、制度、道德等方面的原因。本文所关注的是纠纷发生后医患双方是如何协商处理的。笔者希望透过对事件处理过程的分析，提供对医患纠纷另一个角度的认识。

研究发现，发生医患纠纷后，通常由代表患者的家属与代表医院的行政医生出面协商解决，而患者与涉事医生很少出现在医患纠纷协商谈判现场。即使偶尔出现，他们也处于"缺席"的状态，没有话语权。由此看来，医患纠纷不再是涉事医生与患者之间的事情，而成为家庭与医院之间的事务；受医疗事件影响的主体不仅仅是患者与涉事医生，甚至主要不是他们，而是涉事医生所属的医院与患者所属的家庭。

从医院的角度看，一旦发生医疗事件，事件责任的主体就从涉事医生转移到医院身上。当谈到某一医疗事件时，人们不会说××医生与患者发生了纠纷，而是说××医院发生了医疗事件。这样，医院就被推到了事件的前台。医院不仅要承担后续的经济补偿/费用赔偿，而且要承担事件给医院形象造成的不良影响。如何减少医疗事件对医院的负面影响，就成为当前很多医院面临的问题。因此，类似杏林医院医患部这样的部门，就是医院为了化解医疗事件造成的危机，减少事件的负面影响而专门设置的危机管理机构。对这些机构而言，根据医疗事件的真相协商处理问题也许重要，但更重要的是在谈判过程中减少医院的损失，尤其是维护医院的良好形象。这就是何以医患部医生要利用医生的专业知识权威，在医院叙事中尽量为医院免责的深层原因：事件已经无可挽回，按患者家属的要求做出经济补偿也可以接受，但最好以补偿而不是赔偿的形式做出，避免使医院的专业技术水平与职业道德受到质疑与挑战。要是这种策略不能奏效，院方谈判代表就会采取拖延策略，等患者家属心情平静下来再谈判，或者通过拖延使事件不了了之。毕竟，无论协商解决还是诉诸法律，对患者及其家属而言都是耗时耗力的事情，而结果会如何也不得而知。

而对家庭而言，家庭成员生病并接受治疗更不是个人的事，而是一个家庭的事件。因为在中国，家庭不仅是一个生活单位，而且是一个经济单位，家庭成员的病痛及其经济后果是由大家庭共同承担的。在医疗被推向市场的今天，人们对医疗的看法也发生了很大的变化，医疗被等同于其他服务和商品，人们花钱购买医疗服务，就希望获得满意的结果，而忽视了医疗与其他商品之间的差别。在这种情况下，一旦治疗结果达不到患者及家属的预期，他们就会视之为医疗事故，认为责任在医生，从而引发医疗纠纷。在协商解决医疗纠纷的过程中，患者所属的家庭是作为一个整体出现的，患者的声音被湮没。同样面对已经发生的事件，患者所属的家庭希望讨个说法，并得到赔偿，其中以要求赔偿为主要诉求。这时，患者所属的家庭是作为一个经济利益共同体出现的，他们通过哭泣、诉苦、示弱、放狠话等"弱者的武器"，或者通过"举家出动"造成一种声势与压力，以夺得谈判与协商过程中的叙事主导权，影响与左右医患纠纷的处理结果。而一旦协调不成功，他们就会寻求第三方调解或诉诸法律，或者通过"医闹"引起媒体关注，促成问题的解决。有时，患者及其家属投诉的只是医生的态度等小问题。在这种情况下，要是一两次投诉未果，他们会选择主动放弃，给医患纠纷画上一个句号。

我们在对医患纠纷协商过程有一个大体认识的同时，也发现了另一些值得进一步思考的问题。

首先，是人们对病痛与死亡的态度。在怀孕、分娩、临终等现象被医学化之前，孕妇流产、婴儿死亡、产妇的疼痛乃至出血死亡、老人的死亡等是很正常的事情，人们很容易接受。然而医学化后，人们不再接受这些现象是不可避免的自然现象的看法，甚至也不接受其作为概率现象出现，不仅流产、死亡应该避免，甚至病人的疼痛也应该消除。进行正确的疾病与死亡教育，区分正常的病痛体验与医疗事故造成的病痛、作为自然过程的衰老及死亡与医疗事故导致的死亡，是减少医患纠纷发生的一个途径。

其次，是医疗市场化、商品化引发的问题。医疗服务被推向市场后，人们不再视医疗为一种治病救人的"仁术"，而将其等同于其他商品与服务：顾客花钱购买医疗服务，希望得到满意的结果，如果不满意就可以要求索赔或"退货"，医患关系就这样转化成服务的提供与消费关系。然而，疾病与医疗过程有很多未知，对医疗的消费也不同于对其他服务或商品的消费。因此，医疗过程有很大的不确定性。然而，患者及其家属"花钱就要得到满意的结果"的逻辑却严重忽视了这种不确定性，一旦发生事故，就将其视为是医生的道德或医术造成的。可见，未来要改变人们把医疗等同于其他商品与服务的看法，使人们重新接受医疗的不确定性。

最后，无论是造成了伤残还是死亡，医疗事件对家庭的负面影响切实存在。但在医院方没有过错的情况下，作为一个市场化的机构，医院有没有出于同情心履行好"人道主义救助"的义务？救助会造成什么样的社会影响，尤其是给医疗行业带来什么样的影响？这是需要我们进一步思考的问题。也许我们更应该考虑的是如何完善社会保障体系，使因病致贫、因接受治疗失去经济来源的家庭得到救助，而不是由一个医疗机构担负人道救助的责任，即便出于同情与善意。

参考文献

克莱曼，阿瑟，2010，《疾病的故事：苦难、治愈与人的境况》，方筱丽译，上海：

上海译文出版社。

舒曼，艾米、赵洪娟，2016，《个体叙事中的"资格"与"移情"》，《民俗研究》第 1 期。

陈安玲，2007，《脚本认知模式与语篇的解读》，《外语与外语教学》第 5 期。

陈贤新、张泽洪，2010，《国内外医疗纠纷第三方调解机制述评》，《中国医院》第 5 期。

范燕燕、林晓珊，2014，《"正常"分娩：剖腹产场域中的身体、权力与医疗化》，《青年研究》第 3 期。

管振彬，2012，《脚本理论观照下的电影字幕翻译》，《电影文学》第 6 期。

李大平，2007，《医事法学》，广州：华南理工大学出版社。

吕元礼，2004，《家庭本位的阐释及其与个人本位的会通》，《中州学刊》第 5 期。

戈夫曼，欧文，1989，《日常生活中的自我呈现》，黄爱华、冯钢译，杭州：浙江人民出版社。

热奈特，热拉尔，1990，《叙事话语，新叙事话语》，王文融译，北京：中国社会科学出版社。

阎云翔，2012，《中国社会的个体化》，陆洋等译，上海：上海译文出版社。

斯科特，詹姆斯，2007，《弱者的武器》，郑广怀、张敏、何江穗译，南京：译林出版社。

社区精神康复的困境

——基于对长期住院精神病患者日常生活的田野

林建宇

一 导言

在 2003 年制定的《精神卫生政策与服务指南》（以下简称《指南》）中，世界卫生组织（WHO）指出，"照护精神障碍负担在疾病总负担中占到 12%。到 2020 年，精神障碍可能会占残疾调整生存年损失的 15%。精神疾病所造成的障碍、带来的负担在青壮年中是最大的，而青壮年则是人口中最具生产力的年龄阶段"（WHO，2003）。《指南》同时指出，有效的心理与社会干预能够促使与维持精神疾病（如忧郁和焦虑）的痊愈，也能改善慢性精神病患者的功能康复，并减轻家庭与社会的负担。一个国家无论贫富，只要充分提供心理社会治疗及药物治疗，精神分裂症及其他精神病患者都可以在社区中得到有效的治疗。

（一）研究背景

2013 年，我国正式实施《精神卫生法》。2017 年 5 月，北京市发布《北京市残疾预防行动计划（2017—2020 年）》，提出了提升社区精神康复服务资源的政策导向："到 2020 年，实现全市所有精神专科医疗机构康复服务全覆盖，各区建立健全医疗康复和社区康复相衔接的服务机制，街道乡镇均至少建立一所精神残疾人日间康复照料站，60% 以上的居家患者接受社区精神康复服务。"社区精神康复已成为当前精神康复的趋势。

伴随社区康复逐渐取代住院治疗成为精神康复的主要策略，对其效果的评价研究也陆续展开。笔者以"社区精神康复"为主题词搜索期刊论文，发现有数十篇利用特定技术（如家庭干预、社区干预、综合技能训练）对社区慢性精神疾患康复效果进行评价的量化研究。研究结果显示，这些技术对社区慢性精神病人恢复社会功能、降低残疾程度、提高患者治疗的依从性及减少复发等有显著成效。然而在现实中，很多精神病患者即便返家，也并非如上述研究所显示的可以在社区平静生活。他们往往再度回到病房，反复出入院，而形成"旋转门"现象。即便在社区稳定下来，也常常会面临诸多问题。2015 年，《凤凰周刊》第 30 期刊载了《精神病人社区康复的中国实践》一文，以北京市海淀区精神卫生防治院的家庭式病房为案例，披露了精神病患者社区康复的状况。

护理人员曾向田小青抱怨说，一天夜里，社区警察接到居民报告后上门盘问，并质问她："现在一共 9 个人，你对付得了吗？"病人们都不敢也无法跟社区里的其他居民打交道，甚至不敢去与居民分享使用社区内的公共健身器材。有一位病人在社区碰到别人，无意中说自己是精神病人，但社区居民原本不知道这间房子是租给精神病人的。他的无心之语招致社区保安的登门拜访，并警告他们"不能随便乱出来，不能出问题"，此后他们的活动便受到制约。这样的家庭式病房与精神科医生设想的理想社区精神服务还有很大距离。

从报道可以看出，病人虽然住在社区，却仍被社会隔绝。当前政策的方向已经明确，但具体的日间康复照料站等相关机构如何运作，尚没有相关的实施细则。

1977 年美国国立卫生研究院（NIH）最早推出"社区支持计划"时，强调参与者对计划执行过程的贡献与责任，且以个体的生活功能为焦点，强调个人优势，而非临床症状或病人角色（Worley，1997）。然而，以特定技术成效为主的量化应用研究，却回到了临床研究路径，而忽视了个体的声音。基于此，本研究将进入长期住院精神病患者的日常生活，从个体案例的经验出发，探寻病人返回社会的需求及面临的困难和限制。

（二）研究问题

社区精神康复已是当前精神康复的趋势，但仍有许多患者长期住院，部分患者甚至住院长达 10 年以上。他们在医院稳定服药，参与劳动，与其他病友共同生活，可以说形成了一个小型社会。由于家属不愿接回，医院便无限期地让患者住院。然而正如戈夫曼提出的，"顺应招数让他们在牢里也能触到最美的花朵"（戈夫曼，2012：63）。当前，患者的生活状态是个体欲望与结构限制的产物，是个体与家庭及机构协商／博弈的结果，患者未必是完全被宰制的个体。患者如何认识他们的处境并发展其博弈／协商策略，将是他们有朝一日返回社区的基础，也是本文的关切所在。

本研究从长期住院精神病患者的日常生活入手，探讨在现行政策下，构筑患者日常生活的博弈／协商机制对患者重返社会的影响。现行的《精神卫生法》将精神病患者视作须被监护的对象，在社区中监护责任属于家庭，而在医院中则归医院，政策通过机构或家庭作用到患者身上。因此，长期住院患者的日常生活可以被看作在当前政策下，医院、家庭与个体力量共同作用的结果。鉴于此，本文的研究问题意识可分解为以下具体研究维度。

第一，政策—家庭／机构—个人维度：研究现行政策如何作用于家庭或机构再到个人。

第二，机构—个人维度：机构与个人是医患关系，前者以特权系统执行其精神康复实践。

第三，家庭—个人维度：家庭对个人存有家庭伦理与监护关系，有着亲情与照料的道德与法律义务。该维度研究个人与家庭在其中如何进行协商／博弈。

第四，家庭—机构维度：家庭与机构间存在购买与提供服务的关系，可以影响机构对个人的安排。

第五，家庭—机构—个人维度：综合上面三点，个人与家庭博弈或协商，试图争取自由或院内福利，家庭通过机构反过来干预个人。

由于监护人与患者的原生关系（如夫妻、父母、手足、子女等）及家庭史（如患者反复出院使家人失去信心，或家庭内发生过重大伤人事件使关系有所变化）不同，不同的家庭针对上述机制会有不同的选择。比如，有每周都来探访患者的家属，也存在对患者完全不闻不问甚至遗弃的家属，因此很难用几种分类变量涵盖所有情况。但家庭关系无疑是影响患者康复的极为重要的因素。一方面，家庭会影响患者在医院的福利特权；另一方面，也有患者在院内参与机构劳动赚钱，以减轻家人负担。引入家庭关系，除了有助于患者康复，也能连带看到地方社会的多层次系统力量的运作。

（三）分析框架

夏林清提出以家庭经验作为社会田野的研究路径，以"社会母子盒"的图像概念理解多层次、多面向的社会系统力量。"母子盒"是用来形象地描述人的经验世界是具有阶层性、递回[①]性的，人与体制系统的关系就犹如"母子盒"般，每个个体都是各种层次之组织的一部分，而每个社会机制都

---

① 递回：英语为 Recursion，又译为"递归"，在数学与电脑科学中，是指在函数公式的定义中使用其自身的方法。"递回"一词还较常用于描述以自相似方法重复事物的过程。例如，当两面镜子近似平行时，镜中巢状的图像是以无限递回的形式出现的，也可以理解为自我复制的过程。（资料来源：维基百科）

被更大的社会机制所包覆，并以递回的方式包覆下去。所有系统和反馈循环都像"母子盒"一样层层自我包覆（夏林清，2013：11），如图1所示。

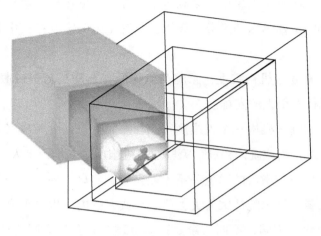

图1 "社会母子盒"模型

在理论阐述上，第二部分文献综述中的理论面向，均可涵纳至"社会母子盒"这一论述框架中。福柯关注的"疯癫的社会意义"即是外层的宏观的大框，戈夫曼所关注的则属相对内层的中观视角——"精神病院作为全控机构的机构安排"，《精神卫生法》的设置又位于两层之间，而"医生与患者的医患关系"、"患者与家属的家庭关系"则又分别在不同的微观层次构成张力关系。

在案例解释上，本文选择不出院的老鲁为分析案例。作为患者的老鲁在医院虽然没有自由，但因有医保不愁生活开销；大姐替他管理房屋租金与津贴，为他提供参与院内活动的费用。要是回到社区，老鲁得住自己的房屋，就会失去房屋租金，且因疾病受歧视而面临就业困难，还得向大姐拿钱。这样，即使获得自由，生活水平也未必会提升，还会影响老鲁在家庭系统中的地位。作为精神病患者，老鲁在不同社会系统中有着不同的角色。在医院系统，他是享受医保的患者；在社区系统，他是生活无法自理的患者。这两个系统又对家庭小系统发挥不同的作用，使其扮演不同角色。

笔者在本研究中采用"社会母子盒"的分析框架探讨结构性力量的作

用，但过于结构化的概念容易忽视主体的能动性，因此又提出"社会容器"（social container）概念来分析以患者为主体的各种精神康复实践。"容器"的概念源于精神分析师比昂，最初比喻精神分析治疗关系或团体。夏林清认为，所有团体治疗方法之所以发挥作用，就是因为在团体情境里，成员在互动过程中彼此提供了各种不同的机遇，使个体内在存放和携带着的记忆碎片、感知方式及情绪经验能被勾动而流溢出来，促进对自己与他人的反映与辨识（夏林清，2011）。

本文所阐述的"社会容器"是指两人或两人以上的一组积极关系。由于与社会脱节，加之疾病的特殊性影响，长期住院精神病患者难以融入社会。对精神疾病的歧视，使人们往往认为精神病患者应当在家或住院，从而剥夺了他们重返社会的机会。"社会容器"的实践则创造一个空间，让患者得以重新构筑社会性自我。笔者认为，"容器"的实践不仅是对患者的包容，也是对结构的反映与抗争。在本研究中，笔者除了关注"容器"对精神病患者重构社会性自我的影响，也关注在（社区）精神康复语境下的机构工作人员在打造"社会容器"过程中所面临的社会质疑与挑战。例如，面对精神病患者不可能从事一般劳动的质疑，机构工作人员必须对外行动，以争取患者劳动康复的权益并应对质疑，同时对内行动，将这些质疑化作另一标准，要求患者突破其能力极限。

在精神康复语境下，机构工作人员在对外与对内的行动夹层中也有其社会处境的能动与限制，并且能动与限制的松紧张力也作用于与患者的医患关系或康复协作关系，这组关系也会对患者的精神康复起作用。若患者未达到标准或惹事发生意外，机构工作人员就会对外失信，甚至威胁到机构本身的生存，从而在打造"容器"的实践中从积极转向消极。在此意义上，康复实践与康复协作关系或可说是一组辩证关系。

（四）研究方法

在大学时，笔者曾在台湾桃园地区蜂巢社区康复中心从事志愿服务两年，部分原因是笔者本身就是精神病患者家属。笔者的父亲被诊断为躁郁症患者，领有中度精神障碍手册，服药长达 12 年（近 3 年已经断除药物，身心趋向稳定）。笔者作为患者家属，对其他家属所面临的患者待在医疗机构还是返回社区的两难抉择感同身受。作为患者家属的经验既是笔者关注精神病患者社区康复的原因，也是本研究的基础。

本研究具体使用了参与观察法与个案深入访谈法。

2017 年 5~7 月，笔者在北京市静养医院 ① 进行了历时两个月的田野调查。视具体情况，笔者每周到医院 2~3 天，参与观察精神病患者的日常生活，其中最后一晚与患者同住，体验他们的生活与作息。

此外，笔者采用半结构式访谈法，对 11 名患者进行了访谈，其中女性 6 人，男性 5 人。受访患者皆住在静养医院"家庭化管理式病房"（简称"家庭病房"），相对一般病房而言，"家庭病房"较为开放，患者自主管理。他们的病情相对稳定，能不同程度地参与医院内的劳动。访谈内容涉及患者在医院的康复情况（住院时长、劳动情况与时长、对自身病情的感受与认识等）与重返社会（患者与监护人的关系，监护人给予金钱及探视的频率，本人出院意愿、出院困难、与家人争取出院的经历，院内福利等）两大面向。本来还想对患者家属进行访谈，但由于家属不愿接受访谈等各种原因，最终笔者仅通过视频访谈了一位受访患者的家属。此外，笔者对医院院长、精神康复中心主任和医生以及康复中心内筷子厂的女工等进行了访谈，多角度了解患者的生活与康复状况。

二 文献综述

带着上述研究背景和个人经验，笔者对精神疾病与精神康复进行了从主流医学视角到社会批判视角的回顾，尤其在理论面向上的梳理，并从

① 基于研究伦理的考虑，本文所使用的医院名、人名等皆为化名。

"去机构化"运动的挫折中检视前二者的限制，再结合自身田野实践，确立本研究的问题意识。

（一）精神疾病与精神康复的医学视角

目前通行的《精神康复治疗指南》将精神康复分为三个阶段：功能训练、全面康复与重返社会。理想的精神康复是患者在医院内通过精神科药物消除症状、防止复发，通过医院安排恢复生活自理，通过劳动恢复功能，从而完成前两项，之后患者可重返社会。然而，从机构康复到真正返回社会仍有一段很长的距离。不少研究指出，这段距离是由社区缺乏资源、投入不足而缺乏中转站造成的。面对日益严峻的精神健康问题，单靠医院对精神疾病的"补救"已经很难解决根本问题，建立相对完善的社区精神卫生防治服务网络已经成为满足患者家庭多方面精神卫生需求的必然选择（黄悦勤，2011；孙利康，2015）。似乎只要投入足够的社区康复资源，患者就可以返回社会。但真是如此吗？

根据 2014 年美国精神医学会出版的《精神疾病诊断准则手册》（第 5 版）（DSM-V）的定义，精神疾病是"一种症候群，病人在认知、情绪调控或行为上有显著的障碍，且这些障碍反映了精神现象内在的心理、生物与发展过程的功能异常。精神疾病常常与社会、职业或其他重要活动的失能和痛苦有关。但是要注意某些情况虽然也会显著影响个人的认知、情绪或行为，但是并不属于精神疾病的范畴。例如面对压力或失落事件时的反应，如果属于一般可预期的或社会文化上可接受的范围，则不是精神疾病。对于在宗教、政治或性的层面上的社会偏差行为，以及发生在个人与社会之间的冲突冲撞，除非可以用前述个人的精神功能异常来说明，否则不属于精神疾病"。可以看出，从医学上定义"一个人认知、情绪调控或行为上有显著障碍"存在着两类变量。一是个体性的：个体的生理、生物与发展过程的功能异常；二是环境性的：面对压力或失落事件的反应，属于可预期的或社会文化上可接受的范围。精神疾病的诊断在前者成立，在后者不成立。

上述定义看似严谨合理，但事实上，在精神疾病的认识论与实务方法间存在悖论，"社会"这一概念，在精神康复的实际操作中本身是被存而不论甚至是被剥夺的。笔者将从精神疾病的诊断与治疗指标两个层面予以阐述。

在诊断层面，当前的精神疾病并没有如肺炎或糖尿病的生理实证，对精神疾病的诊断并不仰赖仪器的生理测定。笔者本身为心理专业研究生，除了课程学习外，也曾进入精神科见习。对精神疾病的诊断名为"心理衡鉴"，心理衡鉴是靠着精神科医师或心理专业者与患者对话、互动观察，或家属描述进行症状分类诊断的。虽然对精神疾病的定义存在个体性的与环境性的两类变量，但被诊断者有无充足的条件解释呈现的障碍是来自"压力或失落事件"，或其叙述是否被专业者采纳为真，或其叙述本身是否就是症状，此处涉及了诠释权的问题。许多时候，同一个个案到不同的医院或接受不同的诊断获得的诊断也会有所不同。

在治疗层面，笔者 2013 年在蜂巢社区康复中心时曾目睹一个现场：

> 精神障碍者小媛几次突然大哭，自称"焦虑"或"恐慌"，要求住院，工作人员与之慢慢对话后才知道，是她老公近期工作不稳定，家中有三个小孩需要照料，又害怕周末的求职面试不被录取。
>
> 事后工作人员感叹，这其实是很正常的情绪反应，但长期处于医疗中的患者很容易把那些情绪病理化。因为在医院，病识感作为重要恢复指标，往往训练患者感到疑似发病要赶紧就诊，而回到社区后，他们反而没有表现自己能力成长的机会。

这个案例究竟是精神病患者的发病症状，还是正常的社会情境的产物？若没有工作人员与之深入地对话了解，小媛便很快会将自己的情绪失控归类在个体性的异常这一类变量上。

《精神康复治疗指南》以"提高社会适应能力，适当参与社会生活"作为训练宗旨，指出真实的社会中存在挑战与困难，适应的过程也是艰辛的，让人产生焦虑、担忧等情绪，甚至造成冲突，也是正常社会过程的一部分。然而，在前面的研究背景中提到当前有许多特定技术作用于社区精神康复成效的应用研究，其中大多数研究都采取以"遵医态度"、"（药物）治疗依从性"等变量作为指标。若分析其中的一项评估工具"自知力及治疗态度问卷"（ITAQ），便更可凸显医学观点中的精神康复悖论。

该问卷总分为 22 分，1~4 题测试患者能否辨识情绪并认为自己是否需要医疗协助，5~6 题测试患者对自己患有精神疾病的接受程度，7~11 题测试患者对药物治疗的接受程度。在刚才提及的大量量化应用研究中，ITAQ分数提升显著，则象征着该技术的精神康复有效。

虽然精神医学在定义上强调社会环境脉络，但当前的问卷对于情绪调控的预设完全是个体性的归因。而正常社会情境的情绪，即所谓精神康复甚至社区精神康复的实际操作仍然是强调生理医学意义的，"社会"始终被存而不论，甚至可说是被剥夺的。医学观念上的精神康复似乎企图塑造一个不允许有神经紧张、担忧情绪的精神康复者，又期待这样的患者能适应复杂的社会生活。显然，让患者物理性地返回社区并不等同于重返社会，这是当前医学观念上的精神康复实践的悖论，也是本研究选择采取进入个体的日常生活为研究方法之主因。因为一旦进入量化研究就得仰赖问卷，不论问卷设计得如何精细，都不可能如蜂巢工作人员一样理解小媛的现实处境，协助其分辨情绪究竟是来自复杂的社会情境还是个体生理性。

（二）精神疾病与精神康复的社会批判视角

当前，医学观点的精神康复存在一个悖论：强调社会功能与重返社会，却又将社会存而不论，甚至在康复的指标评估上根本性地减损康复者重返社会的机会。事实上，精神医学在历史上一直存在争议。库珀最早提出了"反精神医学"概念，他将精神疾病治疗彻底还原为社会政治问题。而同样将精神病院视作一种社会机构的戈夫曼则以"全控机构"的概念揭示精神病院的内在矛盾（戈夫曼，2012），其研究一直以来被认为是"反精神医学"思潮中倡导"去机构化"的经典之一，并为 20 世纪 60 年代以来掀起的精神卫生改革提供了依据（杨锃，2014）。

戈夫曼描述全控机构的前提是认为家庭与全控机构互不兼容（戈夫曼，2012：18）。在戈夫曼笔下，家庭关系是存而不论的。然而精神病患者返回社区面临的主要困难就是家庭关系，但大多数患者家属又并非将患者交托医院后断绝往来，探望、给零用钱、向医院请假将患者接回过节……这些都是常见的长期住院患者的家庭关系运作。本研究也将探讨家庭关系对于患者日常生活的意义与影响，这样的探讨方向也是探讨精神病院机构化作用的新的学术点。

除了对精神病院"机构化"的批判，托马斯·谢夫在精神疾病解释领域引入了"标签论"，从而确立起精神疾病解释的社会建构论范式。萨斯在《精神疾病的神话》中提出，精神疾病不是发现，而是一种"发明"，对它的界定仰赖的是一套诊断标准，是被制造出来的"神话"，它和身体疾病有着本质上的差别（Szasz，1961）。精神疾病不再意味着是特定个人的行为特征，而是特定个人被认定、分类为"精神病患者"，从而导致其最终被隔离、收容的一个社会过程。是否将某人诊断为精神病患者的决定因素，不仅在于此人的行为本身，而且在于这一行为与其社会意义之间的相互作用（杨锃，2014）。

医学观点对社会存而不论，社会批判的视角提醒我们结构性因素的重要性，称精神医疗本身就是一个社会过程，它在其诠释框架下自我证明医疗实务的合法性。由于在院的精神病患者确实与生活周遭的一般人有所差别，本研究并不打算探讨精神疾病是否真实存在，而对该以何种分类、何种立场理解这些差异更为关切。而且，过于强调社会压迫等结构性因素反而容易抹平个体差异，我们可以从美国"去机构化"运动的受挫中获得反思。

（三）对"去机构化"运动受挫的反思

精神医学的社会批判视角引发了美国 20 世纪 70 年代以后的"去机构化"风潮。然而，"去机构化"作为一种理想却没有将精神病患者从被压迫控制中解放出来。

> 美国学者 Richard Lamb 曾撰文批评……"去机构化"可以节省医疗成本，让病人回归社区，也有助于改善病情且合乎人道。1980 年代新自由主义下，英美政府大幅缩减社会福利支出，造成州政府预算的紧缩，因而将州立精神病院废除，责任则落在更下层的地方政府机关上。而这种手段，一方面符合一些理想主义者对"去机构化"的想象，另一方面也让政府可以借此规避提供社会福利的责任。
>
> 看似减轻财政负担且注重病人主体性的"去机构化"不见得能套用到每一位服务使用者身上。在实行"去机构化"之后，美国部分州郡因缺乏社区精神复健设施，导致不少返回社区的病人最后却流落街头成为游民，或者返家造成家属的严重负荷，又或因为犯罪入监服刑（戴绍恩，2014）。

过去，"机构化"让人诟病的，就是它造成人们社会功能的低下，使自我负责与决策的能力被一贯作业所取代，为了讲求效率与方便管理，而无法针对个别的需要调整治疗或康复策略。但"去机构化"所追求的不仅仅是缩减床数、减少医疗资源、拆除机构等外在条件，而是脱离长期在机构中的医疗生活进入新的社区环境的个体重新与社区互动过程的发展变化。诚如戈夫曼所言，全控机构似乎不会用它们自己独有的文化来代替那些已经形成的东西。如果被收容者的文化真的改变了，那么可能和某种行为机会的消除有关，或是没办法跟上晚近外部社会变化的步调。全控机构是在原生世界及机构间制造一股张力，并利用这股张力来施行管控。这股张力服务于机构外的大众。如福柯所说，历史上麻风病虽然消失了，但社会仍继承了对待麻风病人的结构，通过隔离与遗弃社会异己来达到社会整合的目的（福柯，1992）。期待将这股张力一下子抽掉而直奔人道主义的理想社会，这是不切实际的，因为这股张力制造出的"社会距离"所维持的秩序正是我们当前熟悉且享有的生活。

福柯指出，在我们这个时代"疯癫体验在一种冷静的知识中保持了默然"，而在中世纪，疯癫曾是诉说人生真理的讽刺主题，甚至在戏剧上被分类为艺术题材以彰显社会的冲突矛盾。从中世纪到 17 世纪初，疯癫是社会画面上司空见惯的，从历史悠久的疯人社会中，从他们的节日、聚会与言谈中，人们领略到一种新鲜活泼的愉悦（福柯，1992：30）。疯癫曾被隔着栅栏展示，在疯人塔供人参观，作为一种非理性的丑闻被禁闭。它的现身被隔开一段距离，受到某种理性的监督，非理性成为一种标本，有警诫作用而无传染之虞（福柯，1992：181）。直到 18 世纪末，近代意义的精神病院才出现。福柯的考察表明，疯癫在不同时代存在不同的社会意义。这些社会意义生产出不同的社会机制，巩固我们与疯癫异己的"社会距离"。

笔者认为，社区精神康复或"去机构化"实践应当同时被看作一种社会行动，这种社会行动必须开创出"冷静知识的默然"以外的"疯癫社会意义"，才有可能真正达到精神康复"重返社会"的理想。患者的真正重返，或许才是疯癫重新介入社会的真正发生。笔者在田野期间组织的"精神病人生命经验工作坊"即是以此认识论为基础的社会行动设计。

基于以上对医学、社会批判等方面的文献回顾，笔者认为，精神医学观点的精神康复强调社会功能与重返社会，却又对社会存而不论，甚至在康复的指标评估上减损康复者重返社会的机会，从而形成了悖论。反精神医学对精神医学的批判固然精准，但过于强调结构之恶，同样忽略了个体。本研究试图回到患者主体，并且将社会看作一种立体的面貌。"社会不是预先给定的客观现实，而是由社会成员的行动创造的。"吉登斯结构

化理论针对社会本体论所提出的观点对笔者深有启发。笔者基于作为患者
家属的个人经验，也是共构这一社会的社会成员，在本研究中试图以田野
中的行动介入作为理解社会的途径。

三　静养医院的精神康复实践

本部分基于笔者在静养医院的参与观察及对精神康复中心曹主任的深
度访谈获得的田野材料，呈现静养医院的精神康复实践。虽然静养医院与
戈夫曼笔下的伊丽莎白病院时隔一甲子，并有着不同的文化语境，但戈夫
曼提出的全控机构概念至今仍有十足的影响力。笔者以戈夫曼社会学式的
自我构筑，分析精神病院作为全控机构的机构安排，以及医患关系对患者
精神康复的影响。同时，笔者也发现静养医院存在超出戈夫曼诠释的机构
现象，反向对戈夫曼的全控机构理论进行补充。

（一）田野点概况

静养医院是北京市的一家精神专科病院，2004 年在医院康复科的基础
上成立了精神康复中心。康复中心设有男性病房、女性病房、老人病房，
以精神分裂症患者为主，总床数约 300 张，另外设有男女分开的"家庭病
房"。家庭病房是精神康复中心实施的项目之一，本研究的对象是住在家
庭病房的患者。

在普通病房（以下简称"大病房"），一切由机构安排，吃饭、抽烟、
看电视和院区内户外活动 24 小时都有护理人员管理，以避免发生危险或
患者出逃。而能入住家庭病房的患者相对病情稳定，生活能够自理，能参
与院内劳动，也可在院内自由活动，只是不能走出医院大门。进入这个阶
段，是检视机构康复的成果，也是患者返回社会和家庭之前的再训练。然
而，不少患者在家庭病房已经长住超过 10 年，仍未能返回社会。研究期间，
家庭病房有男患者 15 人、女患者 6 人。

（二）医患关系的转变——曹主任与患者

与曹主任初次见面说明研究方向后，他便引领笔者进入男家庭病房。当时已经将近中午 11 点，四五间病房内都有几个患者赖在床上。曹主任一间间敲开门，一面叫醒患者，介绍笔者是中国人民大学的研究生来做调研，一面要求患者将床上的衣服收进柜子，清除已经塞满烟蒂的垃圾桶。患者们答应着，但并没有立即行动。倒数第二间病房目前只住老胡一人，和他同住的病友因跟其他患者发生冲突被调回大病房了。曹主任介绍完笔者后，向老胡确认了隔壁床没人住，让笔者以后就在那休息，并让老胡下午将铺盖拿去洗衣房洗。一番"讨价还价"后，曹主任接受了老胡第二天去洗的建议。

男家庭病房的一个房间是三个床位、四个铁柜、一扇大窗，房间约有 20 平方米，空间比起学校宿舍更为宽敞舒适。"部分病人卫生习惯还是挺差的，平常就像这样交派一些简单的任务，还要不定期来抽查。"曹主任边说着边带笔者走进最后一间病房。曹主任开口："过得很惬意，在看五大美女啊？"王山正拿着 iPad 坐在椅子上看影片，听见曹主任的声音转过头，笑着应了一声，又继续进入他手中小窗口的世界。另一边在床上拿着 iPhone 在打电动的陈任抬头喊了声"曹主任"。曹主任介绍说，这两个人在康复中心住了 10 年，算是恢复最好也是对中心最了解的，要我往后有任何问题都可以找他们。后来，王山和陈任就成了笔者田野期间最重要的研究对象。

男家庭病房与大病房之间有一大块空地，有些简易的运动设施、桌球桌，上午与下午不下雨的话，护理人员会带着男患者到空地上晒太阳、运动、抽烟，女患者则在另一块空地活动。"女生宿舍才像个屋子。"离开男家庭病房后曹主任这么说。女家庭病房的格局真得像个家，四个房间连通着客厅，传统的大木椅沙发贴着墙对着电视，椅前放着大木桌。曹主任带笔者看家庭病房时，女患者们都在参与机构劳动，房间的床铺与摆设着实整齐。

　　曹主任根据卫生自理情况判断患者生活自理能力的恢复情况，但从他与患者打招呼的方式、互动过程及"讨价还价"的场景可以看出，他们之间并不像传统医患关系，反倒更像是朋友。林绮云（1998）将医患关系模式分为三种：主动－被动关系；指导－合作关系；共同参与。前两种模式是以医生为中心进行决策与行动，其临床应用的范围包括了患者精神错乱的情况。因为精神疾病不同于一般疾病，大多数患者病情发展到需要住院的程度时，已基本失去了自控自理的能力，医生必须积极单向地做出决策，以防止患者伤害他人或自身。精神疾病的特殊性容易造成患者社会地位的贬低，影响其个体的生理功能而无法负担日常社会的责任，并导致个人生活的失序。当前的精神医学无法根治精神疾病，仅能依赖服药控制。传统的精神医疗都采取控制手段，以降低患者的伤人风险为优先考虑，剥夺了患者的自主权与发展机会。

　　从曹主任与患者的互动过程可以看出，患者的康复达到了一定的程度，医患之间已经脱离了以医生为主导的模式，而呈现为一种开放性的关系，两者互为主体且在一定程度上是平等的。机构人员的开放态度对于患者返回社会后的主体重构意义重大。

　　但笔者也发现，曹主任与患者之间的关系难以归为某种单一的医患关系模式，他会根据事务或患者的不同而采取不同的行为模式。因此，曹主任与患者的关系是复杂多样的，他时而是患者的朋友，时而是医疗权威。曹主任确定扮演何种角色的判断标准除了依据患者的病情外，很多时候还会考虑对外进行社会行动时的机构形象管理，这套管理标准又是可变的。

　　笔者在分析框架中用"社会容器"的概念比喻精神康复项目。在社会以一种污名化的刻板印象，减少精神病患者在社会中生存的少数机会时，曹主任打造的"容器"使得经历机会被剥夺的患者得以重构自我的空间。曹主任试图拓展"容器"的空间时，是一种向外也向内的社会行动，他必须面对社会对精神病患者的质疑，将之转化为一定的标准来规范患者。因此，医患之间的互动模式并非由医生与患者双方决定，这组关系还受社会情境的影响，既受限制，也存在能动性，是在松紧张力之间的合作／规训关系。

（三）特权观念培养

曹主任在静养医院服务了 24 个年头，院内有关精神康复的项目都由他主导，只要通过院长允许便可施行。曹主任很清楚地告诉笔者，精神康复的重点就是"特权观念培养"，只要患者对机构有所贡献，就能得到一定的报酬，这从大病房与家庭病房的差异中得到了充分的体现。大病房的患者仅能穿病号服，有统一的时间，在早上与下午特定的时段须由护理人员带到广场晒太阳、做运动，其余时间皆在大病房内吃饭、服药，休闲时间也仅能在病房休息或在大厅打牌、看电视，24 小时受到护理人员的监控。抽烟对患者而言是单调的机构生活的重要调剂。每到广场活动时间，便有不少患者几乎一刻不停歇地一根接着一根地点烟。而大病房的患者也唯有在每天的这两个时段，可以向护理人员要火点烟。要是天下雨，他们更失去了到广场活动的机会。

家庭病房的患者则可以穿着便服。初到医院时，笔者时常分不清家庭病房的患者与穿便服的护理人员或医院职工。戈夫曼认为，全控机构收容程序有两种特性——中断和接纳。由于人们会在个人物品上投注情感，因此机构会没收个人物品，并给予标准化的替代物。另外，大病房的患者几乎都是清一色的平头，似乎理发也是统一的。剥夺"身份套件"（identity kit）也是戈夫曼提出的全控机构针对自我屈辱的初阶手段，一个人进入全控机构，会被剥夺身份工具，以避免个人向其他人展现其原来的形象。

想要从大病房进入家庭病房，需要在病房内表现良好，获得参与机构劳动的机会。在长期稳定的参与后，经医生或护理长推荐并取得家人同意，患者才可移至家庭病房。要是违反医院规定，比如无故不参与劳动，或者跟患者起冲突，或者家属有意见，患者都会被送回大病房。笔者在访谈患者院内劳动的体验时，大多数患者总能细数其如何积年累月地一步步从简易的劳动到今天能在家庭病房享受自由的历程。曹主任所称的"特权观念培养"与戈夫曼认为的维持全控机构运作必要的"特权系统"有着相同的逻辑，特权系统的三个基本要素——家规、特权（奖励）与惩罚——也在静养医院有着清晰的呈现与运作。

医院规定患者不可以有现金，主要是担心患者之间因借贷引发争执，并且避免患者去购买一些食材不干净的外卖，导致拉肚子甚至传染给其他患者。患者的零用钱会被寄存在院里相关部门，要是他们到小卖部买一些生活用品，或者在食堂买了零食，花费用途会被登记下来，再从账户扣款。曹主任称，虽然带现金为特权，但并不是真正的权力（power），而是比一般人的权利（right）都不如的权益（profit），而且这种特权仍旧是受控制的。这样设计的目的是要在一个有限的空间里，花费少量的资源就能控制一大群人的日常生活。（戈夫曼，2012：55）

（四）作为"容器"的精神康复项目

当前，医学视角中精神康复被视为一种操作规程与技术。然而，由于不同生命阶段与家庭处境的患者回到社区所需面对现实的复杂性，医学定义的精神康复第三阶段——重返社会仅依赖标准化的操作技术很难落实。笔者提出用"社会容器"的概念来看待精神康复实践。与社会长期脱节，加上疾病的特殊性影响其功能，致使长期住院的精神病患者难以融入社会，"容器"的实践则是创造一个空间，使患者得以重构社会性自我。相对于定量研究将医务人员视为技术操作者，将患者视为客体化的常量，"容器"的概念更关注社会情境下医务人员与患者分别作为个体的历程及其多组社会关系的相互作用，思考在现实中推进精神康复的能动与限制。

1. 患者当厨师

静养医院的运作逻辑虽与全控机构的特权系统相同，但曹主任却在其管理岗位上发展出超越传统全控机构的实践项目：让患者做厨师，拿刀、用火。大多数精神病院都会安排患者在食堂为机构劳动，但在这些医院，患者只从事择菜、洗菜、搬食材等简单工作，真正负责用火、用刀的仍是医院聘用的正式职工。几年前，曹主任曾安排一位患者当厨师。该患者发病住院前是一名厨师，工作技能一直没有丢。但这位患者有伤害行为的记录，他曾拿着菜刀追砍妻子与领导。听闻曹主任的决定后，医院的很多医生都担心安全问题，但曹主任的想法一是培养患者的自我认同，二是别让他闲待着无事生非。这种特权观念的培养与赋予，使患者获得了一定程度的自由，并有助于其自我构筑。该患者在多年的工作过程中的确也拾回了自信，只是后来因腰伤无法继续胜任工作才休息。

精神疾病不仅是生理疾病，也剥夺了一个人的社会地位。一旦一个人被诊断为精神病患者且有行为伤害记录，即便他以前做过厨师，无论在医院还是社区，人们都会以安全风险考虑为由，禁止让他再拿刀、拿铲。但曹主任却创造了康复机会，给这位患者重新赋权（empower）。由此可见，"容器"的自我存在两种重构路径。一种是传统工作治疗纯粹提供身体劳动的权益机会，希望患者通过能力训练和培养，未来能适应一般的社会劳动。换句话说，医院的传统康复项目更注重身体机能的康复。而曹主任给予患者厨师身份，使其地位提升并得以与外部社会连接，是一种赋权式的精神康复路径。笔者以"容器"比喻精神康复项目，在"患者当厨师"案例中，社会一般不会给这位患者恢复其过往社会身份的机会，而曹主任的做法如同在机构里创造了一个"社会容器"，容纳患者在其中以原来的社会身份生活、劳动，从而使患者重构社会性自我成为可能。无疑这存在风险，要是该患者在工作过程中与人冲突并发生伤人或自伤的情况，曹主任将承担绝大部分责任。真正突破性的实践都含冒险的成分，这也是笔者将曹主任视为实践者的原因。

2. 开办筷子厂

在医院内开办筷子厂，源于 2005 年曹主任在餐厅吃饭时看到餐具包装上工厂的地址和电话，就联系了工厂的马老板。马老板最初也怀疑患者能不能做事，开始只让他们做简单的毛巾包，做了一年后发现效果还行，便开始让患者做其他的餐具包装。

最初患者包装餐具时有两个护士跟着，到了后期只需一个护士。带队护士负责传授劳动技能与安全知识，并对患者的病情、能力与参与意愿进行观察。整个工作在护士的监控下进行，一是为保证质量，二是为安全管理，如用剪刀等。但后来曹主任发现，护士在工作过程中也带有情感倾向，会提出一些不合理的建议，对患者也有偏袒，比如，虽然实际劳动成果可能差不多，但护士会给听话的患者多一些劳动报酬。到2010年，曹主任实行患者自主管理的制度后，发现患者锻炼了自己的劳动意识，遵守秩序，产品质量控制甚至更好，计算也比护士精细得多。

在田野期间，笔者考察了筷子厂的运作。马老板只要通过微信交代患者组长当天要的餐具厂牌与箱数，患者便会一早就开始搬筷子和包装袋、消毒毛巾，从装筷子进包装袋、将袋口高温密封、进行装箱到裁剪纸巾等一切流程均由患者自主包办，马老板只需要下午来载货即可。最后，这些产品进入到餐厅。

筷子厂的机构康复强调安全、质量、纪律等劳动意识。在意识到护士与患者的权力关系影响了劳动报酬的公平性而实行自主管理后，自主康复的意识增强反倒更胜护士在场监控的情况。笔者访谈了筷子厂的普通职工东姐，通过对她的侧面观察了解了患者发生的变化。

东姐："像那个余惠，我进来前你知道她胖成啥样了？腰这么粗，三尺四的腰围，现在二尺三了……她吃完饭就在这门口一站，也不跟人说话，也不跟人聊天，到点就去打饭吃饭，见着谁都不愿意说话。你说什么跟没说一样，她还是该怎么就怎么。但是现在不这样了，你现在说什么她可听了，她知道的她也跟你讲……她说，时间长了我真要出去那一天，我跟社会能交流。她这么想，你看是不是改变了？她改变挺大的。像吕游也改变挺大的，以前谁都不能跟他说话，开玩笑他就急眼，不能开玩笑。现在开玩笑没什么事，他们都改变了"。

　　笔者："这个变化为什么会发生？"

　　东姐："就是在这里时间长了，然后聊天了，干活了，她没有那么大压力，她开心了，她有自由。以前她老自卑了，她老想着完了，天天在这里，家里人也不来看，又没有好吃的，又没有穿的，就光看人。她就一天老把这些事放在心里，现在她不想了。"

　　东姐认为，之所以过去护士看管时没有这种进步，主要在于当时护士不让患者干活时乱说话，就连自己想跟患者说话也被阻止。当时整天的压抑感甚至使东姐向老板娘抱怨自己也要疯了，快要住院了！

　　戈夫曼指出，在"公民社会里，一个成人大多数的活动已经结合了社会所认可的标准。行为正确与否只在某些时刻成为问题，比如评鉴。除了这种状况外，自己的步调是被允许的。他用不着一直回头看肩膀后头是不是有什么批评或是制裁向他逼近"（戈夫曼，2012：44）。全控机构的"专制化"管理会使被收容者长期处于焦虑状态。曹主任对筷子厂设定的康复目标主要是劳动意识的训练，因为一个患有精神疾病的人必须住院的前提是，症状发作到无法待在原先的劳动岗位，加上长期服药后专注力降低、动机减弱等副作用，要返回劳动岗位愈加困难。因此，精神医学时常以工艺治疗或劳动训练作为身体机能康复的训练与指标。然而，我们却发现促使患者积极参与康复的主要因素，反倒是去除专制化的管理，这样患者间可以无话不谈。资深女工东姐所习惯的加工生产线的社会生活，才是患者社会功能康复产生效果的主要因素。

　　由此，在筷子厂我们可以看到不同层次的"容器"作用。筷子厂提供了稳定的劳动机会，患者得到身体机能恢复与劳动纪律学习的康复机会。而稳定的劳动收入又使患者能够不完全依赖家人，这进一步增强了他们的成就感。这种成就感来源于社会关系中的认可，使患者更趋向一般人的社会角色，如厨师、工厂职工，而不是病人角色。因此，筷子厂是一种赋权式（empower）精神康复实践。通过管理模式的变化，我们看到医疗感知与患者需求的错位。在康复过程中，发挥作用的不是传统医疗看重的身体机能训练或劳动纪律培养，而是没有护士监控后患者之间正常的社会交往关系。那么回到"容器"的最初比喻，团体治疗方法得以发挥作用，就是因为在团体情境里成员在互动中彼此提供各种不同的机遇，"容器"涵容了更多的互动空间，改变的机遇随之增多。

3. 特权的副产品——福利化

静养医院还有一个特色的康复项目，是带患者外出旅游，这也是曹主任逐步发展出的康复项目。最初，院方带患者到北京附近地区进行会餐、购物、看电影、逛公园等活动，目的是让患者不要因为在医院待太久而与社会脱节。在组织外出前，曹主任会设计评估表，对患者的言语、行为等社会与生活自理能力，团队概念、服装管理、处事态度、与人交流、社会规则遵守程度，是否会向路人求助、能否接受劝解等进行评估。对于精神病患者融入社会，人们往往充满质疑与拒斥，曹主任所做的设计就是为了消除社会对患者的疑虑，通过评估表的观察与训练帮助患者从各方面缓慢融入社会。这也是笔者所说的"容器"打造者将外部质疑转换成另一套标准，进而对内行动的过程。

曹主任起初十分顾虑安全风险，但事后发现出门反倒稳定了患者的情绪，使他们逐渐接受了无法出院回家的事实。患者外出参与活动后，回来与无法离开病房的患者分享出游经历，对后者也产生了一定的治愈作用。在一次次的成功经验里，曹主任逐步把精神康复项目推向更贴近普通人日常生活的方向，使患者也不再时时关注自己的疾病问题。

戈夫曼认为，被收容者文化最重要的一个特点就是，他们的世界围绕微不足道的特权①而建立起来。但戈夫曼所说的特权仅仅是权利而非权力，全控机构里的所谓特权也不过是一个人平常不期望维持的那些剥夺不再存在（戈夫曼，2012：58–59）。上述活动的特权同样只是普通人未入院以前

---

① 在静养医院如抽烟和白天的放风活动。

所能拥有的一般权利。不过近几年，医院组织员工旅游时也会带十几位患者，包括国内跨省旅游以及到柬埔寨、韩国等境外旅游。笔者就患者与家人争取出院的经历进行访谈：

> 陈任："打从我们能一年出去两次旅游以后，（我）就没提过（出院），因为确实医院的条件已经很好了……那时候刚开始出去玩特高兴，到飞机场这乐得嘴都合不上。"
>
> 笔者："因为之前你没坐过飞机？"
>
> 陈任："没坐过飞机。"
>
> 笔者："你说你现在的想法改变了，是不是跟医院的这些福利也增加了有关？"
>
> 陈任："对。"

戈夫曼认为，在全控机构的特权系统运作下，被收容者会发展出四种调适方式——情境抽离、不妥协的行径、殖民化、转化。静养医院虽实施特权系统，但患者享有的特权已不再是戈夫曼批判的微不足道的特权。当特权不再微不足道，而机构内的生活又超出患者住院前所能拥有的时候，笔者认为会产生第五种调试方式——福利化。戈夫曼归纳的四种调适方式中，前两种与机构期望不相容或抵抗机构的期望，后两种则被机构期望所"收编"。"福利化"方式也进入了机构期望的运行轨道，但似乎又与机构期望的最终目标——让患者回归社会——不相容。

我们可以通过塔尔科特·帕森斯（Talcott Parsons）提出的"病人角色"（Sick Roll）及其衍生概念来理解"福利化"。帕森斯认为，病人是一种社会角色，被社会规范与期望，也被免于正常的工作职务与社会责任。正因如此，一些人尤其是社会弱势群体会安于病人角色，甚至出现角色依赖等。斯蒂芬·科尔与罗伯特·勒琼1972年发表了对接受社会救济的母亲进行研究的成果，发现不得不接受救济的母亲倾向于接受病人角色，以便证实自己的处境的合理性。该研究的结论是，病人角色可以被有些人用作"替代性"角色，因为他们缺乏其他社会承认的角色，就会以病人角色来逃避正常的角色责任（科克汉姆，2000：151）。

但"福利化"不完全等同于帕森斯的"病人角色"或科尔与勒琼的研究结论。帕森斯的"病人角色"获益于社会责任豁免。"福利化"则指涉"病人角色"除了获益于社会责任豁免，还有由此所带来的福利津贴。在科尔与勒琼的研究中，"病人角色"是经济弱势群体用以解释自己接受社会救济这一窘境的替代。而在"福利化"下，"病人角色"就是领取社会救济的必要条件。若摆脱"病人角色"却无在社会上的立足之地，一个精神病患者即便获得自由，失去的仍比获得的多。

原先透过写信、苦肉计（母亲不接出院，他要求母亲干脆别来探望）等手段争取出院的陈任，目前已十分安于住院的现状，甚至认为再住个七八年也不错。他的"病人角色"依赖可以说是理性选择的结果。当然，像陈任这样的患者并不多，他的"福利化"还仰赖家庭的支持。家庭关系如何作用于患者的机构内日常生活，是下一部分所要深入探讨的内容。

四　患者的家庭关系与日常生活

静养医院精神康复中心的患者家属可以到医院给患者请假并带他／她出院与家人团聚几日。家属还能随时到中心探访，为患者送来衣服和食物。此外，机构组织患者旅游的费用从几千到上万不等，大多也由其家人支付。那么，长期住院患者与家庭的关系是怎样的？他们如何与家人协商／博弈，以争取自由或机构内的福利特权？这些行为对患者经历机构剥夺后所重构的主体重返社会又产生什么作用？

（一）家庭关系对出院选择的影响

首先要讨论的两名患者没有与家人争取出院的经历，长期住院是他们与家人协商后的共识。然而，在看似和平达成共识的结果背后，其实患者及其家庭受到了不同社会系统力量的影响。

1. 能出院却不出院的老鲁

静养医院设置家庭病房的目的是检视机构康复的成果，同时为患者返回社会做准备。住在家庭病房的患者除了完成机构所要求的康复活动，在空间与时间上都相对自由。从大病房到家庭病房，患者拥有了再造自我的机会，但并非每个患者都会充分利用这一机会。

老鲁在静养医院已经有 17 个年头了，他每天清晨 5 点多就醒，6 点是服药的时间，服完药打了早餐回房吃完，他又睡到 8 点，才起身到筷子厂上班。在筷子厂，老鲁除了包装餐具，也负责操作裁剪湿纸巾的机台，这些年前后存了 2 万块钱。有时晚上，陈任或王山点了外卖会叫老鲁一起吃，老鲁吃完回来躺在床上，点烟，看着天花板，他的日子就这样一天天过去了。笔者曾问老鲁想不想出院，老鲁说他大姐想接他出去，但自己不想，只在过年时回大姐家住几天。因为在外头的工作时间长，自己的身体不行了。

"好人都没工作，神经病找什么工作？"老鲁恐怕是他口中的"神经病"里最清楚现实的患者之一，老鲁在北京有一套公租房是母亲过世后留下的，每月缴给公家百来块租金，再转租给别人一个月 3000 元，全由大姐管理。出院的话住房不担心，但没有租金收入，每个月吃饭就得花上 2000 元，再加上其他花费就得向大姐拿钱，但大姐早已成家育儿。相较于每年缴 360 元的医保费用，院内伙食费等杂支光靠个人低保就差不多够了。"在院里虽吃得不好，至少省心，什么都不用管。"

以往的研究认为，长期住院患者都想出院、渴望自由，但这不是绝对的，患者也会考虑社会情境等因素。面对大环境下的社会经济现实，静养医院成为老鲁安身立命的归所，选择住院至少能经济自立，不拖累大姐，大姐也会替他管理房租与津贴，提供老鲁机构生活所需，并带他回家过年。换句话说，患者虽是全控机构中的个体，这个个体也不是"理想类型"

的绝对自我，而是相对的，与家庭、与社会有机联系着的，家庭关系和社会关系已经化约在医院的关系之中。

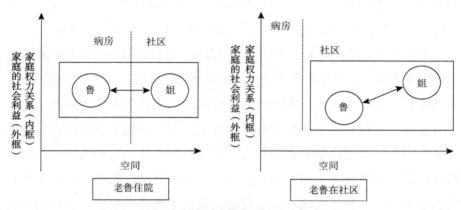

图 2　老鲁住院与回归社区的关系差异

通过图 2 我们可以看出老鲁住院与回归社区的差异。要是他在社区无法找到稳定工作，就必须在经济上依赖大姐，这无疑会加重大姐的经济负担，使老鲁与大姐整个家庭系统的社会利益降低。由于必须依赖大姐，还可能降低老鲁在家庭关系中的地位。

我们用"社会母子盒"来理解老鲁作为一个精神残疾人[①]回到社区难以经济自立在多层次社会系统中的表现。在政策上，从 2012 年 3 月起实施的《中华人民共和国残疾人保障法》第二十七条规定：国家机关、社会团体、企业事业单位、民办非企业单位必须安排残疾人就业，且不少于单位在职职工总数的 1.5%，否则必须缴纳残疾人就业保障金。精神残疾人也被纳入保障范围。但即便有相关法律保障就业机会，老鲁回归社区找工作仍面临诸多困难。2018 年 4 月初，媒体曝出企业"租"残疾人证逃避缴纳残疾人就业保障金的事件。《工人日报》刊载的《企业雇用残疾人默许"吃空饷"，租证只为"假用工"？》一文爆料：一家有 200

---

① 残疾人是通过医学鉴定以及相关行政程序取得残疾人证的个体。

余名职工的建设企业，若上一年未安排残疾人就业，本年度就要缴纳 21 万元的残保金。但如果"租"三个残疾人证，按大连每月最低工资标准 1530 元来计算（2018 年后涨到 1620 元），每人每月缴纳五险一金近 500 元，三人支付费用仅为 7.3 万元，企业可省下 13 万余元的残保金。

由此可见，就业政策作为外层系统力量，企图通过使企业提供就业给残疾人带来福祉；企业作为中层系统，循着法律漏洞，运用假雇佣关系节省成本，规避了承担残疾人就业的社会责任，使就业政策无法落实到残疾人身上，更难以落实到精神病患者身上。因为即便有企业愿意雇用残疾人，出于对精神疾病的歧视，也会选择雇用身体残疾的人而不是精神残疾的人。同样，为外层系统力量的医保政策通过医院这个中层系统作用到患者身上，且落实成功，也促使住院成了老鲁当前安身立命的理性选择。

如图 3 所示，我们可以看到老鲁作为一个精神残疾人在回归社会面临经济自立时，有就业与医保两套外层政策系统力量试图发挥作用，就业政策是将精神病患者推往社区的推力，但在企业这个中层系统受到抵抗而力量减弱；医保政策则是将精神病患者推回病房的推力，在医院这个中层系统并未受到阻抗。从多层次社会系统出发，我们可以预测，即将推行的社区精神康复政策也可能在社区受到抵抗。如何使其与现有的各种系统力量整合，将是需要探究的议题。

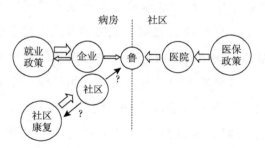

图 3　作用于老鲁身上的社会系统力量

2. 想出院却出不了院的林士

林士 40 多岁，体格健壮得根本不像是病人。第一次看到他时，笔者很意外，直到陈任说林士是名退伍军人。以林士的年纪与体力，他应当可以返回社区，找到一份稳定的工作。林士自己也想出院，并向做警察的哥哥提出过一次，他哥哥只说"先住着呗"，林士便没有再提。哥哥虽不愿接林士出院，但经常探访、送餐，还给林士出钱让他参加由医院组织的旅游。

这次是林士第四次住院，四次都是因为跟人打架。前三次只住了两三个月，最后一次一住就是 17 年。由于担心林士惹事影响其警察的职业形象，近两年哥哥才主动提出等退休后再把林士接出去。

> 笔者："那你惹事，你不自己负责吗？"
>
> 林士："惹了事，终归他是警察，你惹了事对他形象不好。"

林士的哥哥已是两杠三星的一级警督，是治安的维护者，身兼警察与精神病患者监护人的双重身份。由于社会对精神疾病的污名化与歧视，林士即便恢复到拥有完全的行为能力，能为自己的行为负责，但要是发生意外，社会压力仍会影响到他哥哥的职业生涯。在林士的案例里，家属尽力满足患者在机构内的需求，患者也知道家属的处境，所以虽然他很想出院，仍不得不做出妥协。如同老鲁一样，林士虽身在全控机构，但他的自我也因涉及家人的社会关系与声望而产生了微妙的变化。

与老鲁的另一点相同之处是，林士回归社区将降低其家庭的社会利益，而且在与哥哥的权力关系中也会变得更为弱势。然而，社会系统的运作机制却有所不同。在社区，精神病患者是警察维护治安的工作对象之一，而且针对患者的强制治疗实施办法由警方制定，这意味着治安政策本身就是一股必要时将患者推向医院的力量。此外，警察还必须定期访问辖区内的精神病患者，以掌握患者的状况，防止患者肇事肇祸。图 4 为我们展示了多层次社会系统如何作用到林士身上。

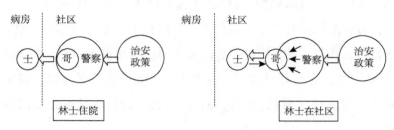

图4　多层次社会系统在林士身上的作用

　　林士要是回到社区，哥哥便得担负起双重责任，既是弟弟的监护人，又是维护治安的警察。倘若林士真的在社区肇事，在警察系统内的哥哥必然要承受压力，进而职业生涯受影响。因此，哥哥与其承担这样的风险，不如退休后再将林士接出医院。显然，林士无法出院是作为外层系统力量的治安政策通过中层系统与家庭系统再作用到他身上的结果。

　　一般认为，精神病患者是威胁社会治安的高风险群体。然而统计数据显示，他们对社会治安的威胁事实上比正常人更低。2013年8月20日《广州日报》刊载了题为《专家：精神病人肇事肇祸率低于正常人　易现先兆》的文章：

　　　　广东省精神卫生研究所所长贾福军教授强调说，绝大多数精神病人并没有威胁性。有数据显示，我国精神病人每年肇事肇祸的数量只有1万多起，肇事肇祸率比正常人要低，而且事发前更容易发现先兆，比如没按时按量吃药，出现失眠、发呆、烦躁等，家属和邻居及时上报，多能有效防控。

　　精神病患者成为治安治理的重点对象，主要原因不是他们威胁社会治安，而是由社会对精神疾病的污名与歧视造成的。这套治安治理系统进一步剥夺了患者的社区精神康复机会，这也是推进社区精神康复面临的难题。

（二）患者与家庭的博弈

老鲁与林士的案例让我们看到了家庭关系对出院选择的影响，以及背后多层次社会系统力量的作用。下面两个患者与家庭博弈的案例又会呈现出其他系统力量的交互作用。

1."获得性失权"与争取相对自主权的陈任

陈任刚过 45 岁，这是他第七次住院，这次住院已经长达 10 年。曹主任认为陈任早该出院了，但家属一直不肯接他出院。陈任的母亲几乎每晚与他微信视频聊天，这使得笔者有机会通过微信访谈陈母，她也成为笔者在田野期间唯一访谈到的患者家属。笔者询问陈母，为什么前面六次住院都不到半年就出去了，这次一住就是 10 年呢？在不断深入的访谈中，陈母委婉地道出了原因：之前会接出是因为住院的经济负担过重，但后来邻居介绍的一间工厂租了陈任的残疾证，陈任每月不但可以领 1900 元的工资，医保也由工厂缴纳，而工厂则可免缴大病统筹费。住院经济负担的减轻，是家属不愿接陈任出院的主因。作为精神病患者的家属，笔者能够共情地理解陈任父母经历六次挫败后的心情，因为患者在社区惹出事端的后果永远是家属承担的。陈任父母在经济考量与承担风险的拉扯中做出不接他出院的决定是可以体谅的。

政府对残疾人就业单位进行补贴，原本是期望减轻对残疾人的歧视，为他们提供就业和融入社会的机会。但在陈任的案例里，旨在帮助残疾人在社会就业的政策反而将他推回病房，患者获得了政策支持的福利，反而失去了自由，从而出现了笔者所说的"获得性失权"现象。

陈任的处境与老鲁部分相似，他们没有出院是残疾人就业政策与医保政策两个系统力量角力的结果。而在患者与家属协商下产生的"获得性失权"现象，也反映了精神卫生政策过度强调医疗资源的投入，而忽视了对社区的投入与环境营造。随着国家经济实力的增强，医保报销比例越来越高，患者家属越来越倾向于把责任推给政府和社会。笔者访谈静养医院院长时得知，1990 年每人每月仅能报销 300 元，到了 2017 年已经涨到 9000元。曹主任也告诉笔者，医改后住院反而比门诊便宜，一个退休的患者可以报销 92%。而要是监护人在社区照顾患者，不仅需要每月签到，而且每月只能领到 200 元的护理费，这远远不足以补偿患者在社区的开销及家属照顾患者所付出的成本，这也是促使家属选择让患者住院的原因。

前面我们看到，陈任是静养医院精神康复实践"福利化"现象的获益者。这不仅是康复项目实施的结果，陈任与家庭协商 / 博弈过程中所争取到的院内福利也为他当前的生活状态奠定了重要基础。笔者通过访谈陈任与其家人发现，他当前享有的生活是一步步从家人那里争取而来的。

笔者："（刚住院）那个时候你妈来你怎么跟她说的？"

陈任："那个时候就说你怎么还不接我出院？都住了好几年了，你老来看我，看什么看啊？别来看我了，就简单说……反正我妈心里咯噔一下，也没说什么。"

陈任最初用"苦肉计"并没有产生显著的效果，后来他又改走写信的温情路线，母亲没回信，但两天后就来了。原先陈任的父母一两个月甚至半年才来探望一次，从这之后探望的次数逐渐增加，近年来则一个月就来探望两次左右，并时常向医院请假带陈任回家。虽然没有争取到出院，但陈任得到了更多被探视的机会和请假返家的自由。后来，陈任又进一步从家人那里争取到了 3C 产品与经济自主。一次，看别的患者玩 iPad，他便跟母亲提起，妹妹知道后很快给他也买了。而在经济自主上，陈任最初是完全被剥夺的，早几年家人怕他逃回家，绝对不给他钱。陈任认为有了iPad 仅是基础，只有绑定工资卡、银行卡才算拥有真正的经济权利。

笔者："那你在四年前绑定工资卡，是你主动跟你母亲提的？"

陈任："嗯。然后一步一步地就……就是超出病人范畴之外了。"

笔者十分好奇陈任如何界定"病人范畴"。陈任可以花钱，但实际上却没买什么，核心仍在于经济自主的权利。

笔者："你有了卡之后在院里买了什么？"

陈任："几乎没敢买什么，就是玩游戏，就……就是订餐，叫私家小厨什么的，周边的外卖订餐。就敢玩游戏和订餐，就是这样。"

陈任口中的"没敢"，是院里没有明确的许可或禁止 3C 产品的规定，因此他在离开病房时总会把这些东西装起来，避免因招摇引起其他患者不满，从而遭院方禁止。对于陈任认为自己已经超出"病人范畴"，笔者进一步询问他是否会争取出院，却得到否定的回答。

笔者："有没有再往前一步说就让家人接回去吧，就别住院了？"

陈任："现在不合适……我也想得比较明白了。因为那个房子属于父母的房子，他们一辈子辛辛苦苦弄来，虽然你的户口在这边，但是那个家归根结底还是属于父母的。你得自己打拼，自己弄来或者是怎么得来的房子，那才是自己的家。"

笔者认为，陈任出院态度的转变恐怕并非出于真心体恤父母辛劳，而是与院内福利增加有关。对这一点他自己也不否认。

笔者："你现在的想法变了，其实是不是跟医院的这些福利增加了也有关？"

陈任："对。"

笔者："所以说，像你既有 iPad、手机，又可以旅游，那住在这里也挺好的。"

陈任:"对,已经超出(精神)病人的范畴了,已经不是病人了。人家把我都不当病人看待。"

笔者:"这样之后你就……也不提要出院了?"

陈任:"对。"

要是出院,陈任不仅要接受重返社会的挑战,在机构内参与旅游的福利也会随之消失。不仅如此,还会影响到家庭生活的正常进行。陈任几次住院都是因为狂躁而惹事,最后一次就是在餐厅打了人,家庭为此要承担赔偿等费用。因此,从家庭的角度考虑,陈任也知道父母会担心他出院后伤害别人。

除了通过自己的劳动与生活自理在特权系统中争取院内自由,陈任也向家属争取在机构内的正式(旅游)与非正式(3C、金钱自主)福利,使自己能与普通患者有所殊异。个体虽仍在全控机构里面,家属的力量穿透了特权系统的规则,使经历机构剥夺后的陈任重构出超出病人范畴的自我与主体性。在陈任的案例中,机构最初作为家属惩罚患者的剥夺手段。通过与家人的博弈/协商,陈任的院内日常生活得到改善,出院的念头也随之逐渐消失。

2. 维权的吕游

已经超过 60 岁的赵姐并不关注自身在院内的生活状况,她更在意的是自己的房产与父母所遗留房屋的拆迁补偿费的分配问题。但作为其监护人的姐姐,每每谈到出院或房产总是含糊其辞,而是为她提供足够的资金使其参与医院旅游、改善院内生活。但这并不能减轻赵姐内心对财产无法自主的相对剥夺感。

《民法通则》第十三条规定:"不能辨认自己行为的精神病人是无民事行为能力人,由他的法定代理人代理民事活动。"住院中的赵姐属于不能辨认自己行为的精神病人,她的姐姐便拥有了代管其经济的权利。要是赵姐出了院，姐姐便很可能失去这种权利。正是由于监护人制度涉及财产利益的争夺，机构成为家属控制患者经济利益的手段，从而剥夺了患者返回社会的权利。

笔者接着要讨论的患者吕游也涉及经济争夺，但因患者抱养的身份，在与监护的家人关系中拥有相较于赵姐更多的协商/博弈手段。但若采取维权手段，吕游就得承担失去当前院内生活福利的风险。

吕游是家庭病房里最年轻的患者，刚满 40 岁，她第一次住院是在 17 岁，一住就是 11 年。可以说，吕游的大半生都在医院度过。当笔者问她以后有什么打算时，她说："要在这过一辈子，入院前姑姑就安排的。"

康复中心的精神病患者大致可以分为两类，一类是经过很多社会历练，由于发生重大伤人事件而进入精神病院，另一类则与社会脱节，毫无社会历练便进入医院，吕游属于后者。由于对住院失去自由的感知较少，所以后者的剥夺感相较于前者少，对于家人的安排也不容易抵抗。

吕游想出院，但她的姑姑并不理会。最初，吕游在院里提出的任何要求，比如请姑姑带点儿食物或衣服到医院，都得不到满足。住院多年，吕游连过年都没有回过家。2010 年，吕游的父亲去世，留下一间四合院，法院判定是属于吕游的法定财产。2013 年左右，姑姑到医院要吕游签监护人同意书，然而吕游是父亲抱养的，与姑姑并没有血缘关系，她向医院与姑姑提出了换监护人的要求，之后姑姑开始回应她提出的要求。

> 吕游："那时候她对我不好，我让她送什么东西都说没钱，家里太困难买不了，或者怎么怎么着……老是说家里经济条件不好，怎么要这么多东西啊？现在好多了……我想要什么她都给我买。"
>
> 笔者："所以关键是你要换监护人？"
>
> 吕游："对，然后她一下态度就转变了。"
>
> 笔者："那院长知道吗？"
>
> 吕游："知道，我曾经跟院长提过这事。"

　　笔者："那院长有联系她吗？"

　　吕游："院长说我们家房子值 2000 万，当时我傻了，我说哪有这么多钱啊？"

　　吕游的姑姑转变态度明显是怕她换监护人，使自己失去财产利益。在结束田野之前，笔者曾访谈过院长，得知吕游确实找他讨论过换监护人的事。后来，随着姑姑态度的转变，吕游在院内的生活得到改善，随之也放弃了换监护人的想法。在访谈过程中，笔者问吕游有没有机会和她姑姑碰面，却被一旁的赵姐阻止了。赵姐担心姑姑多心，认为吕游在向笔者诉苦、说她的坏话，从而给吕游带来不利。

　　赵姐："现在我们这家属都是，只要她不满意，扭转身就找院长去了。"

　　吕游："然后我就被调回大病房了。"

　　赵姐："我们这些家属都是这样的。表面不说，她扭转身要不去找院长，要不就到大夫那去说：'吕游这两天反应有点儿那个，犯病了，是不是看看给她调个药？'要是医生问怎么犯病了，她就会编一大堆理由。"

　　吕游与赵姐认为，光是姑姑听见诉苦、抱怨，就有可能导致吕游被调回大病房，失去现在所能享受的自由。

（三）家属对医疗空间的僭越

　　在吕游的案例里，由于与姑姑不存在血缘关系而拥有变更监护人的权利，这成为她与姑姑协商/博弈的筹码。然而，吕游永远无法获得出院的自由，也不敢冒险硬来，因为姑姑的一句"吕游又犯病了"就有可能剥夺她已有的权利，使她的生活陷入更差的境地。在此，家属僭越了医疗的空间，并迫使医院成为共谋。一个因素是倘若医院不合作，家属作为医疗服务的购买者有权给患者转院，使医院遭受经济损失。另一个因素是精神疾病的特殊性。与一般疾病相比，精神疾病经常可能造成更严重的社会损害，如经济负担、伤人风险等。由于精神疾病无法根治，因此只能控制患者，并将社会损害减至最低。家属是患者的监护人，也是责任承担者，医院必须让他们深度介入，才能共同达成稳定患者病情、减少社会损害的目标。那么家属是否会凌驾于医疗权威，成为话语的主导者？ 2018 年 4 月笔者做了补充调研，确认静养医院并没有发生过患者因与家属冲突而从家庭病房被调回大病房的案例。曹主任表示，即便家属声称患者犯病了，医生也只是纳入参考，回头会听取患者的意见。然而，也有部分医生听到家属的一面之词就给患者开药，可见吕游的担忧并非无来由。

五 行动探测

在静养医院精神康复中心，部分患者已经达到重返社会生活的要求，医院也努力想使患者返回社会，但由于受到条件限制或经济利益等因素的影响，家庭反而成了患者重返社会的阻力，这是社区精神康复面临的挑战。在田野调研期间，笔者除了以研究者的身份进行了参与观察与深入访谈，还从研究者角色转为行动介入的行动研究者角色，组织了朝向社区精神康复的实验项目——精神病人生命经验工作坊，期望通过组织社会公众与患者的直接交流，让公众有机会了解精神病患者的生存状况与社会处境，从而达到为精神病患者减少污名化的目的。

在田野调研的最后一周，笔者在微信朋友圈发出了"精神病人生命经验工作坊"志愿参与征集活动，邀请大学生参与分享精神病人的生命经验，并要求其说明参与动机及对精神病人的印象。最后，笔者组织了一支 12 人的志愿者队伍进入医院，于 2017 年 7 月 9 日上午参访静养院区，下午组织志愿者与患者共同开展了工作坊，事后回收活动参与回馈单，作为本研究的补充资料。

这场活动原先是期望给患者的生活带来一些变化，但是活动结束后获益最多的并非患者，而是参与志愿活动的大学生。活动破除了参与者脑海中对精神病患者的负面刻板印象，使他们产生了同理关怀，他们在活动参与回馈单中回答"是否愿意再参与相关的志愿活动"问题时，全数填写"愿意"。

以前对精神病人的认识大多停留在"疯子"这一层面，而且在以往的生活经历中也接触过这样的情况，总体的感觉就是恐惧和嫌弃，觉得这类人脏、麻烦，不过也有同情……这次参与活动之后，发现很多精神病人与我们的刻板印象相去甚远，他们有和我们一样的对生活的憧憬，有着与我们一样的烦恼，在接触的过程中发现他们和我们并没有什么两样。

（活动参与者 A）

以往觉得"精神病"是一个让人害怕的词，因为精神病给人的感觉就是"不正常"、"暴力"、"疯癫"、"不遵守规范"。我在生活中从来没有接触过精神病人，这次去精神病院，看到了人们口中的"精神病人"，发现我错了——他们也都是人，都是在生活着的人，会哭会笑，有丰富的情感体验、人生经历。而且他们"不疯"。初次见面，他们也会腼腆，说到高兴处，他们也哈哈大笑。

（活动参与者 B）

除了在社区举办患者家属的活动外，曹主任也曾办过针对社区居民的健康教育活动，期望通过普及精神医学知识，帮助精神病患者去除污名，然而成效往往有限。曹主任表示，居民对患者在社区的异常行为留下的刻板印象很难消除。相对而言，笔者此次去除污名的实验项目在形式上有两个突破：一是在传统的健康教育活动中医生完全替患者代言，而工作坊则是让患者自己发声，医生只是作专业知识的补充；二是从团体心理动力的角度来看，健康教育活动是相对自上而下的知识灌输，而工作坊采取圆桌讨论的形式，物理空间的布置使成员之间拉近了距离并趋近平等，一般公众对精神疾病的真实担忧或恐惧也较容易在这种场合表达并且被讨论，从而有了更多转化的机会。

部分活动结束后志愿者填写的回馈单也促使笔者进行反思，比如：

> 患者讲述时，可以让他们脱稿主动叙述一些。
>
> 在生命经验分享环节，或者可以等讲述者分享完再派发讲稿，或者提前发也可以，这样听者在聆听的时候可以更专心提取信息，和讲者互动。

笔者在与陈任设计"讲述生命故事"的活动时，不经意也设置了一套标准，期望陈任按照笔者撰写的故事讲述，让参与活动的人有一套版本来认识患者。而前面两个回馈使笔者意识到，自己的焦虑挤压了陈任的表达空间。对这样的设计进行反思，实际上是笔者在对地方社会感知的基础上所做出的行动决策。

笔者最初想把患者带到学校课堂，或举办演讲活动，但根据学校老师的建议，高校不会允许开展这种活动，后来改为组队带大学生进入医院。这生成了笔者对地方社会的第一层感知："精神病患"是相对敏感的议题，不能到公众场合发言讨论。也因此，笔者在活动宣传文本中特别加注了一段话：

> 有关安全的顾虑：本活动参与病人皆非急性精神病人，病情皆在稳定控制中，并且康复中心曹主任及相关护理人员将全程陪同参与。

在网络招募志愿者的过程中，最初三天报名者寥寥无几，笔者在担心无法招募到足够人数的同时，生成了第二层感知：一般公众与精神疾病议题似乎很有距离，这距离背后是恐惧、厌恶还是其他因素？此外，在组织活动的过程中，从对参与患者的筛选到筹备时的一些细节可以看出，曹主任有通过活动对外呈现康复中心的考虑，因此活动在医院内举办部分地要反映曹主任机构的形象。这构成笔者的第三层感知：曹主任有对外呈现的一套标准。

综合以上几点感知，笔者对陈任进行了访谈。在根据访谈信息编写患者故事时，笔者删除了一些信息，这是一些可能被一般人解读为妄想或异常的想法。陈任谈到第一次发病前跟一个同公司的女职员告白，他认为对方对自己也有好感，但对方家世显赫无法跟自己在一起。陈任描述说，告白后双方都红了眼，自己上前抱了对方，几秒后开始伸手摸她的左乳，对方挣脱后衣服掉了，开始大声嚷嚷，引起了路人的关注。陈任说自己勇敢地捡起衣服还给她，后来讲讲话就没事了。笔者问陈任为何摸她左乳，陈任说是想探测她的基因并改变她。笔者问女职员嚷嚷什么，陈任不愿回应。笔者告诉陈任，当时他的举动应该是对女职员有性欲，但陈任坚称没有，是社会问题。对于这段经历，陈任有一个诠释版本。笔者推断，陈任当时的心理动力应当是以一种逾越常规的方式——在公开场所摸女方胸部——去挑战因家世背景不同而被拒绝的现实，但女方拒绝甚至对路人嚷嚷，使陈任当时遭受了很大的打击。不过，他后来选择用另一个故事版本来合理化这段经历。然而，笔者最后决定筛掉这段信息，而采用他因药物副作用无法融入一般工作，以及与父亲冲突这样一个故事版本。实际上，在笔者与陈任相处的两个月中，除了被删除的这段叙述让笔者感觉到他的异常，其余经历与普通人并无差别。笔者如此筛选信息也是怕其他人没有看到他的日常表现，而进一步用这段经历强化对精神病患者的刻板印象。而且在活动的前一天，笔者到医院与陈任再次预演，避免其脱稿演出。

> 路径知识指的是行动探究者/实践者实践过程中所蕴含的知识；"实践路径"本身是一个发展中的社会过程，是实践者的选择与实践行动、与特定社会现况来回对话的具体表现。（夏林清，2009）

　　笔者在此处通过自我剖析所生产的知识——不再是通过参与观察或访谈等研究范式，而是行动探测者通过行动介入所生产的路径知识。这套知识存在双重意义。首先，服务于行动探究者/实践者的行动检验与修正，从而修正视角与未来的行动。就像参与者的回馈使笔者反观自己刻意设计让陈任照稿念，部分原因是无法确定参与者是否会抱持恐惧或拒斥态度。但从当天活动的结果看，关怀与好奇多于恐惧与拒斥，刻意要求照稿念是没有必要的。其次，可探测多层次社会系统的结构性作用。一个微小的行动决策背后实际上存在笔者对当地社会的多层次感知，亦即笔者在本研究中所提出的"社会母子盒"认识框架。

　　回到笔者在本研究中提出的"容器"概念，笔者在此处作为"容器"打造者，更深刻地体认到曹主任同时在对外对内的行动夹层中实践的困难。此外，处于行动探测者的位置，笔者也体验到"容器"打造者除了要将外界对患者的质疑转化成一套对内标准外，实际上他们身上还有一套内在的标准在运作。在陈任向笔者讲述经历的过程中，笔者自身的价值观也受到了挑战。在就陈任对被删除的那段经历所做的诠释与之对话时，笔者内心也充满了冲突和张力。笔者期望陈任能采用一种符合日常逻辑的诠释，比如被拒绝时，想以一种不顾一切的激情冲动的方式表达情感，看两个人有没有发展关系的可能，但后来后悔了。笔者也发展出了相应的对话行动，但陈任仍不改变其诠释。倘若笔者以一种刻板印象或道德标准评判陈任的立场与态度，就会认为他确实有严重问题，从而剥夺他参与活动的机会，甚至认为他有可能危害他人安全而不应回归社会。就此而言，在精神康复的"容器"打造者或实践者与患者的关系中也存在一套标准，这套标准不是由对外行动时承担的外界质疑转化而成的，而是源于实践者自身的生命经历所形塑的价值观。在笔者过往的经历中，一些资深工作者面对这种差异仍然能持续发展康复协作关系，而不是以一套标准将患者排除，他们的生命里往往有着涵容差异的土壤。

结　论

在我国，社区精神康复正在推行，这意味着反复出入院或长期住院的精神病患者将有重新融入社会的途径。但这个途径如何在具体的社会场景中有效发挥作用，首先需要我们找出当前长期住院病患难以返回社会的困境为何。一般来说，"家属不愿接回"往往是最直白的答案，其背后除了经济、疾病污名与生活品质等因素外，亲情与医疗等伦理关系也在交互发挥着作用。即便在病房里，患者也并非完全被动地接受家属或医院的安排，他们会与家属及医院进行协商/博弈，为自己争取机会和权益，这种主体性也是患者未来返回社会立足的基石。本研究通过取径机构进入长期住院精神病患者的日常生活，探讨"现行政策下，构筑长期住院精神障碍者日常生活的博弈/协商机制对患者主体重返社会的影响"。

首先在政策—家庭/机构—个人维度，本研究发现，当前作用于精神病患者的几项政策可以区分为：把患者推往病房的医保政策与公共治安政策；将患者推往社区的残疾人就业政策以及社区监护补贴政策。以"社会母子盒"形式分析发现，推往大病房的政策系统通过中层的治安系统与医院系统有效地发挥其政策力量。残疾人就业政策在中层的企业系统中遇到了抵抗，形式上的"雇用"及企业的推诿使患者难以实现真正就业。而社区监护补贴政策投入资源少，能起的作用也很有限，家庭在理性选择下宁可让患者住院以换取经济与生活品质。此外，患者监护人政策的不完善使医院成为部分监护人控制患者财产的手段。当前的政策通过家庭/机构作用到个人身上，对于患者重返社会是极为不利的。

在机构—个人的维度中，现今部分收容长期患者的精神病院仍旧是戈夫曼所称的对患者自我进行剥夺与重构的全控机构，同样仰赖一套特权系统运作。但在精神康复语境下，精神康复项目作为其特权系统中的奖励要素发展出了两种不同的奖励。第一种奖励是使医院社会化，使患者与社会发生连接，其中又可分为直接赋予患者社会角色与模拟社会提供劳动福利两种路径。第二种奖励超出了部分患者在原生社会所拥有的，进而产生了"福利化"的调试模式。患者进入机构期望的运行轨迹，却又与机构期望的回归社会的最终目标不相容。特权系统的变化之外，医患关系也有所改变，不再是戈夫曼模型中的二元对立。本研究将精神康复项目比作"社会容器"，在社会以一种污名的刻板印象减损精神病患者在社会中生存的机会的情况下，"容器"使经历剥夺后的患者得以重构自我的空间。医生在为患者打造犹如"容器"的精神康复项目时，是处于向外承担社会对患者的质疑与向内转化标准要求的行动夹层中，若患者未达到标准或惹事发生意外，医生就会对外失信甚至威胁机构本身的生存，也可能产生自我质疑，在打造"容器"的实践中从积极转向消极。理想的医患关系应当是互为主体且地位平等的，机构人员的开放性对于患者的自我主控感极为重要。将医生视作"容器"打造者，扩充了对医患关系的想象，它不是医生与患者的权力争夺，而是一组在社会情境中的动态辩证的关系。在精神康复语境下，机构对患者重返社会产生了相对正向的积极作用。

在家庭—个人的维度上，长期住院患者与家属之间主要存在协商与博弈两种关系。患者可能考虑家庭的实际情况而主动放弃出院，或因妥协接受住院的结果，和平协商的背后是若精神病患者身在社区，整个家庭就得面对经济现实与社会污名两大困境。患者也可能与家属存在冲突，家属关注经济、生活品质或对财产利益的争夺，而患者以亲情伦理或法定监护权的转移为筹码进行博弈，博弈过程又涉及了家庭—机构维度。家庭作为服务的购买者以及精神疾病的特殊性，使家庭得以介入作为全控机构的医疗空间，与医院形成共谋关系。家属通过机构对患者重返社会进行正面或负面干预，家属可能给予患者更多益处，让患者感受到相对的自主；也可能向机构投诉患者病情不稳定，要求机构剥夺其院内的福利和自由。

2012 年出台的《精神卫生法》规定："精神障碍患者的人格尊严、人身和财产安全不受侵犯。"即便法令开始重视患者的个人权益，患者在当前的社会政策下仍旧敌不过经济、污名等社会因素而处于弱势、被动的地位，这也是尚未有明确定位的社区精神康复所面临的困境与挑战。笔者在田野期间组织的"精神病人生命经验工作坊"，通过让一般公众与患者面对面交流，使人们更能理解患者的社会处境，从而达到为患者去污名的目的，也提升人们对患者返回社会的省思与关怀。笔者自身研究位置的转向也促使笔者更能同理精神康复实践的困难处境，作为"容器"打造者，除了将外在质疑转化成医患关系中的标准，自身内在的标准也作用在康复的协作关系中，工作者的特殊性成为精神康复实践的核心。

本研究除了在应用层面提供具体参照外，在理论上也有所发现。在认识框架上，戈夫曼将精神病院视为一套装置，分别探讨收容者与被收容者的世界。笔者发现，这套装置对精神病患者的剥夺与重构并非如精神医学所宣称的，旨在达到治疗与康复目的，而且戈夫曼将家庭视为与全控机构互不相容的存在，存而不论。而"社会母子盒"概念关注个体受多重系统力量塑造的社会处境，并针对住院患者与家属在伦理关系中的博弈/协商机制进行探究，发现精神病院并不是全然负面的社会压迫装置，它也可能是患者在理性判断后主动选择的安身立命之所。

即便如戈夫曼对全控机构的描述，患者的吃饭、睡觉与工作等日常生活"都在同一套权威下"，家庭关系仍穿透机构成为另一种发挥作用的力量。可见，患者遭受"全控"并非单纯的机构力量所为，戈夫曼所建立的全控机构与被收容者微观互动的理想模型并不能提供对当前住院患者处境的全面认识。

最后，笔者认为，本研究与戈夫曼的研究在发现上的差异反映了时代的转向。戈夫曼在患者遭遇以机构禁闭为主的社会对待的20世纪60年代，精准地批判了精神医学的实践与理想之间的内在矛盾，也推动了70年代美国的"去机构化运动"。经历一甲子的转变，社区精神康复成为精神医学的主流，但仍存在内在悖论。戈夫曼关注机构安排、医患互动的微观视角所生成的社会学式的自我解构，仍是主流医学以外的重要视角。在推动社区精神康复的今日，患者一旦离开医院回到社区，其照护／管控的主要权威便由机构移转至家属。笔者认为，针对社区精神康复的研究框架应对戈夫曼进行扬弃，继承其微观互动论的社会性自我构筑分析，而在认识框架上突破机构装置，以像"社会母子盒"这样的框架辨析患者及其社会关系承载的多层次系统力量，这将能更立体地认识个体的社会处境。

此外，戈夫曼将医患视作二元对立的，他关注的是患者作为个体如何被机构装置宰制。本研究使用"容器"的概念，关注两人以上的一组积极"关系"，将医患视作一组行动实践的辩证关系，探讨医生与患者共同面临的困境与无奈，并思索改变的突破口。人文社会学科在精神疾病领域的历史上往往扮演着主流医学的批判者角色，笔者自身作为具有多重身份的研究者（跨心理和社会学科，是患者家属，也是类社会工作者），深信除了提供精准批判外，通过行动实践的分析视角更能促进理论与实践的融合，以达到人文理想之落实。

参考文献

戴绍恩，2014，《机构化与去机构化，不是一个单选题》，《台大意识报》第 73 期。

福柯，1992，《疯癫与文明》，刘北成、杨远婴译，台北：桂冠出版社。

戈夫曼，厄文，2012，《精神病院：论精神病患者与其他被收容者的社会处境》，群学翻译工作室译，万毓泽校订，台北：群学出版有限公司。

黄悦勤，2011，《我国精神卫生的现状和挑战》，《中国卫生政策研究》第 9 期。

科克汉姆，威廉，2000，《医学社会学》，杨辉等译，北京：华夏出版社。

林绮云，1998，《医病关系——人际互动理论分析》，《咨商与辅导》第 149 期。

世界卫生组织（WHO），2003，《精神卫生政策与服务指南》，http：//www.who.int/publications/list/9241545941/zh/。

孙利康，2015，《社区精神卫生防治工作的困境与社会工作的介入空间——以 X 市为例》，硕士学位论文，厦门：厦门大学。

夏林清，2013，《斗室星空："家"的社会田野》，《中国农业大学学报》（社会科学版）第 3 期。

——2011，《社会生活中的群己关系——由"大字报"、"BBS"到"脸书"的大学生群相断代史》，辅仁大学与武汉大学心理学系 2011 年两岸学术交流论坛"百年心理、在地转化：迈向人民的心理学"。

——2009，《走在解殖的路径中——拮抗同行的社会学习》，北京：第二届海峡两岸行动研究研讨会。

杨锃，2014，《反精神医学的谱系：精神卫生公共性的历史及其启示》，《社会》第 2 期。

Szasz, T. S., 1961, "Hospital-patient Relationships in Medicine and Psychiatry", *Mental Hygiene*, Issue45.

Worley Nancy, K., 1997, *Mental Health Nursing in the Community*, St. Louis : Mosby-year Book, Inc.

图书在版编目（CIP）数据

身体、叙事与主体性：医学人类学论集／张有春，
富晓星主编．--北京：社会科学文献出版社，2020.6（2022.10 重印）
ISBN 978 - 7 - 5201 - 6665 - 2

Ⅰ.①身…　Ⅱ.①张…②富…　Ⅲ.①医学人类学 -
文集　Ⅳ.①R31 - 53

中国版本图书馆 CIP 数据核字（2020）第 083346 号

身体、叙事与主体性

——医学人类学论集

主　　编／张有春　富晓星

出 版 人／王利民
组稿编辑／谢蕊芬
责任编辑／赵晶华
责任印制／王京美

出　　版／社会科学文献出版社·群学出版分社　（010）59366453
　　　　　　地址：北京市北三环中路甲 29 号院华龙大厦　邮编：100029
　　　　　　网址：www. ssap. com. cn
发　　行／社会科学文献出版社　（010）59367028
印　　装／北京虎彩文化传播有限公司

规　　格／开 本：787mm × 1092mm　1/16
　　　　　　印 张：16. 75　字 数：237 千字
版　　次／2020 年 6 月第 1 版　2022 年 10 月第 2 次印刷
书　　号／ISBN 978 - 7 - 5201 - 6665 - 2
定　　价／108. 00 元

读者服务电话：4008918866